Aktuelle Probleme
in Chirurgie und Orthopädie

Begründet von M. Saegesser
Herausgegeben von
R. Bauer, F. Harder, O. Trentz

Band 43 **Erkrankungen und
Verletzungen der Wirbelsäule**

R. Kalff
(Herausgeber)

ns der Wirbelsäule

R. Kalff (Hrsg.)

Verlag Hans Huber
Bern · Göttingen · Toronto · Seattle

Anschrift des Herausgebers:

Prof. Dr. med. R. Kalff
Neurochirurgische Klinik
Klinikum der Friedrich-Schiller-
Universität
Bachstraße 18
D-07740 Jena

Die Deutsche Bibliothek – CIP Einheitsaufnahme

Erkrankungen und Verletzungen der Wirbelsäule / R. Kalff
(Hrsg.). – Bern ; Göttingen ; Toronto ; Seattle : Huber, 1994
(Aktuelle Probleme in Chirurgie und Orthopädie ; Bd. 43)
ISBN-3-456-82422-X
NE: Kalff, Rolf [Hrsg.]; GT

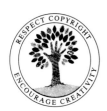

© 1994 Verlag Hans Huber, Bern
Satz und Druck: Konkordia Druck GmbH, 77815 Bühl
Printed in Germany

Inhaltsverzeichnis

K. P. Schmit-Neuerburg
Laudatio 7

K.-F. Schlegel, R. Kalff
Reminiszenzen 9

Verzeichnis der Autoren 11

Biomechanik

Chr. Ulrich, R. Kalff, L. Claes, H.-J. Wilke
Biomechanik ventraler und dorsaler Halswirbelsäulenfixationssysteme 15

Traumatologie

K. Dresing, Th. Joka, F. Neudeck, R. Kalff
Frakturen der Wirbelsäule. Verletzungsmechanismen, Frakturformen, Diagnostik und Erstversorgung ... 27

H.-E. Clar, R. Preger, M. Schmutzler, W. Duspiva
Traumen der oberen Halswirbelsäule 38

W. Kocks, J. Pospiech, K. M. Stürmer, Th. Joka
Ergebnisse bei operativer Therapie von Halswirbelsäulenverletzungen 45

M. Arand, W. Mutschler, Ch. Ulrich
Funktionseinschränkung nach ventralen und dorsalen Spondylodesen der traumatisierten
unteren Halswirbelsäule 52

F. Rauhut, K. Roosen
Halswirbelsäulenverletzungen im Kindes- und Jugendalter. Operationsindikation und
Langzeitergebnisse 56

K. M. Stürmer, K. Koeser, M. Schax, J. Hanke
Ergebnisse der operativen Behandlung instabiler Frakturen der Brust- und Lendenwirbelsäule 67

J. Feil, O. Wörsdörfer
Fehlermöglichkeiten bei der Stabilisierung von Wirbelfrakturen mit dem Fixateur interne 82

Metastasen

J. Pospiech, W. Kocks, Th. Joka
Therapeutisches Vorgehen bei Metastasen der Halswirbelsäule 89

R. Venbrocks, M. Hövel, R. Donk, W. Grote
Operative Therapie bei Metastasen der thorakalen und lumbalen Wirbelsäule 94

Entzündung

H. Warnatz
Entzündlich-rheumatische Syndrome der Wirbelsäule 101

K. Roosen, P. Eysel, J. Pospiech
Die rheumatische atlantoaxiale Instabilität. Indikation, Ergebnisse und Probleme der
hinteren Fusion 105

A. Weidner
Fusionen am kraniozervikalen Übergang bei chronischer Polyarthritis 112

W. Kocks, M. Stürmer
Indikation zur operativen Stabilisierung von Wirbelsäulenfrakturen bei Morbus Bechterew 118

Degenerative Erkrankungen

W. Braun
Dorsale Foraminotomie zur Behandlung des lateralen zervikalen Bandscheibenvorfalls 123

R. T. Müller
Die ventrale Fusion der Halswirbelsäule mit Knochenspan 129

R. Fuhrmann, K. F. R. Neufang
Dysphagie als Symptom eines ventralen zervikalen Bandscheibenvorfalls 134

J. Liesegang, U. Pfister
Stabilisierende Operationen bei degenerativen Erkrankungen der Lendenwirbelsäule 139

M. Hövel, R. Donk, R. Venbrocks
Die operative Behandlung des Postdiskotomiesyndroms 143

R. Donk, R. Venbrocks, M. Hövel, J. Colemont
Operative Therapie der Olisthese an der Lendenwirbelsäule 150

J. Pospiech, W. Kocks, R. Kalff
Intraoperative Zwischenfälle lumbaler Bandscheibenoperationen 153

A. Hedtmann, H. Fett, R. Steffen, J. Krämer
Chemonukleolyse und perkutane Diskotomie. Stellenwert in der Behandlung des
lumbalen Bandscheibenvorfalls 156

J. Pospiech, W. Kocks, K. Schneider
Zur Prognose neurologischer Ausfallserscheinungen beim lumbalen Bandscheibenvorfall 167

Sachregister 173

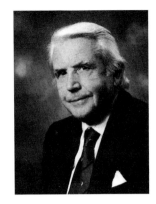

Prof. Dr. Wilhelm Grote

Laudatio

Das interdisziplinäre Symposion über Erkrankungen und Verletzungen der Wirbelsäule am 10. März 1990 war die letzte von zahlreichen wissenschaftlichen Veranstaltungen, die Professor Dr. Wilhelm GROTE während seiner über 20jährigen Amtszeit als Direktor der Neurochirurgischen Universitätsklinik alljährlich veranstaltet hat. Stets waren die Themen aktuell und häufig interdisziplinär angelegt: Wilhelm GROTE konnte zeigen, daß die Nachbarschaft der Neurochirurgie mit der Unfall-, Kiefer- und Gesichtschirurgie nicht der Entwicklung von Abgrenzungs-Strategien diente, sondern der fruchtbaren Zusammenarbeit gleichberechtigter Partner, sofern diese ihren konstruktiven Beitrag kritisch und engagiert zum Wohle des Patienten leisteten. Die Früchte dieser auf Vertrauen und Offenheit gegründeten Partnerschaft sind die gemeinsamen Erfolge, die z. B. auf dem Gebiet der Neurotraumatologie, der chirurgischen Onkologie oder in der Behandlung von Verletzungen und Erkrankungen der Halswirbelsäule erzielt wurden und wesentlich zu dem guten Ruf des jungen Essener Universitätsklinikums und insbesondere zum Ansehen des seit seiner Berufung 1968 einzigen Lehrstuhls für Neurochirurgie im Ruhrgebiet beigetragen haben. Die von GROTE unter schwierigen äußeren Umständen aufgebaute Neurochirurgische Klinik gehört schon seit vielen Jahren zu den größten und in der Neurochirurgie führenden Kliniken der Bundesrepublik.

Sein Bekenntnis zur Toleranz und gegenseitigen Achtung, aber auch zum ehrlichen Umgang miteinander, war jedoch nicht nur auf einzelne Fachkollegen und Mitarbeiter beschränkt, sondern hat während seiner Amtszeit als Dekan und ärztlicher Direktor des Universitätsklinikums dessen Entfaltung und Betriebsklima wesentlich beeinflußt. Wilhelm GROTE war nicht nur als Klinikchef und Hochschullehrer, sondern auch als Fakultätsmitglied und Mitarbeiter in zahlreichen Kommissionen und Gremien als fachliche Autorität und menschlich kluger Ratgeber respektiert und wurde vielen jüngeren Fakultätskollegen zum Vorbild. Für die Entwicklung der Unfallchirurgie, die mit der Besetzung des Lehrstuhls im Jahre 1975 begann, war die fachlich enge und vertrauensvolle Zusammenarbeit mit der Neurochirurgie besonders wertvoll: Fortschritte auf dem Gebiet der Schock-Forschung, Erstversorgung und interdisziplinären Behandlung Polytraumatisierter sowie in der Diagnostik, Indikationsstellung und technischen Entwicklung stabilisierender Operationen bei Wirbelsäulenverletzungen sind die Ergebnisse einer optimalen Zusammenarbeit zwischen beiden Fachgebieten, die stets reibungslos verlief und an den Universitätskliniken der Bundesrepublik nirgends in vergleichbarer Weise und mit ähnlichem Erfolg verwirklicht worden ist.

Mit dem Abschied Wilhelm GROTEs von seinen Ämtern als Hochschullehrer, Klinikchef und ärztlichem Direktor endete die Ära GROTE. Es ist zu hoffen, daß auch der Nachfolger im Amt den Zielsetzungen der Ära GROTE verbunden bleibt. Den offenherzigen, vitalen und humorvollen Menschen Wilhelm GROTE werden wir in der täglichen Arbeit und im alltäglichen Leben des Universitätsklinikums Essen auf jeden Fall vermissen.

Es ist mein persönliches Anliegen, ihm für die vertrauensvolle und effektive Zusammenarbeit während der letzten 15 Jahre zu danken.

K. P. Schmit-Neuerburg

Reminiszenzen

Zum Abschiedssymposion 1990
Prof. Dr. med. W. Grote

Synchron vollzog sich bei W. Grote und mir – anscheinend nicht nur für das klassische Drama wesentlich – vieles, sowohl im Hinblick auf die Einheit der Zeit wie auch im Hinblick auf die Einheit des Ortes und der Handlung.

„Am 1. Juli 1968 trat Professor Grote seinen Dienst im Erdgeschoß der alten Hals-Nasen-Ohren-Klinik an. In einem Raum mit Schreibtisch, Stuhl und Telefon wurde die Klinik eröffnet" (aus „15 Jahre Neurochirurgie, 1968–1983").

Wenig später begann ich 1969 meinen Dienst. Wie es sich für einen Orthopäden geziemt, etwas tiefer, im Souterrain der alten Augenklinik: „In einem Raum mit Schreibtisch, Stuhl und Telefon"...
Der Ort der Handlung, wie bei ihm, war das Universitätsklinikum Essen.

Auch unsere Fachgebiete sind nicht nur eng benachbart, sondern sie berührten sich schon frühzeitig und führten uns zusammen, da auch unsere früheren Arbeitsstätten benachbart waren: seine in Bonn, meine in Köln. Gemeinsame Interessen verbanden uns schon damals, von mir aus in sein Fachgebiet führend mit der Behandlung der neurologischen Komplikationen bei Mißbildungen, Erkrankungen und Verletzungen der Wirbelsäule; seine, aus der Lidspalte des Neurochirurgen, dem Achsenorgan des Menschen zugewandt. Gemeinsame Freunde aus Studien- und Ausbildungsjahren, die Neurochirurgen Rolf Wüllenweber an seiner Klinik und der leider kürzlich verstorbene Ortwin Wilke am Kölner Universitätsklinikum, schlugen die Brücke zu den ersten Begegnungen und zur gemeinsamen Arbeit an gemeinsamen Patienten. Ich denke hier an die gute Kooperation zwischen Bonn und Köln bei der damals noch recht hinhaltenden Behandlung der Plexuslähmung und den wenig verbreiteten Ersatzoperationen an den oberen Gliedmaßen. Auch bei Lähmungen nach Wirbelbrüchen begegneten wir uns schon frühzeitig, weil wir beide – beeindruckt durch die Fortschritte der orthopädischen Chirurgie – uns nicht mit der abwartenden Haltung begnügen wollten, die von Sir Ludwig Guttmann und anderen begründet worden ist.

Kein Wunder, daß wir dann, an unserer gemeinsamen Essener Wirkungsstätte, unseren Mitarbeitern jene Liebe zur heute so bezeichneten Neuro-Orthopädie vermittelten und auch auf diesem Sektor eng zusammenarbeiteten. Für mich und meine Mitarbeiter war es immer wieder beglückend, Anregungen beim gemeinsamen Handeln von ihm und seinem Team zu bekommen und selbst in gemeinsamer Arbeit manche Dinge zu fördern, die heute schon selbstverständlich sind. Dies war nur möglich, weil Wilhelm Grote seine so überragenden Kenntnisse und Erfahrungen gerne einbrachte und seine Toleranz und kritische Bedachtsamkeit wohltuend und fördernd jedes Fachgespräch bereicherten.

Mit Freuden denke ich an gemeinsame große Operationen, für die er stets die begründete Indikation forderte und der sich dann vertrauensvoll auch alle unsere Problempatienten beugten.

Die jahrelange Zusammenarbeit in der Ethikkommission hat mir, mehr als alle Begegnungen mit ihm aufgrund seiner verschiedenen Ämter, gezeigt, daß man es mit einer Arztpersönlichkeit zu tun hat, die wir als junge Adepten in einigen unserer Lehrer und Vorväter bewundert haben und denen man glücklicherweise auch heutzutage immer noch begegnen darf.

Ein Wort Schillers aus Maria Stuart, Königin Elisabeth in den Mund gelegt, kommt mir in den Sinn, wenn ich mich dankbar an die Kollegialität und nachbarliche Verbundenheit erinnere, die zwei Jahrzehnte unserer Tätigkeit in Essen geprägt haben:
„Dadurch gibt Neigung sich ja kund, daß sie bewilligt aus freier Gunst, was sie auch nicht gebilligt."

All diese und viele anderen erfolgreichen Aktivitäten Grotes waren sicherlich nur möglich, weil die Basis für sein Handeln nicht nur die humanistische Denkungsart ist, sondern auch die häusliche Atmosphäre, die ich immer wieder – wiederum Einheit des Ortes – mit meiner Familie nachbarlich erfahren konnte und kann.

Der Weg ins Philisterland, wiederum synchron begonnen, gipfelt, dies sei in freundschaftlicher Verbundenheit betont, in meinem Wunsche

„ad multos annos".

Karl Friedrich Schlegel

Anläßlich der Emeritierung meines akademischen Lehrers, Herrn Professor Dr. med. W. Grote, hatte ich die Ehre und Freude, am 10. März 1990 ein Abschiedssymposium auszurichten.

Als einem der Pioniere der Wirbelsäulenchirurgie in Deutschland lag ihm die Behandlung von *„Erkrankungen und Verletzungen der Wirbelsäule"* besonders am Herzen.

Die rasche Entwicklung und Standardisierung neuer Operationsverfahren in den letzten Jahren stellt hohe Anforderungen an alle, die operativ im Bereich der Wirbelsäule tätig sind. Um diesen Ansprüchen gerecht zu werden, sind interdisziplinäre Behandlungskonzepte sinnvoll. Schon frühzeitig strebte Grote eine enge Zusammenarbeit mit den Kollegen der Unfallchirurgie und Orthopädie an, was sich in den Beiträgen dieses Symposiums widerspiegelt. Er war allen neuen Operationsverfahren gegenüber aufgeschlossen, wobei er immer zu bedenken gab, daß nicht alles technisch Machbare auch zum Wohle des Patienten sein muß.

Seine menschliche Art der Klinikführung machte es uns leicht, mit Freude der täglichen Arbeit in der Versorgung von kranken Menschen zu widmen und, unterstützt durch seine enorme Fachkenntnis, daneben wissenschaftlichen Fragestellungen nachzugehen.

R. Kalff

Verzeichnis der Autoren

Arand, M.	Dr. med.	Abt. für Unfallchirurgie, Universitätsklinik Ulm
Braun, W.	Prof. Dr. med.	Neurochirurgische Abteilung, Krhs. Bethesda, Wuppertal
Claes, L.	Prof. Dr. hum. biol.	Institut für Experimentelle Chirurgie, Ulm
Clar, H.-E.	Prof. Dr. med.	Neurochirurgische Klinik, Klinikum Ingolstadt
Colemont, J.	Dr. med.	Orthopädische Klinik, Universitätsklinikum Essen
Donk, R.	Dr. med.	Orthopädische Klinik, Universitätsklinikum Essen
Dresing, K.	Dr. med.	Abt. für Unfallchirurgie, Universitätsklinikum Essen
Duspiva, W.	Dr. med.	Unfallchirurgische Klinik, Klinikum Ingolstadt
Eysel, P.	Dr. med.	Neurochirurgische Klinik, Universitätsklinik Gießen
Feil, J.	Dr. med.	Unfallchirurgisch-Orthopädische Klinik, Klinikum Fulda
Fett, H.	Dr. med.	Orthopädische Universitätsklinik, St. Josef Hospital, Bochum
Fuhrmann, R.	Dr. med.	Orthopädische Klinik, Universitätsklinikum Jena
Hanke, J.	Dr. med.	Abt. für Unfallchirurgie, Universitätsklinikum Essen
Hedtmann, A.	Dr. med.	Orthopädische Universitätsklinik, St. Josef Hospital, Bochum
Hövel, M.	Dr. med.	Orthopädische Klinik, Universitätsklinikum Essen
Joka, Th.	Priv.-Doz. Dr. med.	Abt. für Unfallchirurgie, Universitätsklinikum Essen
Kalff, R.	Prof. Dr. med.	Neurochirurgische Klinik, Universitätsklinikum Jena
Kocks, W.	Dr. (B)	Neurochirurgische Klinik, Universitätsklinikum Essen
Koeser, K.	Dr. med.	Abt. für Unfallchirurgie, Universitätsklinikum Essen
Krämer, J.	Prof. Dr. med.	Orthopädische Universitätsklinik, St. Josef Hospital, Bochum
Liesegang, J.	Priv.-Doz. Dr. med.	Neurochirurgische Klinik, Klinikum Karlsruhe
Müller, R. T.	Dr. med.	Orthopädische Klinik, Universitätsklinikum Essen
Mutschler, W.	Prof. Dr. med.	Abt. für Unfallchirurgie, Universitätsklinik Ulm
Neudeck, F.	Dr. med.	Abt. für Unfallchirurgie, Universitätsklinikum Essen
Neufang, K. F. R.	Dr. med.	Orthopädische Klinik, Universitätsklinikum Essen
Pfister, U.	Prof. Dr. med.	Unfallchirurgische Abt., Klinikum Karlsruhe
Pospiech, J.	Dr. med.	Neurochirurgische Klinik, Universitätsklinikum Essen
Preger, R.	Dr. med.	Neurochirurgische Klinik, Klinikum Ingolstadt
Rauhut, F.	Dr. med.	Neurochirurgische Klinik, Universitätsklinikum Essen
Roosen, K.	Prof. Dr. med.	Neurochirurgische Klinik, Universitätsklinik Würzburg
Schax, M.	Dr. med.	Abt. für Unfallchirurgie, Universitätsklinikum Essen
Schlegel, K.-F.	Prof. Dr. med.	Orthopädische Klinik, Universitätsklinikum Essen
Schmutzler, M.	Dr. med.	Neurochirurgische Klinik, Klinikum Ingolstadt
Schneider, K.		Neurochirurgische Klinik, Universitätsklinikum Essen
Steffen, R.	Dr. med.	Orthopädische Universitätsklinik, St. Josef Hospital, Bochum
Stürmer, M.	Prof. Dr. med.	Abt. für Unfallchirurgie, Universitätsklinikum Essen
Ulrich, Chr.	Priv.-Doz. Dr. med.	Unfallchirurgische Klinik, Klinik am Eichert, Göppingen
Venbrocks, R.	Prof. Dr. med.	Orthopädische Klinik, Universitätsklinikum Jena
Warnatz, H.	Prof. Dr. med.	Abt. für Innere Medizin, Kath. Krhs. St. Josef, Essen
Weidner, A.	Prof. Dr. med.	Neurochirurgische Klinik, Paracelsus-Klinik, Osnabrück
Wilke, H.-J.	Dipl.-Ing.	Institut für Experimentelle Chirurgie, Ulm
Wörsdörfer, O.	Prof. Dr. med.	Unfallchirurgisch-Orthopädische Kinik, Klinikum Fulda

Biomechanik

Biochmechanik ventraler und dorsaler Halswirbelsäulenfixationssysteme

C. Ulrich, R. Kalff, L. Claes, H.-J. Wilke

Einleitung

Zur sicheren knöchernen Fusion verletzter Halswirbelsäulenbewegungssegmente wird die dafür erforderliche intersegmentale Ruhigstellung mit metallischen Implantaten hergestellt.

Der Wirbelsäulenchirurg hat dabei die Wahl von ventral, dorsal oder kombiniert zu stabilisieren.

Für den differenzierten Einsatz dieser Methode mit eigens für den jeweiligen Einsatzbereich entwickelten Implantaten ist es unabdingbar, deren Leistungsfähigkeit und Grenzen durch biomechanische Tests an der menschlichen Halswirbelsäule bzw. isolierten Präparaten in vitro zu evaluieren. Dies um so mehr, als der Nachweis klinischer Brauchbarkeit [3] nicht unbedingt nachprüfbare wissenschaftlich erhärtete Daten ersetzt.

Die biomechanische Prüfung soll die Implantatstabilität innerhalb der intersegmentalen Hauptbewegungsebenen dokumentieren.

Nachdem sich in Vorversuchen unsere Versuchsanordnung zur Messung der primären Flexionsstabilität [20] und Torsionsstabilität [19] verschiedener Fixationsmethoden an der Wirbelsäule bewährt hatte, sollte nun versucht werden, nachprüfbare Ergebnisse über die mit klinisch eingeführten monosegmentalen Fixationsmethoden erreichbare primäre Biege- und Torsionsstabilität an isolierten humanen Halswirbelsäulenbewegungssegmenten unter verschiedenen Instabilitätsbedingungen zu erzielen.

Material und Methoden

Die Experimente wurden an 30 humanen Halswirbelsäulenpäparaten vorgenommen. Diese wurden sofort nach der Entnahme mitsamt ihrer adhärenten Wirbelsäulenmuskulatur bei minus 24 Grad tiefgefroren.

Am Tage des Experiments wurden die Präparate aufgetaut, von ihrer Muskulatur befreit und das Segment C5/6 unter Erhalt sämtlicher diskoligamentärer Strukturen herausgetrennt.

Für die *Flexionsversuche* wurde der kaudale Wirbelkörper C6 in schnell härtenden Kunststoff eingegossen.

Um vertikale und horizontale Präparatbewegungen erfassen zu können, wurde auf der kranialen Deckplatte auf einem geeigneten Abstandshalter ein 90-Grad-Winkelblech senkrecht und parallel zur Wirbelsäulenachse mit einer Schraube fixiert.

Die Ebenen dieses Winkelblechs dienten als Auflageflächen für induktive Wegaufnehmer. An der Basis des Processus spinosus wurde eine transversale Bohrung gesetzt, durch die ein handelsüblicher Cerclagedraht (Durchmesser 1 mm) gezogen wurde, dessen Enden miteinander verdrillt waren.

Für den Meßvorgang wurde das Technovitfundament mit dem Präparat auf der Traverse einer Werkstoffprüfmaschine (Zwick 1454) montiert und die dorsale Cerclage über einen kräftigen Stahlhaken mit der Kraftmeßdose der Prüfmaschine verbunden (Abb. 1). Die kontinuierliche Abwärtsbewegung der Traverse (V = 3 mm/Min.) wurde vom Präparat mit einer Flexionsbewegung beantwortet. Die Bewegung des oberen Wirbelkörpers (C5) konnte dann mit drei elektrischen Wegaufnehmern (HMB/ W10,01% Meßgenauigkeit) gemessen werden, deren Meßfühler in der auf Abb. 1 dargestellten Weise auf das zuvor befestigte Winkelblech aufgesetzt worden waren.

Aus der Strecke B (mm), der Strecke C (mm), der Kraft F (N), der Translation y (mm), der Translation x_1 (mm) und der Translation x_2 (mm) konnte dann ein Computer das die Flexionsbewegung auslösende Drehmoment, die relative Verschiebung x_1 und x_2 und den Flexionswinkel α errechnen (Abb. 2).

Aus diesen Daten wurden dann die für die jeweiligen Prüfsituationen charakteristischen Belastungs-Deformationsdiagramme erstellt.

Für die *Torsionsversuche* wurde das Präparat in oben dargestellter Technik an beiden Endwirbelkör-

---

Universitätsklinik Ulm, Sektion für Unfallchirurgische Forschung und Biomechanik

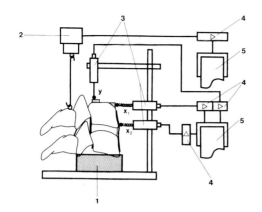

Abbildung 1: Versuchsaufbau zur Prüfung der Flexionsstabilität
1 Metacrylatblock
2 Kraftmeßdose
3 elektrischer Wegaufnehmer
4 Verstärker
5 x/y-Schreiber

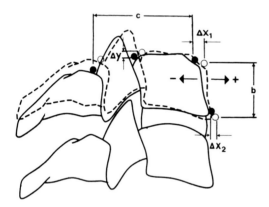

Abbildung 2: Meßstrecken zur Berechnung des Flexionsmoments, des Kippwinkels α und der Translation x_1 und x_2

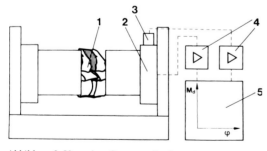

Abbildung 3: Versuchsaufbau zur Prüfung der Torsionsstabilität
1 Präparat
2 Metacrylatblock
3 Drehwinkelaufnehmer
4 Verstärker
5 x/y-Schreiber

pern eingegossen und in einer eigens dafür konstruierten Torsionsprüfmaschine [19] eingespannt, die es ermöglichte, beliebige Drehmomente aufzubringen und die dabei erzielten Drehwinkel über Drehwinkelaufnehmer zu messen (Abb. 3).

Die einzelnen Wirbelsäulensegmente wurden mit einer wechselnden Torsionsbelastung zwischen +/− Nm über 5 Lastzyklen verdreht und auf dem XY-Schreiber das Drehmoment über dem Drehwinkel aufgezeichnet, der gleichzeitig vom Drehwinkelaufnehmer registriert wurde.

Aus dem eingeleiteten Torsionsmoment in Nm und dem abgelesenen Drehwinkel in Grad konnten Mittelwerte und Standardabweichungen gebildet werden, die sich via Computer ebenfalls auf einem Drucker als Torsions-Deformationsdiagramme ausgeben ließen.

Zur *ventralen* Stabilisierung wurde das von Orozco [11] entwickelte H-Plättchen benutzt.

Für die *dorsale* Stabilisierung wurde ein handelsüblicher Cerclagedraht (Durchmesser 1 mm) in sublaminär geführter Technik, das Hakenplättchen von Magerl [8] und die Kompressionsklammer nach Roosen [13] mit einer Vorspannung von 200 N geprüft. Letztere ist im Gegensatz zu den anderen Implantaten aus mehreren Einzelteilen zusammengesetzt und zunächst speziell für die dorsale atlantoaxiale Fusion entworfen worden. Da sich klinisch das Implantat bewährt hatte, wurde die Indikation nach kaudal für die gesamt HWS ausgedehnt, aber speziell für die hintere Instabilität, wie sie z. B. nach ausgedehnten Laminektomien vorliegt, eingegrenzt. Diese Eingrenzung ergab sich herstellerseitig aus der theoretischen Überlegung, daß die dorsale Klammer keine feste Fixation mit dem Wirbelkörper zuläßt und dadurch eine Torsionsstabilität bei kompletter Instabilität, also bei zusätzlicher Zerstörung des Discus, unsicher ist.

Die zum Versuch vorbereiteten Präparate wurden folgendermaßen aufgeteilt: 10 uninstrumentierte monosegmentale C5/6-Präparate wurden in der entsprechenden Prüfmaschine einer Biegebelastung bis 2 Nm unterworfen. Nach Vorliegen der Meßwerte erfolgte die Durchtrennung der sogenannten dorsalen ligamentären Elemente (Lig. supraspinale, Lig. interpsinale, Lig. flavum und Kapselligamente) und die Messung der nun noch vorhandenen Stabilität (Abb. 4.1 und 4.2).

Anschließend wurden die Präparate mit den oben angegebenen Implantaten in folgender Reihenfolge stabilisiert:

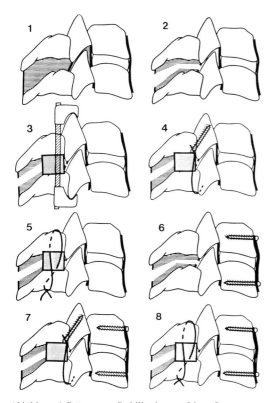

Abbildung 4: Präparate + Stabilisationsverfahren I
1 Nativpräparat
2 hintere Instabilität
3 dorsale Kompressionsklammer
4 dorsales Hakenplättchen
5 dorsale sublaminäre Drahtcerclage
6 ventrale H-Platte
7 Kombination ventr. H-Platte/dors. Hakenplättchen
8 Kombination ventr. H-Platte/dors. sublam. Drahtcerclage

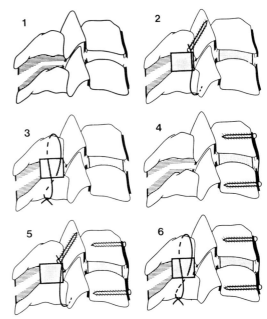

Abbildung 5: Präparate + Stabilisationsverfahren II
1 komplette Instabilität
2 dorsales Hakenplättchen
3 dorsale sublaminäre Drahtcerclage
4 ventrale H-Platte
5 Kombination ventr. H-Platte/dors. Hakenplättchen
6 Kombination ventr. H-Platte/dors. sublam. Drahtcerclage

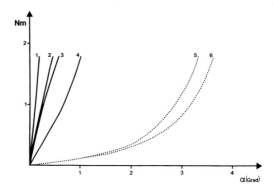

Abbildung 6: Belastungs-Deformationsdiagramm für Flexion/ dorsale ligamentäre Elemente durchtrennt Kippwinkel α –
1 dorsale Kompressionsklammer
2 kombinierte Stabilisation ventr. H-Platte/dors. Hakenplättchen, ventr. H-Platte/dors. sublam. Drahtcerclage
3 dorsales Hakenplättchen; dors. sublaminäre Drahtcerclage
4 ventr. H-Platte
5 hintere Instabilität
6 intaktes Bewegungssegment

1. Dorsale Stabilisierung mit der Kompressionsklammer (Abb. 4.3)
2. Dorsale Stabilisierung mit dem Hakenplättchen (Abb. 4.4)
3. Dorsale Stabilisierung mit der sublaminären Drahtcerclage (Abb. 4.5)
4. Ventrale Stabilisierung mit dem H-Plättchen (Abb. 4.6)
5. Kombinierte Stabilisierung mit der ventralen H-Platte und dem dorsalen Hakenplättchen (Abb. 4.7)
6. Kombinierte Stabilisierung mit der ventralen H-Platte und der dorsalen sublaminären Drahtcerclage (Abb. 4.8).

Bei sämtlichen dorsalen Stabilisationsverfahren wurde ein kortikospongiöser Span zwischen die Dornfortsätze als Widerlager eingeklemmt.

Nach Vorliegen dieser Meßwerte erfolgte bei weiteren 10 Präparaten die intersegmentale Auftrennung unter Mitentfernung des Discus, womit eine komplette Instabilität geschaffen worden war (Abb. 5.1). Unter Verwendung eines interkorporellen Spanes wurde nun die Fixation in oben angegebenen Verfahren mit Ausnahme der Roosen-Klammer, deren Indikationsbereich ja nur auf die hintere Instabilität begrenzt war, durchgeführt und die Restbeweglichkeit unter definierter Biegebelastung gemessen (Abb. 5.2 – Abb. 5.6). Bei weiteren 10 C5/6-Präparaten wurden sowohl die Deckplatten von C5 als auch von C6 in oben angegebener Weise mit Acrylat eingebettet und die Präparate zunächst nativ auf ihre Torsionsstabilität geprüft. Danach Schaffung der hinteren Instabilität, Messung der Relativbewegung und Stabilisierung dieser Präparate nacheinander mit den Implantaten in der auf Abbildung 4 dargestellten Reihenfolge.

Ergebnisse

Unter einer Biegebelastung von $M_{max}=2$ Nm zeigt das Nativpräparat C5/6 einen Kippwinkel von $\alpha=3{,}66°$ +/–1,85. Nach Durchtrennung des hinteren Ligamentkomplexes liegt der Kurvenverlauf des Kippwinkels nahe bei dem des Nativpräparates; es findet sich sogar, gemessen am Deformationsmaximum, ein Stabilitätszuwachs bei früherem Kurvenanstieg ($\alpha=3{,}32°$ +/–1,38). Die Kurvensteigerung zeigt aber im abgebildeten Abschnitt keinen auffälligen Unterschied, so daß die Steifigkeit weiterhin unverändert erscheint.

Die dorsale Stabilisierung mit der Kompressionsklammer führt zu einer Reduktion dieses Kippwin-

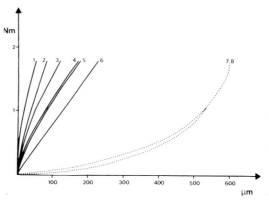

Abbildung 7: Belastungs-Deformationsdiagramm für Flexion/dorsale ligamentäre Elemente durchtrennt Translation x_1 –
1 dorsale Kompressionsklammer
2 kombinierte Stabilisierung ventr. H-Platte/dors. Drahtcerclage
3 kombinierte Stabilisierung ventr. H-Platte/dors. Hakenplättchen
4 dors. sublaminäre Drahtcerclage
5 dorsales Hakenplättchen
6 ventrale H-Platte
7 Nativpräparat
8 hintere Instabilität

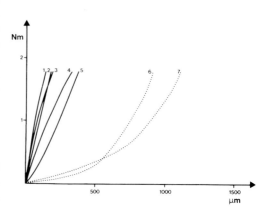

Abbildung 8: Belastungs-Deformationsdiagramm für Flexion/dorale ligamentäre Elemente durchtrennt Translation x_2 –
1 dorsale Kompressionsklammer
2 kombinierte Stabilisierung ventr. H-Platte/dors. Hakenplättchen
3 kombinierte Stabilisierung ventr. H-Platte/dors. Drahtcerclage
4 dors. sublaminäre Drahtcerclage
5 dorsales Hakenplättchen
6 ventrale H-Platte
7, 8 Nativpräparat, hintere Instabilität

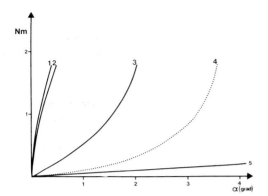

Abbildung 9: Belastungs-Deformationsdiagramm für Flexion/komplette Instabilität Kippwinkel α –
1 kombinierte Stabilisation
  ventr. H-Platte/dors. Hakenplättchen
  ventr. H-Platte/dors. sublaminäre Drahtcerclage
2 dorsales Hakenplättchen
3 dorsale sublaminäre Drahtcerclage
4 intaktes Bewegungssegment
5 ventrale H-Platte

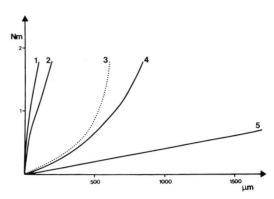

Abbildung 11: Belastungs-Deformationsdiagramm für Flexion/ komplette Instabilität Translation x_2 –
1 kombinierte Stabilisation
  ventr. H-Platte/dors. Hakenplättchen
  ventr. H-Platte/dors. sublaminäre Drahtcerclage
2 dorsales Hakenplättchen
3 intaktes Bewegungssegment
4 dorsale sublaminäre Drahtcerclage
5 ventrale H-Platte

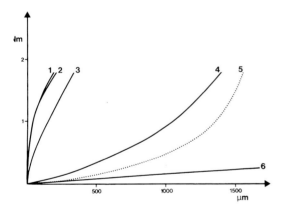

Abbildung 10: Belastungs-Deformationsdiagramm für Flexion/ komplette Instabilität Translation x_1 –
1 kombinierte Stabilisation
  ventr. H-Platte/dors. Hakenplättchen
2 kombinierte Stabilisation
  ventr. H-Platte/dors. sublaminäre Drahtcerclage
3 dorsales Hakenplättchen
4 dorsale sublaminäre Drahtcerclage
5 intaktes Bewegungssegment
6 ventrale H-Platte

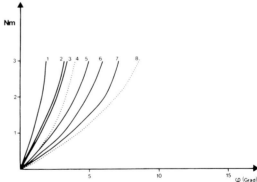

Abbildung 12: Belastungs-Deformationsdiagramm für Torsion/ dorsale ligamentäre Elemente durchtrennt Torsionswinkel f –
1 kombinierte Stabilisierung ventraler H-Platte/dorsales Hakenplättchen
2 dorale Kompressionsklammer
3 dorsales Hakenplättchen
4 Nativpräparat
5 kombinierte Stabilisierung ventr. H-Platte/dors. Drahtcerclage
6 ventrale H-Platte
7 dorsale sublaminäre Drahtcerclage
8 hintere Instabilität

kels auf 0,19° +/− 0,16. Die dorsale Stabilisierung mit dem Hakenplättchen führt ebenso wie die Anwendung der sublaminären Drahtcerclage zu einem Kippwinkel von α = 0,5° +/− 0,38. Demgegenüber fällt die ventrale Stabilisierung mit der H-Platte deutlich ab (α = 1,09° +/− 0,34) (Abb. 6).

Die kombinierte Stabilisierung mit der ventralen H-Platte und dem dorsalen Hakenplättchen führt ebenso wie die kombinierte Stabilisierung der ventralen H-Platte mit der dorsalen sublaminären Drahtcerclage zu einer nur geringfügigen Verbesserung der Stabilität und Steifigkeit gegenüber der alleinigen dorsalen Montage.

Die Einzelwerte für X1 und X2 zeigen, daß bei der hinteren Instabilität mit den jeweiligen Stabilisierungsmethoden die Translationsbewegungen weit unterhalb von 1 mm liegen und damit vernachlässigbar gering sind (Abb. 7 und 8). Alle geprüften Stabilisierungsmethoden führten zu einer höheren Stabilität als der intakte Bandapparat des Nativpräparats.

Weiterhin zeigt der Vergleich beider Diagramme, daß die Kippung die Translation bei weitem überwiegt, da die Ausschläge bei X2 durchweg geringer sind als bei X1.

Nach *kompletter intersegmentaler Auftrennung* kann naturgemäß keine Stabilitätsmessung des uninstrumentierten Bewegungssegmentes erfolgen. Die mit den einzelnen Fixationsverfahren gemessenen Belastungs-Deformations-Diagramme zeigen die Abbildungen 9 bis 11.

Dabei zeigte von den verwendeten *Einzelimplantaten* die dorsale Stabilisierung mit dem Hakenplättchen in dieser Situation (in Abb. 9) den niedrigsten Kippwinkel (α = 0,51° +/− 0,3) und in Abbildungen 10 und 11 die geringste Translation (X1 = 334 µm +/− 188, X2 = 149 µm +/− 198).

Die dorsale Stabilisierung mit der sublaminären Drahtcerclage liegt zwar sowohl für α (2,12° +/− 1,64) als auch für X1 (1414 mg +/− 1348) noch über der Stabilität des Nativpräparates; X2 (857 µm +/− 983) unterschreitet aber den Vergleichswert des uninstrumentierten Präparates. Damit ist davon auszugehen, daß es mit diesem Implantat zu translatorischen Verschiebungen innerhalb des komplett instabilen Segmentes kommen kann.

Überschritt bei der ventralen Stabilisierung mit dem H-Plättchen der kraniale Zug am Präparat 10 N, verließ sowohl die Kurve für α als auch für X1 und X2 den Meßbereich bei kontinuierlich zunehmender Kippung mit Rotationsachse in der kaudalen Plattenverankerung.

Das Präparat konnte deshalb nicht bis 50 N belastet werden.

Wiederum zeigten die kombinierte Stabilisierung ventraler H-Platte/dorsales Hakenplättchen und die Kombination ventrale H-Platte/dorsale sublaminäre Drahtcerclage den höchsten Stabilisierungseffekt. Während das Hakenplättchen aber durch seine Kombination mit der H-Platte nur einen geringen Stabilitätszugewinn erzielt, ist zu konstatieren, daß die alleinige sublaminäre Drahtcerclage bei der kompletten Instabilität nur in Kombination mit der ventralen H-Platte als sicher bezeichnet werden kann.

Zur *Messung der intersegmentalen Stabilität unter Torsion* wurde nur bis zu einem maximalen Torsionsmoment von 3 Nm belastet, da in den Experimenten ein höheres Moment bei der hinteren Instabilität regelmäßig zur Zerstörung der Disci führt. Der Kurvenverlauf für das Nativpräparat dokumentiert mit seiner progressiven Charakteristik bei zunehmender Belastung auch hier eine Zunahme der Steifigkeit des Präparates mit linearem Verlauf zwischen 1 und 3 Nm (Abb. 12).

Der maximale Torsionswinkel bei 3 Nm entspricht nach diesen Untersuchungen 3,91° +/− 1,27. Er liegt damit zwar um die Hälfte niedriger als der bisher experimentell ermittelte Durchschnittswert [7], aber genau im Bereich von Bewegungsmessungen mit dem CT in vivo [12].

Nach Durchtrennung des dorsalen Ligamentkomplexes liegt nun, im Gegensatz zu den Messungen unter Flexion, das Deformationsmaximum doppelt so hoch wie beim Nativpräparat (f = 8,48° +/− 2,76).

Von den dorsal montierten Einzelimplantaten führt die Kompressionsklammer mit 3,11° +/− 1,54 und das Hakenplättchen mit f = 3,2° +/− 0,66 zu einer höheren Torsionsstabilität als das Nativpräparat. Die Verwendung der sublaminären Drahtcerclage führt mit f = 7,22° +/− 2,42 ebenso wie die ventrale Stabilisierung mit der H-Platte (f = 5,92° +/− 2,14) zu einer befriedigenden Torsionsstabilität, da die Werte des Nativpräparates nicht erreicht werden.

Wiederum erzielt die Kombination ventrale H-Platte/dorsales Hakenplättchen mit 2,08° +/− 0,26 die höchste Stabilität bei geringster Streuung als Zeichen für maximale Sicherheit. Die Kombination ventrale H-Platte/dorsale sublaminäre Drahtcerclage verbessert zwar, wie das Deformationsmaximum von 5,01° +/− 1,92 zeigt, sowohl die geringe Torsionsstabilität der alleinigen Drahtcerclage als auch die der alleinigen ventralen H-Platte. Die Werte des Nativpräparates werden jedoch nicht erreicht.

Diskussion

Anwender von In-vitro-Prüfungen humaner Präparate müssen sich den Vorwurf gefallen lassen, daß unter anderem der zweifellos sehr relevante Einfluß der das Skelettsystem stabilisierenden Muskulatur nicht geprüft werden kann. Weiterhin ist zu bedenken, daß die Meßergebnisse biologischer Präparate in Abhängigkeit von Alter, Geschlecht und Lebensweise der Probanden üblicherweise häufig bis zu 30% voneinander abweichen. Trotz dieser wichtigen Einschränkung meinen wir aber, daß In-vitro-Untersuchungen an standardisierten Instabilitäten reproduzierbare Vergleiche zwischen verschiedenen Fixationssystemen und mögliche Wechselwirkungen zwischen Knochen und Implantat aufzeigen können.

a) Zur Versuchsanordnung

Der Anspruch auf Reproduzierbarkeit einer wissenschaftlichen Versuchsanordnung bringt es mit sich, daß bestimmte Anforderungen an den Versuchsaufbau gestellt werden müssen, die zwar im Detail variiert werden können, von denen aber bestimmte Anteile als essentiell zu bezeichnen sind.

Dazu gehört beispielsweise die Kenntnis des Rotationszentrums für eine bestimmte Bewegung. Da reine Bewegungen entlang oder um eine Achse innerhalb eines Bewegungssegmentes an der Wirbelsäule nicht vorkommen – beispielsweise ist jede Flexion mit Translation, jede Rotation mit Seitwärtsbiegung gekoppelt [7, 22] – verändert das Rotationszentrum während der Bewegung seine Lage innerhalb einer allerdings nicht abgrenzbaren Fläche. Die mit den von uns gewählten Wegaufnehmern registrierten Strecken setzen sich aus diesen Bewegungskomponenten zusammen, wobei nur die Bewegung entlang der Aufnehmerachse gemessen wird. Da diese Punkte in unserer Versuchsanordnung aber auf allen Präparaten identisch und definiert waren, blieb der Meßfehler auch für alle identisch und angesichts der äußerst kleinen Meßstrecken vernachlässigbar klein.

Geht man davon aus, daß sich das aktuelle Rotationszentrum für die Flexion auf der Vorderseite des Nachbarwirbels kaudal befindet [22], sind sowohl der vertikale als auch der horizontale Zug zulässig. Voraussetzung ist allerdings, daß der Punkt, über den die Kraft zur Auslösung einer Flexionsbewegung in das Präparat eingeleitet wird, dorsal dieser Fläche liegt. Die Distanz zum aktuellen Rotationszentrum kennzeichnet dann den Hebelarm, über den sich das eingeleitete Moment ausrechnen läßt.

Vergleichbare Untersuchungen [5, 17] an humanen und Kalbswirbelsäulenpräparaten mit ähnlicher Versuchsanordnung lassen allerdings exakte Aussagen über die Höhe der eingeleiteten Momente nicht zu, da aus ihnen kein Belastungsdeformationsdiagramm konstruiert werden kann.

Die exakte Applikation einer definierten Torsionsbelastung konnte über eine eigens dafür konstruierte Prüfmaschine durchgeführt werden, die sich in entsprechenden Vorversuchen bewährt hatte [19]. Eine solche Apparatur sollte geeignet sein, der gekoppelten Bewegung innerhalb eines Bewegungssegmentes durch ihre mögliche Entkoppelung und Balance in allen Ebenen Rechnung zu tragen, so daß die Präparate keiner Zwangsbewegung ausgesetzt sind.

b) Zu den Stabilitäts-Ergebnissen der nativen Bewegungssegmente und der Implantate

Da ein intaktes Lig. longitudinale posterius aufgrund seiner geringen Dehnbarkeit [18] eine Luxation der Gelenke bei reiner Flexion sicher verhindern kann, müssen, wie auch schon von Beatson [2] und Braakman [4] klinisch und experimentell nachgewiesen worden war, für die komplette wie auch die einseitige Luxation der kleinen Zwischenwirbelgelenke im Bewegungssegment sowohl Diskusanteile zerstört als auch eines der beiden Hauptbänder gerissen sein. Dabei stand lange außer Zweifel, daß die dorsalen Elemente, die beispielsweise für die Laminektomie entfernt wurden, keine primäre Instabilität hervorriefen, so lange nur das hintere Längsband intakt blieb [22].

Bei unseren Flexionsversuchen erweist sich nun das Präparat nach dorsaler Ligamentdurchtrennung nicht nur als gleich stabil wie das intakte Bewegungssegment (Abb. 6), es findet sich sogar eine Steifigkeitszunahme. Zwar liegt die Biegesteifigkeit monosegmental auch bei 1,7 Nm/Grad, auffällig ist aber dabei, daß die Einzelwerte weniger streuen als beim Nativpräparat.

Dieses Phänomen muß neben den Kapselligamenten dem Lig. flavum zugeschrieben werden, welches von allen Ligamenten den höchsten Anteil an elastischen Fasern hat. Nach In-vitro-Messungen [10] hat es an der LWS beispielsweise einen dämpfenden Einfluß auf das Lig. longitudinale posterius: In Neutralposition hat das Lig. flavum eine Vorspannung, die den Discus vertebralis altersabhängig zwischen 5 N und 18 N in einer gewissen Vorkompression hält.

Nach Durchtrennung des Lig. flavum und erneuter Einstellung des Nullpunktes an Wegaufnehmern wurde das Lig. longitudinale posterius dann praktisch direkt unter Zug gesetzt, ohne daß erst das elastische Lig. flavum gedehnt werden mußte. Während nun das Lig. longitudinale posterius aber eine hohe Steifigkeit gegenüber Zug – wie z. B. bei der Flexion – bietet [22], setzt diese Struktur, wie die Verlaufskurven bei der Torsionsbelastung zur Messung der Drehstabilität zeigen, einer Scherung wenig Widerstand entgegen: Hier findet sich nach Durchtrennung der hinteren Ligamente ein signifikanter Stabilitätsverlust (Abb. 12). Im Zusammenhang mit den klinisch und experimentell nachgewiesenen gekoppelten Bewegungen, die das HWS-Bewegungssegment ausführt, können wir also davon ausgehen, daß über den Torsionsstreß eher eine Instabilität oder auch eine Luxation zustande kommen kann, was klinisch und experimentell auch von Beatson [2] vermutet wurde. Oder, vice versa: Auch wenn die hintere Instabilität „nur" eine unilaterale Luxation zuläßt, muß man sich darüber im klaren sein, daß diese Verletzung offensichtlich rotationsinstabil ist. Spätinstabilitäten nach Laminektomien der HWS finden dabei zwanglos durch die „ungebremste" Einleitung von Torsionsmomenten ebenfalls ihre Erklärung.

Bei der reinen sogenannten hinteren Instabilität erreicht unter Flexionsbelastung praktisch jede dorsale Stabilisationsmethode eine zuverlässige Fixation, die jedesmal stabiler ist als das Nativpräparat. Dabei scheint die Kompressionsklammer außerordentlich stabil und unterschreitet sogar die Deformationswerte der kombinierten Verfahren.

Aber auch die Montage des vorderen H-Plättchens scheint in diesem Fall die Stabilität zu verbessern, obwohl die Installation eines Implantates nahe an oder mitten in der aktuellen Rotationsachse für eine Flexion nicht so effektiv sein kann wie eine Applikation weit hinter dieser Region [22].

Dies unterstreicht die Bedeutung der Tatsache, daß dort fixiert werden sollte, wo die Instabilität nachweisbar ist [16].

Wie unsere Belastungs-Deformationsdiagramme zeigen, ist es möglich, die Stabilität der vorderen H-Platte bei der reinen hinteren Instabilität mit praktisch jeder dorsalen Fixationsmethode zu verbessern, was allerdings nicht umgekehrt gilt. Ganz besonders fällt nach Durchtrennung der dorsalen Ligamente der Stabilitätsabfall unter Torsion auf, woraus wir schlossen, daß für eine ausreichende Stabilität im fixierten Bewegungssegment eine hohe Torsionsstabilität des verwendeten Implantates erforderlich ist. Offensichtlich kann eine solche Torsionsstabilität mit der dorsalen sublaminären Drahtcerclage nicht erzielt werden. Lediglich die Kompressionsklammer und das dorsale Hakenplättchen allein oder seine Kombination mit der vorderen H-Platte erzielt eine höhere Stabilität als das Nativpräparat. Dabei ist bemerkenswert, daß man nur eine geringe verbessernde Stabilität erzielt, wenn man zu dem dorsalen Hakenplättchen noch ein anteriores H-Plättchen bei alleiniger dorsaler Instabilität hinzufügt. Ebensowenig kann die Torsionsstabilität der dorsalen sublaminären Drahtcerclage entscheidend durch eine zusätzliche vordere H-Platte verbessert werden. Coe [5] fand ebenso bei den verschiedenen dorsalen Drahtcerclagen eine geringere Torsionsstabilität als bei der Hakenplatte oder der kombinierten Fixationsmethode Hakenplatte/ventrale Platte.

Die von Sutterlin [17] gefundene hohe Torsionsstabilität für alle Implantate ist unseres Erachtens auf den Umstand zurückzuführen, daß er Kalbshalswirbelsäulen benutzt hat und diese generell eine sehr viel höhere, knöchern definierte Torsionsstabilität zeigen als humane Halswirbelsäulenpräparate. Damit sind auch die Grenzen des biomechanischen Experiments mit anderen als humanen Präparaten aufgezeigt.

Nach kompletter diskoligamentärer Auftrennung des Bewegungssegmentes liegen bei der Betrachtung des Kippwinkels α wiederum alle dorsalen Stabilisationsverfahren in ihrer Stabilität vor der des Nativpräparates, lediglich das vorne montierte H-Plättchen wird durch seine Lage im aktuellen Rotationszentrum für Flexion unter der von uns eingeleiteten Zugbelastung sukzessive aufgebogen. Dies war schon aus früheren Versuchen bekannt [20] und wurde zuletzt von Coe [5] bestätigt. Erste Hinweise für dieses implantatspezifische Verhalten sind von Sandor [14] experimentell in einer großen Serie für die H-Plattenspondylodese an menschlichen Halswirbelsäulenganzpräparaten geliefert worden, der eine primäre Schraubenlockerung im spongiösen Wirbelknochen von über 40% im zyklischen Belastungsversuch nachweisen konnte.

Die von Morscher [9] empfohlene vordere Verplattung der HWS mit dem winkelstabilen Hohlschraubenplattensystem aus Titan scheint nach ersten klinischen Ergebnissen zu einer erheblichen Verbesserung der Primärstabilität zu führen.

Bei der kompletten Instabilität zeigt die gemessene Translation, daß die Stabilität der dorsalen sublaminären Drahtcerclage nicht ausreicht, um translatorische Verschiebungen zu vermeiden.

Experimentell ist die Biegestabilität der dorsalen Drahtcerclage und der ventralen Spanimplantation mit und ohne Drahtschlingensicherung am Hundemodell von Whitehill in vitro und in vivo geprüft worden [23]. Auch er fand eine geringe Stabilität mit einer Steifigkeit von 0,3 Nm/Grad, berichtet aber ebenso wie Coe [5] und Aebi [1] über Drahtbrüche, die insbesondere intraspinal Anlaß zu neurologischen Irritationen waren. Dies weist auf eine mögliche Überforderung des Implantates hin.

Über alle Zweifel erhaben ist die Stabilität eines kombinierten Verfahrens, wie auch schon von Whitehille [23] und Coe [5] mitgeteilt worden war, wobei ersterer PMMA-Zement mit Draht kombinierte und letzterer die dorsale Hakenplatte mit der ventralen Casparplatte.

Ein direkter Vergleich der von uns gefundenen Steifigkeitswerte mit den in ihrer Versuchsanordnung vergleichbaren Autoren Coe [5] ist nicht möglich, da dort lediglich die Steifigkeit für Torsion und Flexion mitgeteilt wurde. Diese liegt überraschenderweise in den Versuchen von Whitehill [23] in unserem Bereich, während Coe [5] um 50 Prozent niedrigere Werte fand.

Will man den operativen Aufwand einer kombinierten Stabilisation vermeiden, sollte sowohl nach unseren als auch nach anderen Untersuchungen [5, 23] bei dorsaler Fixation mit einer Drahtcerclage unabhängig von der vorbestehenden Instabilität postoperativ eine äußere Fixation in Form einer Zervikalstütze verordnet werden. Dies gilt ebenso für den Einsatz des vorderen H-Plättchens bei kompletter Instabilität. Auch hier sind – gewissermaßen als Bestätigung der experimentell gefundenen Untersuchungsergebnisse – nicht immer harmlose Implantatlockerungen und -brüche mit Kompromittierung viszeraler Strukturen aus der klinischen Beobachtung heraus mehrfach mitgeteilt worden [6, 15].

Resultate biomechanischer Untersuchungen werden häufig mißverstanden, weil der lesende Chirurg Gebrauchsanleitungen erwartet. Bevor man aber Implantate bewertet, ist es unseres Erachtens unabdingbar, daß sich der Chirurg über die biomechanische Situation an der Wirbelsäule im klaren ist und weiß, welche Stabilität er erreicht, wenn er ein bestimmtes Implantat verwendet. Dabei kann es durchaus sein, daß ein Implantat in einer eben nur experimentell definierbaren Belastungsebene eine geringe Stabilität zeigt, sich aber unter bestimmten Umständen klinisch empfiehlt. Letzteres hat bei unserer Zielsetzung selbstverständlich immer Präferenz, aber gerade in diesen Fällen muß von seiten des operierenden Chirurgen im Sinne einer Güterabwägung ein hohes Maß an Klarheit darüber bestehen, welche Belastungsmöglichkeiten das von ihm verwendete Implantat bietet bzw. ob eine zusätzliche externe Ruhigstellung des HWS erforderlich und zumutbar ist, oder ob das jeweilige Implantat allein die intersegmentale Ruhe zuläßt, von der wir annehmen, daß sie für den knöchernen Durchbau des zu fusionierenden Bewegungssegmentes erforderlich ist.

Literatur

1. Aebi, M.; Mohler, J.; Zaech, G. A.; Morscher, E.: Indication, surgical technique and results of 100 surgically treated fractures and fracture-dislocations of the cervical spine. Clin. Orthop. 203, 1986, 244–257.
2. Beatson, T. R.: Fractures and dislocations of the cervical spine. J. Bone Joint Surg. 45 B, 1963, 21–35.
3. Böhler, J.; Gaudernak, T.: Anterior plate stabilization for fracture dislocations of the lower cervical spine. J. Trauma 20, 1980, 203–205.
4. Braakman, R.; Vinken, P. J.: Unilateral facet interlocking in the lower cervical spine. J. Bone Joint Surg. 49 B, 1967, 249–257.
5. Coe, J. D.; Warden, K. E.; Sutterlin III, C. E.; McAfee, P.: Biomechanical evaluation of cervical spinal stabilization methods in a human cadaveric model. Spine 14, 1989, 1122–1131.
6. Kewalramani, L. S.; Riggins, R. S.: Complications of anterior spondylodesis for traumatic lesions of the cervical spine. Spine 2 (1), 1977, 25–38.
7. Lysell, E.: Motion in the cervical spine. Acta. Orthop. Scand. 123 (Suppl.), 1969.
8. Magerl, F.; Grob, D.; Seemann, P.: Stable dorsal fusion of the cervical spine (C2–Th1) using hook plates. Cervical Spine I. Springer, Berlin/Heidelberg/New York 1987, pp. 217–221.
9. Morscher, E.; Sutter, F.; Jenny, H.; Olerud, S.: Die vordere Verplattung der Halswirbelsäule mit dem Hohlschrauben-Plattensystem aus Titanium. Chirurg 57, 1986, 702–707.
10. Nachemson, A.; Evans, J.: Some mechanical properties of the third lumbar inter-laminar ligament (Ligamentum flavum). J. Biochmech. 1, 1968, 211–219.
11. Orozco Delclos, R.; Llovet Tapies, R.: Osteosintesis en las lesiones traumaticas y degeneratives de la columna vertebral. Revista Traumatol., Chirurg. Rehabil. 1, 1971, 45–52.
12. Penning, L.; Wilmink, J. T.: Rotation of the cervical spine. A CT-study in normal subjects. Spine 12, 1987, 732–738.
13. Roosen, K.; Trauschel, A.; Grote, W.: Posterior atlanto-axial fusion: a new compression clamp for laminar osteosynthesis. Arch. orthop. Trauma Surg. 100 (1), 1982, 27–31.
14. Sandor, L.; Antal, A.: Die primäre Stabilität der AO-Plattenosteosynthese an der unteren Halswirbelsäule, Teil I–III. Z. Exp. Chir. Transpl. künstl. Organe 18 (2), 1985, 87–110.
15. Schweighofer, F.; Mähring, M.; Szyszkowitz, R.: Gefahren bei der ventralen Plattenspondylodese der HWS. Acta Chir. Austriaca 21 (3), 1989, 155.

16 Stauffer, E. S.: Management of spine fractures C3 to C7. Orthop. Clin. North Am. 17 (1), 1986, 45–53.
17 Sutterlin III C. E.; McAfee, P. C.; Warden, K. E.; Rey, R. M., Farey, D.: A biomechanical evolution of cervical spinal stabilization methods in a bovine model. Static and cyclical loading. Spine 13, 1988, 795–802.
18 Tkaczuk, H.: Tensile properties of human lumbar longitudinal ligament. Acta Orthop. Scand. 115 (Suppl.), 1968.
19 Ulrich, C. H.; Woersdoerfer, O.; Claes, L.: Experimentelle Untersuchungen zur Torsionsstabilität verschiedener dorsaler Osteosyntheseverfahren an der LWS. Chir. Forum f. exp. + klin. Forschung, F. Stelzner (Ed.). Springer, Berlin/Heidelberg/New York 1985.
20 Ulrich, C. H.; Woersdoerfer, O.; Claes, L.: Comparative study of the stability of anterior and posterior cervical fixation procedures. Arch. Orthop. Trauma Surg. 106, 1987, 226–231:
21 White III, A. A.; Southwick, W. O.; Panjabi, M. M.: Clinical instability of the lower cervical spine. Spine 1, 1976, 15–27.
22 White III, A. A.; Panjabi, M. M.: Clinical biomechanics of the spine. J. B. Lippincott Company, Philadelphia/Toronto 1978.
23 Whitehill, R.; Stowers, S. F.; Fechner, R. E.; Ruch, W. W.; Drucker, S.; Gibson, L. R.; McKernan, D. J.; Widmeyer, J. H.: Posterior cervical fusions using cerclage wires, methacrylate cement and autogenous bone graft. An experimental study of a canine model. Spine 12, 1987, 12–22.

Traumatologie

Frakturen der Wirbelsäule

Verletzungsmechanismen, Frakturformen, Diagnostik und Erstversorgung

K. Dresing[1], Th. Joka[1], F. Neudeck[1], R. Kalff[2]

Einleitung

Laut *Statistik* der gesetzlichen Unfallversicherungen beträgt der Anteil registrierter Wirbelsäulenverletzungen in der Bundesrepublik Deutschland jährlich etwa 3 Prozent aller Verletzungen.

In der Unfallstatistik stellen dabei Verkehrsunfälle die häufigste Ursache dar [7, 9, 14, 24, 25]. Bei den Verkehrsunfallverletzten mit Wirbelsäulenbrüchen handelt es sich zu einem großen Teil um Mehrfachverletzte [4, 14]. Umgekehrt finden sich bei Schwer-Mehrfachverletzten in 15 bis 20 Prozent Wirbelsäulenverletzungen. Im eigenen Kollektiv lagen in 15 Prozent Verletzungen der Wirbelsäule vor. Danach folgen abgestuft in ihrer Bedeutung Stürze aus großer Höhe, Sportunfälle, Gewaltverbrechen, Industrie- und Arbeitsunfälle.

Die häufigste *Lokalisation* der Wirbelsäulenfrakturen beim Erwachsenen sind die beiden Wirbelsäulenbereiche mit der größten Mobilität: die untere Halswirbelsäule und der thorakolumbale Übergang. Von den 40 555 meldepflichtigen Arbeitsunfällen mit Wirbelsäulenverletzungen im Jahre 1986 betrafen 51,6 Prozent die Halswirbelsäule, 25,8 Prozent die Lendenwirbelsäule [21]. Während insgesamt die relative Zahl der Wirbelsäulenverletzungen im thorakolumbalen Übergang bei Verkehrsunfällen durch Rückhalteschutzsysteme im Kraftfahrzeug (Sicherheitsgurt, Kopfstütze, Airbag usw.) abgenommen hat [3, 19], sind Verletzungen durch den Gebrauch von Sicherheitsgurten im Halswirbelsäulenbereich als neue Verletzungsmuster, sogenannte „seat belt injuries", hinzugetreten [5, 13, 19, 20].

0,2 Prozent aller Frakturen im Wachstumsalter sind Wirbelsäulenverletzungen [14]. Im Gegensatz zum Erwachsenen findet sich bei den kindlichen Wirbelsäulenfrakturen die Frakturlokalisation hauptsächlich im mittleren Brustwirbelsäulenbereich. Ursache dafür sind zum überwiegenden Teil Stürze aus großer Höhe, die zu Serienimpressionsfrakturen der Brustwirbelkörper führen [2].

Verletzungsmechanismen

Die Kenntnis des Verletzungsmechanismus ist zur Einschätzung der Wirbelsäulenverletzung Voraussetzung. Aufgrund der sehr komplexen Mobilität eines jeden Wirbelkörpers ist es verständlich, daß es zu keiner einseitig gerichteten Antwort der Wirbelsäule auf das Unfallereignis kommen kann (Abb. 1). Die Kompressionskräfte führen eher zu Frakturen, Rotationsbewegungen eher zu Bandrupturen, Luxationen oder Luxationsfrakturen. Das klinische Bild stellt deshalb einen Summationseffekt aus folgenden Faktoren (modifiziert nach Polster [15]) dar:

– Richtung der einwirkenden Kraft
– Eigenbewegung des betroffenen Körpers
– Ort der Krafteinleitung
– Muskeltonus
– Augenblickliche Position der Teilmassen
– Massenverteilung des betroffenen Körpers
– Größe der einwirkenden Kraft
– Materialkonstanten der Gewebe
– anatomische Gegebenheiten
– Geschwindigkeit der einwirkenden Kraft
– Wirkung von Rückhaltesystemen auf die Wirbelsäule
– unbekannte Größen.

Frakturformen

Eine weitere Voraussetzung für die richtige Einschätzung der Wirbelsäulenverletzung ist die Interpretation der vorliegenden Fraktur. Dafür werden Standardröntgenaufnahmen, Schicht-, Schräg- und Zielaufnahmen, eventuell auch Funktions- und CT-Aufnahmen, zu Hilfe genommen. Für die Stabilität und die Beeinträchtigung des Rückenmarks ist die Statistik der mittleren osteoligamentären Säule von entscheidender Bedeutung.

---

[1] Abteilung für Unfallchirurgie Universitätsklinikum Essen (Direktor: Prof. Dr. K. P. Schmit-Neuerburg)
[2] Abteilung für Neurochirurgie Universitätsklinikum Essen (Direktor: Prof. Dr. W. Grote)
Medizinische Einrichtungen der Universität – GHS – Essen

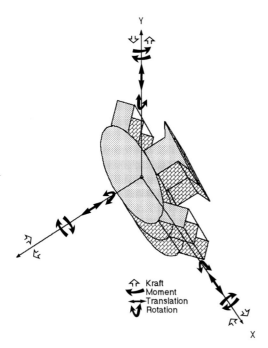

Abbildung 1: Einwirkende Kräfte und Momente bei Wirbelsäulenverletzungen nach [16–18]. Der Wirbelkörper in einem dreidimensionalen Koordinatensystem hat sechs Freiheitsgrade, bestehend aus Translationen entlang einer Achse und aus Rotationen um eine Achse. Auf den Wirbelkörper wirkende Kräfte lösen eine Translation (Verschiebung entlang einer Achse), einwirkende Momente eine Rotation des Wirbelkörpers um eine Achse aus [16].

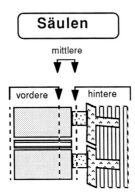

Abbildung 2: Schematische Darstellung der funktionellen Säulen der Wirbelsäule nach McAfee [12], Magerl [11] und Wolter [21]. Die drei osteoligamentären Säulen nach McAfee werden erstens vom vorderen Längsband und den vorderen Anteilen des Wirbelkörpers gebildet; zweitens von den hinteren Anteilen des Wirbelkörpers, den Bandscheiben und dem hinteren Längsband und drittens den Wirbelbögen und -gelenken sowie den dorsalen Bandstrukturen. Wolter unterscheidet noch zusätzlich die diskoligamentären Verletzungen als eine 4. Gruppe.

Louis stützt sich 1977 aufgrund anatomischer Begebenheiten der Wirbelsäule auf die Säulentheorie [10]. Die vordere Säule (Wirbelkörper) und die beiden hinteren Säulen (Gelenkfortsätze) werden entsprechend ihrer Verletzungsbeteiligung in einem Punkteschema erfaßt. Entsprechend seines Scores versucht Louis die beobachteten Frakturen in stabil oder instabil einzustufen.

Die Modifikation nach McAfee spricht von drei osteoligamentären Säulen. Er hat als erster eine funktionelle Einteilung der Frakturformen vorgelegt [12], die im deutschsprachigen Bereich von Magerl [11] und Wolter [23] aufgegriffen und zum Teil weiterentwickelt wurde.

Grundlage sind drei funktionelle Säulen (s. Abb. 2):

Die *vordere* Säule wird von dem vorderen Längsband und den vorderen Anteilen der Wirbelkörper und Bandscheiben gebildet.

Die *mittlere* Säule setzt sich aus den hinteren Anteilen der Wirbelkörper und Bandscheiben sowie dem hinteren Längsband zusammen.

Die *dorsale* Säule besteht aus den Wirbelbögen, -gelenken und den dorsalen Bandstrukturen.

Wolter unterscheidet neben der Verletzung der drei osteoligamentären Säulen, die er mit A, B, C bezeichnet, diskoligamentäre Verletzungen, die er mit dem Buchstaben D kennzeichnet [23]. Zusätzlich sieht er in der Einengung des Spinalkanals eine entscheidende Bedeutung für die Indikation zur Operation und für die Prognose, so daß er diesen Befund mit in die Nomenklatur aufnimmt [23].

Nach der Einteilung nach McAfee können sechs Verletzungstypen unterschieden werden [12] (Abb. 3).

Der Impressionskeilbruch

Durch isolierte Krafteinwirkung auf die vordere Säule kommt es zu dieser Bruchform, die zu einer Beugung der Wirbelsäule nach vorne führt. Die dorsale Wirbelkante und die weiteren dorsalen Abschnitte sind nicht betroffen. Diese Frakturform ist stabil (Abb. 4).

Der inkomplette Berstungsbruch

Werden durch Kompressionskräfte die vordere und die mittlere Säule bei intakter hinterer Säule verletzt, resultiert der inkomplette Berstungsbruch. Bei diesem Bruch können ein oder mehrere Hinterkanten-

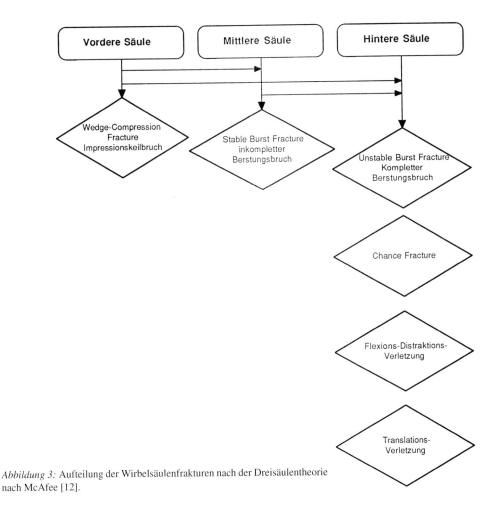

Abbildung 3: Aufteilung der Wirbelsäulenfrakturen nach der Dreisäulentheorie nach McAfee [12].

fragmente in den Spinalkanal dislozieren und den Spinalkanal wenig einengen, so daß es selten zu neurologischen Ausfällen kommt. Da es zu einer Verletzung der mittleren Säule kommt, wird diese Bruchform nicht selten auch als instabil eingestuft. McAfee selbst bezeichnet diese Fraktur als stabil (Abb. 5).

Der komplette Berstungsbruch

Die Kompression aller drei Säulen führt zu dieser Frakturform. Die hintere Säule kann nicht nur durch Kompression, sondern auch durch seitliche Abknickung oder Rotationskräfte geschädigt sein. Durch Beteiligung der kleinen Wirbelgelenke kommt es zu ein- oder beidseitiger Kompression und Rotationsfehlstellung. Der Wirbelkanal kann durch Hinterkantenfragmente verlagert sein. Die Fraktur ist instabil (Abb. 6).

Die Chancefraktur

Sie entsteht durch Flexion um eine vor der Wirbelsäule liegende Achse. Über den gesamten Querschnitt der Wirbelsäule wirken Distraktionskräfte. Diese Fraktur ist instabil, und sie verläuft horizontal durch den Wirbelkörper. Sie ist eine typische Verletzung des 2-Punktbeckengurtes mit einer Frakturlokalisation in Höhe BWK 12 bis LWK 3 [5, 19]. Liegt die Flexionsachse zwischen zwei Wirbelkörpern im Verlauf des vorderen Längsbandes, führt das Unfallereignis im Sinne eines Chancemechanismus zu einem dorsalen Aufklapp-Phänomen ohne Fraktur (Abb. 7).

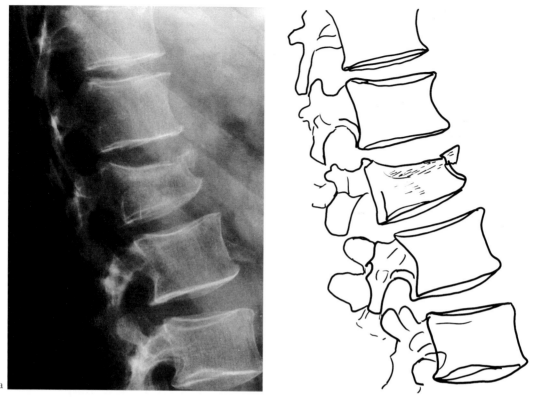

Abbildung 4: Impressionskeilbruch. 58jähriger, männlicher Patient, Verkehrsunfall beim Fahren eines Pkw.
a) Isolierte LWK-II-Kompressionsfraktur.
b) Schematische Zeichnung der stabilen LWK-II-Fraktur.

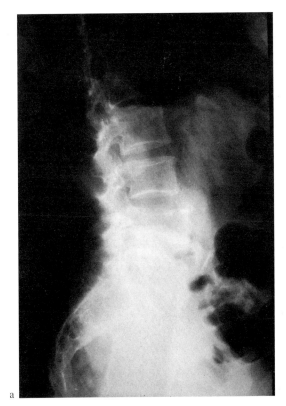
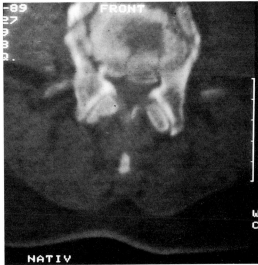
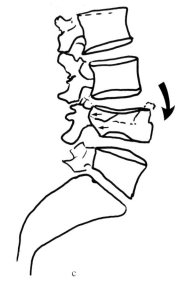

Abbildung 5: Inkompletter Berstungsbruch. 53jähriger, männlicher Patient, Suizidversuch, Absturz aus der 3. Etage. Thoraxtrauma mit Rippenfrakturen und Lungenkontusion, LWK-IV-Fraktur, keine neurologischen Ausfälle.
a) Die vordere und mittlere Säule sind betroffen. Der Wirbelkanal ist leicht eingeengt.
b) Im CT ist der Berstungsbruch gut veranschaulicht. Die Hinterkantenfragmente engen den Wirbelkanal nur leicht ein. Die kleinen Wirbelgelenke sind nicht beteiligt.
c) Schematische Zeichnung der Lendenwirbelfraktur nach der Aufnahme im seitlichen Strahlengang.

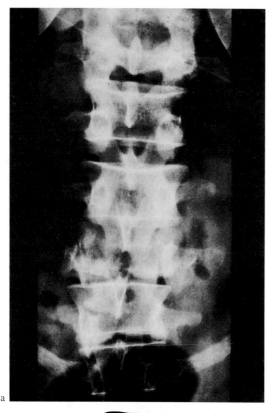
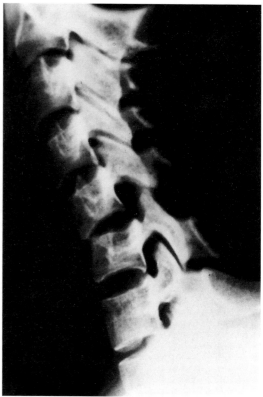
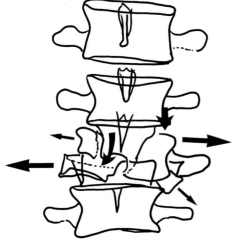
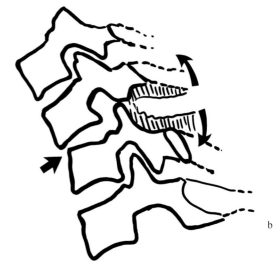

Abbildung 6: Kompletter Berstungsbruch. 36jähriger Bauarbeiter, Absturz aus der 1. Etage, offene Fersenbeintrümmerfraktur, Innenknöchelfraktur, bimalleoläre OSG-Trümmerfraktur, Rippenserienfraktur (einseitig) mit Hämatothorax.
a) Kompression aller drei Säulen. Im a.p.-Strahlengang ist die komplette Berstung an der massiven Verbreiterung des Wirbels und an den versetzten Fragmenten zu erkennen. Die instabile Fraktur führte zur Verengung des Spinalkanals mit inkompletter Paraparese des rechten Beines.
b) Schematische Zeichnung zu a.

Abbildung 7: Chance-Verletzungsmechanismus. 53jährige Patientin, angeschnallte Fahrerin eines Pkw, Auffahrunfall.
a) Die Flexionsachse liegt zwischen den beiden Wirbelkörpern. Es kommt zum Aufklappphänomen mit Zerreißung der dorsalen Strukturen. Eine Fraktur ist nicht zu erkennen.
b) Schemazeichnung zu a.

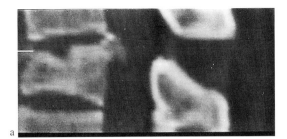
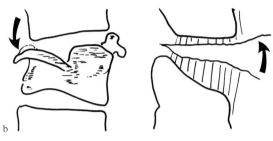

Abbildung 8: Flexions-Distraktionsverletzung. 44jähriger Arbeiter, beim Beladen eines Lkw rücklings auf einen Eisenträger gestürzt. Keine neurologischen Ausfälle.
a) Die vordere und mittlere Säule sind frakturiert, die dorsalen ligamentären Strukturen zerrissen. Dies ist erkennbar an der Knickbildung der Wirbelsäulenachse und dem dorsalen Aufklappen.
b) Zeichnung zu a.

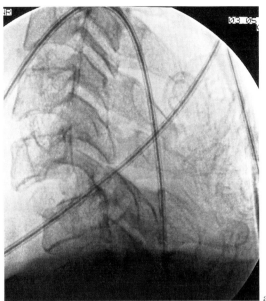
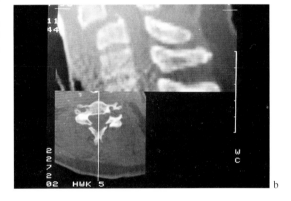
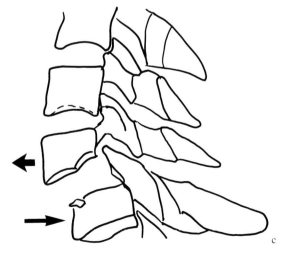

Abbildung 9: Translationsverletzung. 57jähriger Dachdecker, Absturz etwa 5 m in eine Baugrube.
a) HWK VI/VII-Luxationsfraktur. Kompletter Querschnitt, Verschiebung in der Transversalebene.
b) CT-Rekonstruktion: die Verschiebung um die halbe Wirbelkörperbreite in der Transversalebene ist deutlich sichtbar. Der 5. HWK weist Frakturen der Wirbelbögen und des Dornfortsatzes auf.
c) Schemazeichnung zu 9a.

Die Flexions-Distraktionsverletzung

Die Flexionsachse liegt zwischen dem vorderen und hinteren Längsband. Der vordere Anteil des Wirbelkörpers ist komprimiert, während der hintere durch Distraktion verletzt ist. Die dorsalen ligamentären Strukturen sind zerrissen. Die Fraktur weist keinerlei Druck-, Zug- und Rotationsstabilität auf. Das Rückenmark selbst kann unter Distraktion geraten (Abb. 8).

Die Translationsverletzung

Hierbei handelt es sich um die instabilsten Verletzungen der Wirbelsäule, die durch Translations-, aber auch durch Rotations- und Scherkräfte verursacht werden [11].

Kennzeichnend für diese Frakturform ist die Unterbrechung der Spinalkanalachse auf dem Niveau der Verletzung. Die Hauptfragmente sind in der Transversalebene verschoben. Alle ligamentären Strukturen zwischen benachbarten Wirbelkörpern sind durchtrennt (Abb. 9). Magerl unterteilt die Translationsverletzungen noch weiter in: eine reine Luxation, eine Luxationsfraktur, den Rotations-Flexionsbruch, die sogenannte Slice-fracture und den Rotationsberstungsbruch.

Wolter ergänzt die Dreisäulentheorie noch durch eine weitere Struktur, die diskoligamentäre.

Diagnostik

Diagnostik am Unfallort

Nach Sicherung der Vitalfunktionen steht in der Primärversorgung vor Ort die Einschätzung der Wirbelsäulenverletzung im Vordergrund (s. Abb. 10). Dafür sind sowohl die Kenntnis des Unfallmechanismus als auch die gründliche Untersuchung Voraussetzung.

Klinische Anzeichen für eine Wirbelsäulenverletzung sind der Spontanschmerz der Wirbelsäule, die Zwangshaltung, der sichtbare Gibbus und vor allem neurologische Störungen und Ausfälle.

Neurologische Störungen bei Wirbelsäulenverletzungen sind in drei Typen einzuteilen: Schmerzsyndrome, radikuläre Symptome und medulläre Symptome [3]. Das Wurzelreizsyndrom als reines Schmerzsyndrom ist von einem Wurzelkompressionssyndrom mit neurologischen Ausfällen zu trennen. Die Läsion des Rückenmarks selbst ist die schwerste Form der Schädigung. Beim Querschnittssyndrom ist die motorische Lähmung komplett, der Muskeltonus schwach, die Eigenreflexe sind erloschen. Der Rettungsarzt sollte bei Querschnittssyndromen die neurologischen Ausfälle der Verletzungsetage zuordnen können:

– Verletzungen im Halswirbelsäulenbereich führen zu Atemlähmung, paradoxer Atmung und Paraparese, die Bauchhautreflexe fehlen.
– Beim Brustquerschnittssyndrom findet sich eine Paraparese bei normaler Atmung, fehlenden Bauchhautreflexen und einer häufig zu findenden Spastik.
– Ist der Querschnitt im Lendenwirbelsäulenbereich, sind eine Fußheberparese, ein negativer Patellarsehnen- und Achillessehnenreflex feststellbar.

Bis zum Beweis des Gegenteils ist jeder Verletzte mit Bewußtlosigkeit und jeder Patient nach Absturztrauma, Tauch- und Schwimmunfällen sowie nach Verkehrsunfällen als potentieller Wirbelsäulenverletzter anzusehen [4].

Erstversorgung

Bergung

Eine besondere Sorgfalt ist bei der Bergung des Wirbelsäulenverletzten aus dem Kraftfahrzeug geboten. Eine Stabilisierung der Halswirbelsäule kann am günstigsten mit einem Stifneck (Abb. 11) vor der Bergung aus dem Pkw erfolgen. Weiche Kragenorthesen sollten vermieden werden. Diese gewährleisten keine ausreichende Stabilisierung der Halswirbelsäule, dagegen geben sie aber dem Verletzten und dem Notfallpersonal ein falsches Sicherheitsgefühl [6, 8].

Steht ein Stifneck nicht zur Verfügung, sollte der Verletzte von mehreren Helfern geborgen werden, wobei darauf geachtet werden muß, daß die Halswirbelsäule in axialer Richtung gezogen wird. Durch Unterstützung von Brust- und Lendenwirbelsäule sollten die Helfer ein Durchhängen und damit eine mögliche weitere Verschiebung von Wirbelbrüchen mit Irritationen des Rückenmarks vermeiden.

Lagerung

Der potentiell Wirbelsäulenverletzte wird auf der Vakuummatratze gelagert (Abb. 11). Der Zug an der Halswirbelsäule darf erst nach vollständigem Auffüllen der anmodellierten Matratze gelockert werden. Steht keine Vakuummatratze zur Verfügung, ist durch

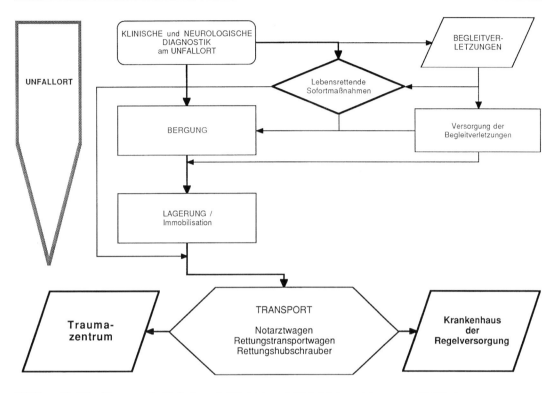

Abbildung 10: Ablaufdiagramm der Maßnahmen bei Verletzten mit Wirbelsäulenverletzungen am Unfallort.

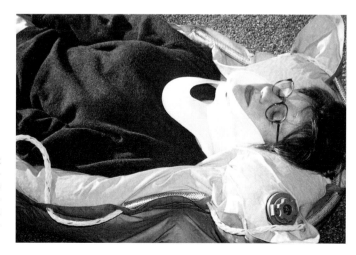

Abbildung 11: Lagerung einer Verletzten mit Verdacht auf Frakturen im HWS- und LWS-Bereich auf der Vakuummatratze. Der Hals ist mit einem Stifneck zur Vermeidung weiterer Traumatisierung ruhiggestellt. Beim Aufblasen der Matratze wird darauf geachtet, daß diese am Körper anmodelliert wird.

Sandsäcke, Tapeverbände zur Stirn und Fixierung auf harter Unterlage eine stabile Lagerung zu erzielen [8].

Bei verletzten Motorradfahrern muß der Schutzhelm immer entfernt werden. Nur so ist die Voraussetzung zur Sicherung der Vitalfunktionen gegeben. Vor Entfernen müssen sich die Helfer rasch über die besonderen Konstruktionsmerkmale des vorliegenden Helmes informieren, um durch geringe Manipulationen den Verschlußmechanismus öffnen zu können. Bei den neuen der ECE-Norm entsprechenden Motorradhelmen ist häufig zuerst die Kinn- und Frontpartie aufzuklappen. Der Helm darf nur mit Unterstützung durch einen zweiten Helfer, der die Halswirbelsäule axial zieht, entfernt werden.

Sind die Vitalfunktionen des Verletzten gefährdet, müssen sofort die entsprechenden Notfallmaßnahmen ergriffen werden.

Müssen die Atemwege freigemacht werden, sollten Hals und Kopf in der gleichen Achse wie der Stamm gezogen werden [4]. Wie oben beschrieben, sollte die Immobilisation der HWS mit einer steifen Orthese erfolgen. Da neben der Schocksymptomatik die Aspiration die häufigste Todesursache der Wirbelsäulenverletzten in der vorklinischen Versorgungsphase darstellt, sollten diese prophylaktisch in einer 30–40 Grad Trendelenburglage transportiert werden [6]. Die Indikation zur Intubation ist großzügig und unverzüglich zu stellen. Die nasotracheale Intubation sollte bevorzugt werden, da hierbei die Manipulation im Bereich der Halswirbelsäule am geringsten ist [4].

Transport

Das Transportmittel des Wirbelsäulenverletzten vom Unfallort zum Krankenhaus richtet sich nach den örtlichen Gegebenheiten, der Entfernung zum versorgenden Krankenhaus und natürlich nach der Schwere der neurologischen Ausfälle sowie den Begleitverletzungen. In ländlichen Gebieten sollte der Rettungshubschrauber eingesetzt werden. Für die kurzen Entfernungen in den Ballungsgebieten hat sich der Notarztwagen bzw. Rettungstransportwagen bewährt. Der Transport des Wirbelsäulenverletzten erfolgt unabhängig vom Transportmittel auf der Vakuummatratze und, wenn erforderlich, mit Stifneck.

Neben der Wahl des Transportmittels obliegt dem Notarzt auch die Entscheidung, in welche Klinik der Verletzte eingeliefert werden soll. Hier werden entscheidende Weichen für die Therapie und damit die Prognose der Wirbelsäulenverletzten gestellt. Was Tscherne für den Mehrfachverletzten feststellt, gilt auch für den Wirbelsäulenverletzten mit neurologischen Ausfällen: durch flächendeckende Rettungssysteme und eine aggressive Erstversorgung durch den Notarzt am Unfallort ist der Transport in eine Schwerpunktklinik erfolgversprechender als die Erstbehandlung in einem unzureichend ausgestatteten Krankenhaus [22]. Die Behandlung des Wirbelsäulenverletzten im Traumazentrum innerhalb von 12 Stunden nach Unfallereignis konnte die Inzidenz der Komplikationen deutlich senken [1, 4, 6, 24].

Im Traumazentrum steht ein multidisziplinäres Team rund um die Uhr zur Verfügung [22]. Nach der Stabilisierung der Vitalfunktionen beginnt die weitere Diagnostik mit konventioneller Röntgentechnik auf zwei Ebenen. Eventuell werden Schicht- oder Spezialaufnahmen durchgeführt (Abb. 12). Bei Vorliegen neurologischer Ausfälle und bei Verdacht auf Instabilität wird notfallmäßig ein Computertomogramm, eventuell eine Myelographie durchgeführt.

Diese genannten diagnostischen Maßnahmen sind Voraussetzung für die optimale Therapie und für die richtige Einschätzung der Wirbelsäulenverletzung.

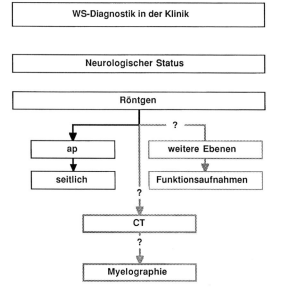

Abbildung 12: Flußdiagramm der Primärdiagnostik von Wirbelsäulenverletzten im Krankenhaus.

Literatur

1. Bedbrook, G. M.: The organization of a spinal injuries unit at Royal Perth Hospital, Perth, Western Australia. Paraplegia 18, 1967, 315–321.
2. Benz, G.; Roth, H.; Daum, R.; Wiedemann, K.: Besonderheiten kindlicher Wirbelfrakturen und HWS-Luxationen. Unfallchirurgie 12, 1986, 247–252.
3. Deeke, L.: Neurologische Diagnostik bei Verletzungen der Wirbelsäule. In: Burri, C.; Rüter, A. (Hrsg.), Verletzungen der Wirbelsäule. Hefte zur Unfallheilkunde 149. Springer, Berlin/Heidelberg 1980, 62–71.
4. Garfin, S. R.; Shackford, S. R.; Marshall, L. F.; Drummond, J. C.: Care of the Multiply Injured Patient With Cervical Spine Injury. Clin. Orthop. Rel. Res. 239, 1988, 19–29.
5. Gertzbein, S. D.; Court-Borwn, Ch. M.: Flexion-Distraction Injuries of the Lumbar Spine. Clin. Orthop. Rel. Res. 227, 1988, 53–60.
6. Green, B. A.; Callahan, R. A.; Klose, K. J.; De la Torre, J.: Acute Spinal Cord Injury: Current Concepts. Clin. Orthop. Rel. Res. 154, 1981, 125–135.
7. Huelke, D. F.; O'Day, J.; Mendelsohn, R. A.: Cervical injuries suffered in automobile crashes. J. Neurosurg. 54, 1981, 316–320.
8. Johnson, R. M.; Hart, D. L.; Simmons, E. F.; Ramsby, G. R.; Haven, W.: Cervical ortheses: A study comparing their effectiveness in restricting cervical motion in normal subjects. J. Bone Joint Surg. 59A, 1977, 332–339.
9. Kraus, J. F.; Franti, C. E.; Riggins, R. S.; Richards, D.; Borhani, N. O.: Incidence of traumatic spinal cord lesions. J. Chron. Dis. 28, 1975, 491–497.
10. Louis, R.: Les théorie de l'instabilité. Rev. Chir. Orthop. 63, 1977, 423–425.
11. Magerl, F.: Der Wirbel-Fixateur externe. In: Weber, B. G.; Magerl, F. (Eds.), Fixateur externe. Springer, Berlin/Heidelberg/New York/Tokyo 1985, 290–298.
12. McAfee, P. C.; Yuan, H. A.; Frederickson, B. E.; Lubicky, J. P.: The value of computed tomography in thoraco-lumbar fractures. Bone Jt. Surg. A 65, 1983, 461–473.
13. Miniaci, A.; McLaren, A. C.: Anterolateral Compression Fracture of the Thoracolumbar Spine. A Seat Belt Injury. Clin. Orthop. Rel. Res. 240, 1989, 153–156.
14. Moskoop, D.; Böker, K.; Kurthen, M.; Solymosi, L.; Elatan, E.: Begleitende Wirbelsäulentraumata bei Schädel-Hirn-Verletzten. 34 konsekutive Patienten aus drei Jahren. Unfallchirurg. 93, 1990, 120–26.
15. Pennig, D.; Brug, E.; Klein, W.: Wirbelsäulen- und Begleitverletzungen bei Polytraumatisierten im Wachstumsalter. Unfallchirurg. 90, 1987, 518–522.
16. Polster, J.: Entstehungsmechanismen von Frakturen und Luxationen. In: Burri, C.; Rüter, A. (Hrsg.), Verletzungen der Wirbelsäule. Hefte zur Unfallheilkunde 149, Springer, Berlin/Heidelberg/New York 1980, 15–34.
17. Roaf, R.: A study of the mechanics of spinal injuries. J. Bone Joint Surg. 42-A, 1960, 810.
18. Roaf, R.: International classification of spinal injuries. Paraplegia 10, 1972, 78.
19. Rodgers, L. F.: The roentgenologic appearance of transverse or Chance fractures of the spine: The seat belt fracture. Am. J. Roentg. 11, 1971, 844.
20. Saldeen, T.: Fatal neck injuries caused by use of diagonal safety belts. J. Trauma 7, 1967, 856–861.
21. Spohr, H.: Anforderungen an und Auswertung von Gutachten bei Wirbelsäulenschäden. In: Hierholzer, G.; Ludolph, E.; Hamacher, E. (Hrsg.), Gutachtenkolloquium 4. Springer, Berlin/Heidelberg 1989, 51–60.
22. Tscherne, H.; Regel, G.; Sturm, J. A.; Friedl, H. P.: Schweregrad und Prioritäten bei Mehrfachverletzungen. Unfallchirurg. 58, 1987, 631–40.
23. Wolter, D.: Vorschlag für eine Einteilung von Wirbelsäulenverletzungen. Unfallchirurgie 88, 1985, 481–484.
24. Yeo, J. D.: Five-year review of spinal cord injuries in motorcyclists. Med. J. Aust. 2, 1979, 238.
25. Young, J. S.; Northrup, N. E.: Statistical information pertaining to some of the most commonly asked questions about SCI. Model Systems' SCI Digest 1, 1979, 11–18.

Traumen der oberen Halswirbelsäule

H.-E. Clar[1], R. Preger[1], M. Schmutzler[1], W. Duspiva[2]

Traumen des kraniozervikalen Übergangs stellen eine Herausforderung für die Therapeuten dar. Durch die komplexe Struktur dieser Region müssen mehrere Komponenten bei kraniozervikalen Verletzungen berücksichtigt werden:

1. Statische Funktion
2. Mobilität
3. Rückenmark

1. Statische Funktion

Der Kopf-Hals-Bereich ist bei Traumen einer hohen Belastung ausgesetzt. Zwei Kraftlinien gehen von der Schädelbasis auf den Atlas über und werden auf drei Säulen am Corpus axis weitergeleitet. Der Epistropheus stellt daher einen Schnittpunkt der Kraftlinien dar [5].

Hieraus ergeben sich besondere Verletzungsmuster, die sich auch in unserem Krankengut widerspiegeln. Die häufigste Fraktur ist die Densfraktur. Auch eine Luxationsfraktur HWK 2/3 wird oft diagnostiziert. Andere Läsionen, z. B. Atlasfrakturen mit und ohne Dislokation im atlantoaxialen Gelenk, sind selten (Tab. 1, Tab. 2).

2. Mobilität

Der kraniozervikale Übergang weist eine große physiologische Beweglichkeit auf, die neben den knöchernen Strukturen vom komplizierten Bandapparat und Muskelsystem aufrecht erhalten wird. Insbesondere ist hier die Rotation, Lateral- sowie Ante- und Retroflexion zu nennen. Immer kommt es bei Traumen zu einer mehr oder weniger ausgeprägten Bandzerreißung. Hierdurch ist ein wesentlicher Grad der atlantoaxialen Instabilität bestimmt, die häufig erst bei Funktionsuntersuchungen nachweisbar ist (Abb. 1 und 2).

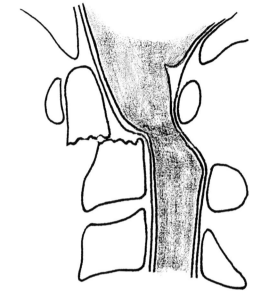

Abbildung 1: Einengung des Spinalkanals bei Densfraktur.

Tabelle 1

Kraniozervikale Instabilität 1985 – 1989	
Trauma	33
PCP	7
Tumor	2
Gesamt	42

Tabelle 2

Fraktur HWK 2	
Dens	19
Pseudarthrose	2
+ Jefferson	1
Gesamt	22

---

[1] Neurochirurgische und
[2] Unfallchirurgische Klinik Ingolstadt

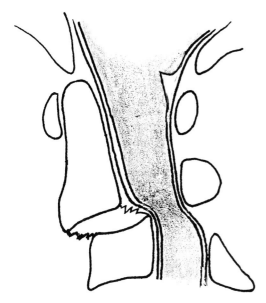

Abbildung 2: Einengung des Spinalkanals bei Luxationsfraktur HWK 2/3.

3. Rückenmark

Kraniozervikale Traumen führen bei Dislokation der Segmente zu einer mehr oder weniger ausgeprägten Einengung des Spinalkanals. Dieser weist hier einen großen Freiraum gegenüber dem Myelon auf. So ist es nicht verwunderlich, daß auch ausgeprägte Dislokationen nicht mit Zeichen der Rückenmarkskompression einhergehen. Wir fanden nur bei 6 von 33 Patienten mit Traumen Zeichen der Rückenmarksschädigung, nur zwei Patienten wiesen eine Tetrasymptomatik auf. Häufiger werden starke Schmerzen im Nacken-Hinterkopf-Bereich als Folge der Dislokation angegeben. Über die Hälfte war ohne neurologische Störungen.

Therapie

Die Therapie atlantoaxialer Traumen richtet sich nach den klinischen Komponenten. In erster Linie ist eine Ruhigstellung mit Extension und Reposition bei wachen Patienten notwendig, um die Einengung des Wirbelkanals und die Kompression des Myelons zu beseitigen. Dies ist entweder mit einer Extension im Liegen oder mit Hilfe des Halo-Fixateurs möglich. Die Haloweste erlaubt eine sofortige Mobilisierung, stufenweise Reposition und Fixierung in Idealstellung bis nach der Operation. Die Reposition erlaubt, den Zeitpunkt einer operativen Maßnahme zu planen. In einigen Fällen ist eine Dislokation nur durch Funktionsmanöver zu erzeugen, so daß man auf externe Repositionshilfe verzichten kann. Die alleinige externe Stabilisierung führt nicht so schnell und sicher zur festen Überbauung wie die operative Methode.

Akute und chronische Instabilitäten der oberen Halswirbelsäule bedürfen daher in der Regel der operativen Stabilisierung. Es kommen folgende Methoden zur Anwendung:

1. Ventrale Verschraubung (Böhler/Knöringer)
2. Dorsale Kompressionsklammer (Roosen/Trauschel)
3. Ventrale Verplattung
4. Dorsale Verdrahtung

Bei der Wahl der Stabilisierungsart sollte möglichst die Ursache der Instabilität direkt angegangen werden.

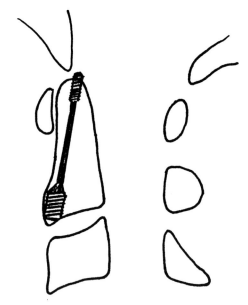

Abbildung 3: Ventrale Densverschraubung (Böhler/Knöringer).

Tabelle 3

Fraktur HWK 2	
Ventrale Schraube (Böhler/Knöringer)	18
Dorsale Klammer (Roosen/Trauschel)	2
Ventrale Platte + Dorsale Klammer	2

1. Ventrale Verschraubung (Abb. 3, Tab. 3)

Die ventrale Verschraubung ist die direkte Methode zur Stabilisierung der Densfrakturen. Sie führt zur Kompression der Fragmente in achsengerechter Stellung und damit zu rascher Überbauung. Die Schrauben, die im Wirbelkörper versenkt sind, brauchen später nicht entfernt zu werden.

Außerdem wird die Beweglichkeit im atlantoaxialen Gelenk nicht beeinträchtigt. Auch bei Schrägbrüchen des Dens kann eine Stabilisierung erreicht werden.

Wir sahen nur in einem Fall bei Osteoporose und Absprengung ventraler Axiskörperteile eine sekundäre Dislokation der Fraktur (Abb. 4 a–d).

Alle anderen Fälle, auch mit transversaler Gelenkverschiebung und bei Dens-Pseudarthrose, konnten mit dieser Methode stabilisiert werden. In einigen Fällen konnte aus technischen Gründen keine ideale Plazierung der Schrauben erreicht werden. Es kam in einem Fall zur Verbreiterung des Gelenkspalts, in einem anderen Fall lagen die Schrauben asymmetrisch. Dies hat aber zu keiner Störung der Verknöcherung geführt. Da die Verschraubung intraossär stattfindet, ist bei richtiger Anwendung mit neurologischen Ausfällen nicht zu rechnen.

2. Dorsale Kompressionsklammer (Abb. 5)

Mit der dorsalen Klammer wird eine indirekte Stabilisierung einer Fraktur vorgenommen. Sie eignet sich besonders bei hochgradiger Instabilität, die durch eine alleinige ventrale Fixierung nicht zu erreichen ist, z. B. nach ventraler Fixierung als zusätzliche Methode. Sie führt zu einer Versteifung des Atlantoaxial-Gelenks mit Aufhebung der Rotation und Flexion in diesem Gelenk. Bei unserem Patientengut ist es in zwei von fünf Fällen zur Dislokation der Klammern gekommen, so daß eine Reoperation und postoperative äußere Ruhigstellung erforderlich wurde (Abb. 6 a–e, Tab. 5).

3. Ventrale Verplattung (Abb. 7, Tab. 4)

Die ventrale Verplattung wird als direkte Frakturbehandlung bei der Luxationsfraktur HWK 2/3 eingesetzt. Es wird nur das betroffene Segment stabilisiert. Der Bandscheibenraum wird mit einem Knochenspan aufgefüllt.

Bei hochgradiger Instabilität, infolge ausgedehnter Bandzerreißung ist zusätzlich eine dorsale „Zuggurtung" mit der Kompressionsklammer erforderlich. Dann ist mit einem weitgehenden Verlust der

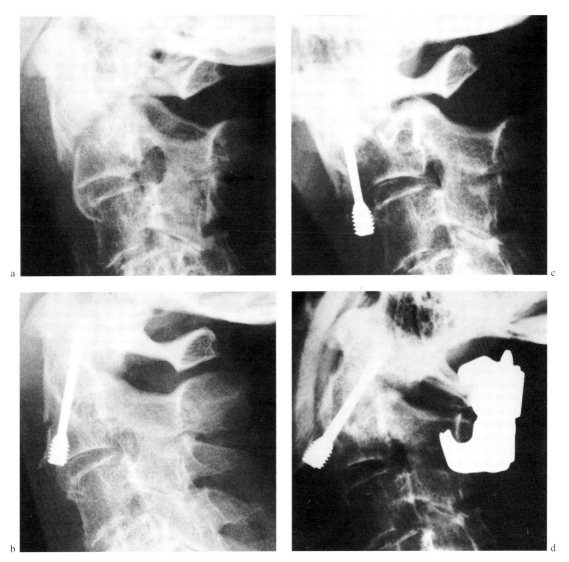

Abbildung 4:
a) Seitliche Aufnahme der oberen HWS eines 77jährigen Mannes mit Densfraktur.
b) Zustand nach ventraler Verschraubung (Böhler/Knöringer).
c) Dislokation der Fraktur nach Mobilisierung des Patienten.
d) Zusätzliche dorsale Kompressionsklammer (Roosen/Trauschel).

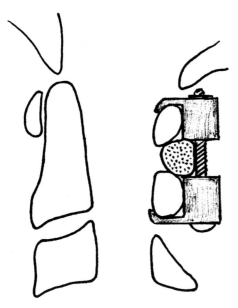

Abbildung 5: Dorsale Kompressionsklammer (Roosen/Trauschel).

Tabelle 4

Luxationsfraktur HWK 2/3	
Ventrale Platte mit Knochenspan	10
Dorsale Klammer (Roosen/Trauschel)	2

Tabelle 5

Komplikationen	
Schraube: Dislokation	1
Platte: Lockerung	1
Klammer: Dislokation	2

Abbildung 6:
a) Seitliche Aufnahme der oberen HWS eines 22jährigen Mannes mit hochgradig instabiler Luxationsfraktur HWK 2/3 und Abriß der Wirbelbögen HWK 2.
b) Dorsale Kompressionsklammer HWK 1/3 (Roosen/Trauschel) und ventrale Verplattung mit Knochenspan HWK 2/3.
c) Dislokation einer dorsalen Kompressionsklammer.
d) Dislokation einer ventralen Schraube nach Entfernung der dorsalen Klammern.
e) Zustand nach vollständiger knöcherner Überbauung und Ausheilung.

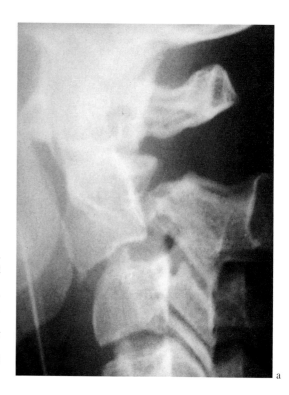

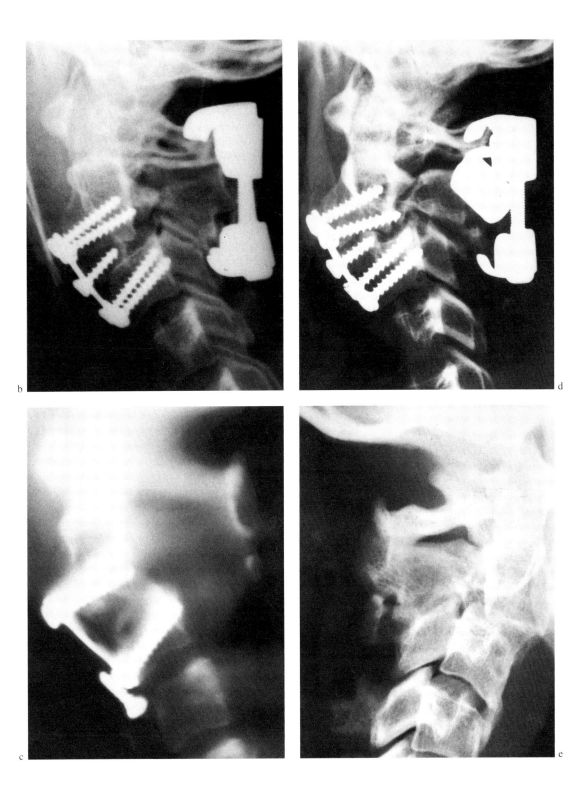

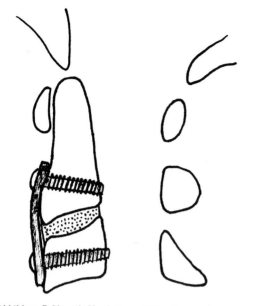

Abbildung 7: Ventrale Verplattung mit Knochenspaninterponat.

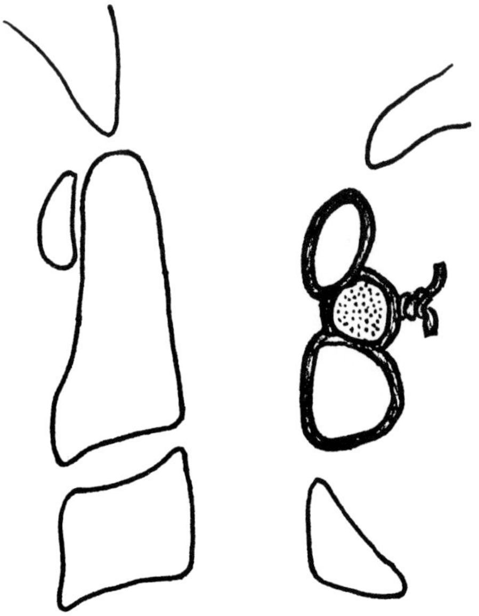

Abbildung 8: Dorsale Verdrahtung mit Knochenspan.

Motilität im kraniozervikalen Bereich zu rechnen. Es kam bei 10 ventralen Platten in einem Fall zur Schraubenlockerung (Abb. 6d).

4. Dorsale Verdrahtung (Abb. 8)

Die dorsale Verdrahtung mit Knochenspan wird wegen der ungünstigen Material-Eigenschaften und geringen Tragfähigkeit (Materialbruch) sowie der Gefahr des Durchschneidens der Drähte durch den Knochen nicht mehr routinemäßig eingesetzt. Nur noch zur Fixierung des Knochenspans an der dorsalen Kompressionsklammer findet der Draht Verwendung.

Schlußfolgerung

Bei den häufigsten kraniozervikalen Frakturen mit Instabilität stehen operative Methoden zur Verfügung die eine direkte Frakturbehandlung erlauben:

Densfraktur – ventrale Schraube (Böhler/Knöringer)
Luxationsfraktur HWK 2/3 – ventrale Verplattung

Hochgradige Instabilität bei Zerreißung eines großen Teils des Bandapparates erfordert eine direkte und indirekte Stabilisierung „Zuggurtung".

Ventrale Schraube   – + dorsale Klammer
Ventrale Verplattung – (Roosen/Trauschel)

Die atlantoaxiale Instabilität kann heute differenziert operativ versorgt werden, ohne Gefahr zusätzlicher neurologischer Komplikationen und meist mit einem Minimum an Motilitätsverlust.

Literatur

1 Böhler, J.: Schraubenosteosynthese von Frakturen des Dens axis. Unfallheilkunde 1984, 221–223.
2 Clar, H.-E.; Preger, R.; Duspiva, W.: Beitrag zur differenzierten operativen Therapie bei atlantoaxialer Instabilität. Neuroorthopädie 4, 1988, S. 185–191, Hrsg. Hohmann, D.; Kügelgen, B.; Liebig. Springer, Berlin/Heidelberg/New York/Tokyo.
3 Grob, D.; Magerl, F.; Seemann; P.: Operative atlantoaxiale Stabilisierung. Neuroorthopädie 4, S. 136–145, ebenda.
4 Knöringer, P.: Operative Versorgung der Densfraktur von ventral durch Doppelgewindeschrauben. Neuroorthopädie 4, S. 199–206, ebenda.
5 Louis, R.: Die Chirurgie der Wirbelsäule. Springer, Berlin/Heidelberg/New York/Tokyo 1985.
6 Roosen, K.; Trauscher, A.; Kalff, R.; Grote, W.: Die posteriore dynamische Kompressionsspondylodese bei atlantoaxialer Instabilität. Neuroorthopädie 4, S. 192–198, ebenda.

Ergebnisse bei operativer Therapie von Halswirbelsäulenverletzungen

W. Kocks, J. Pospiech, K. M. Stürmer, Th. Joka

Einleitung

Bei der Beurteilung und Behandlung von Halswirbelsäulentraumen sei vorausgeschickt, daß wir aus anatomischen und biomechanischen, aber auch aus klinischen Gründen grundsätzlich zwischen oberer Halswirbelsäule (Atlas/Axis) und unterer Halswirbelsäule (HWK 3–7) zu unterscheiden haben.

Einer dieser anatomischen Gründe mit klinischer Relevanz besteht in der sehr unterschiedlichen Weite des Spinalkanals, ein anderer in der unterschiedlichen Anordnung der Gelenke, die in den oberen Segmenten die außerordentliche Rotationsbeweglichkeit und die spezielle Kraftübertragung vom Kopf auf die Wirbelsäule ermöglichen.

Die Spätinstabilitätsrate, sprich Pseudarthrosenbildung, bei konservativer Behandlung wird bei frischen Densfrakturen je nach Frakturtyp mit 0 bis 92 Prozent, im Durchschnitt mit 33 Prozent angegeben. Im Bereich der unteren Halswirbelsäule schwankt diese Zahl zwischen 7,5 Prozent und 34 Prozent bei Kompressions- und Luxationsfrakturen und reicht bis zu 70 Prozent bei reinen Luxationen.

Angesichts dieser Zahlen wird die konservative Behandlung durch externe Fixierung mit ihrer dreißigprozentigen Restbeweglichkeit immer mehr zugunsten der primären übungsstabilen Spondylodese verlassen. Diese sollte zum frühestmöglichen Zeitpunkt erfolgen.

Patientengut

In den Jahren 1979 bis 1989 sahen wir bei 147 Patienten mit Verletzungen der Halswirbelsäule eine Indikation zur operativen Stabilisierung. Bei 29 Patienten war die obere Halswirbelsäule, bei 118 Patienten die untere Halswirbelsäule betroffen.

Das Durchschnittsalter betrug 40,2 Jahre, etwas höher in der Gruppe mit Verletzungen der oberen Halswirbelsäule (45,5 Jahre für die obere HWS/ 38,9 Jahre für die untere HWS).

Die Geschlechterverteilung zeigte ein Überwiegen der Männer mit 2:1. Verkehrsunfälle stellten mit fast 50 Prozent die häufigste Verletzungsursache dar, gefolgt von Absturztraumen mit 33 Prozent.

Obere HWS

Bei den Verletzungen der oberen Halswirbelsäule handelt es sich in der Regel um Densfrakturen. Seltene schwere, meist tödliche Verletzungen wie okzipitozervikale Dislokationen seien hier nur erwähnt. Frakturen des Atlasringes, wie z. B. die Jefferson-Fraktur oder eine Fraktur im Bereich der Massa lateralis, beobachteten wir nur vereinzelt, und lediglich in einem Fall war eine operative Behandlung wegen fortschreitendem Abgleiten der Wirbelgelenke C1/C2 notwendig. Es wurde hier eine dorsale Klammerspondylodese C1/C2 durchgeführt.

Bei insgesamt 29 Patienten mit Densfrakturen sahen wir eine Indikation zur operativen Behandlung. Isolierte Densfrakturen fanden sich bei 15 Patienten, Luxationsfrakturen in acht Fällen und komplexe Verletzungen mit Beteiligung anderer knöcherner Strukturen bei 4 Patienten. In zwei Fällen mit Os odontoideum kam es durch das Halswirbelsäulentrauma zu einer Luxation. Unter diesen 29 Frakturen fanden wir drei ältere, primär konservativ behandelte Verletzungen mit pseudarthrotischer Instabilität.

Bei der Aufnahme waren 19 Patienten neurologisch unauffällig (Tab. 1). Radikuläre Ausfälle, d. h. der unteren Hirnnerven, lagen in drei Fällen vor. Ein inkomplettes Querschnittsyndrom bestand bei 5 Patienten, davon waren 2 bereits nicht mehr gehfähig. Ein Patient bot bei der Aufnahme ein tetraplegisches Bild, er war am Unfallort reanimiert worden. Schließlich bestand bei einem polytraumatisierten Patienten eine zerebral bedingte Hemiparese.

Der operative Zugang und die angewandte Operationsmethode waren abhängig vom Verletzungsmuster (Tab. 2). Bei bestehender Dislokation wurde zunächst eine Reposition der knöchernen Fragmente bei 7 Patienten vorgenommen. Dies gelang in allen Fällen durch eine Crutchfield-Extension.

Alleinige ventrale Eingriffe wurden bei 10 Patienten durchgeführt, in 8 Fällen eine Densverschrau-

Tabelle 1: Densfrakturen 1979–1989. Neurostatus bei Aufnahme.

I	normal	19
II	radikuläre Ausfälle	3
III	inkomplettes Querschnittsyndrom - gehfähig -	3
IV	inkomplettes Querschnittsyndrom - gehunfähig -	2
V	komplettes Querschnittsyndrom	1
Hemiparese bei kontralateraler Impressionsfraktur		1

Tabelle 2: Densfrakturen 1979–1989. Operationsmethoden.

ventral	Densverschraubung (Böhler)	8
	transorale Verplattung	1
	transzervikale Verplattung	1
dorsal	Klammerspondylodese (Roosen-Trauschel)	11
kombiniert	transorale Verplattung + Klammer	4
	transzervikale Verplattung + Klammer	1
	Densverschraubung + Klammer	2
	transorale Densresektion + okzipito-zervikale Drahtcerclage	1

Tabelle 3: Densfrakturen 1979–1989. Neurostatus/Verlauf.

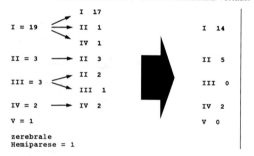

bung nach Magerl (Abb. 1), bei einem Patienten eine transorale Verplattung HWK 2, bei einem anderen eine transzervikale Verplattung HWK 2.

Dorsale Spondylodesen wurden elfmal vorgenommen (Abb. 2). Dazu verwenden wir die von Roosen und Trauschel entwickelte dorsale Kompressionsklammerspondylodese. Ein kombiniertes ventrales und dorsales Vorgehen war wegen globaler Instabilität bei 8 Patienten notwendig (Abb. 3). Je nach Verletzungsart wurden transorale Verplattungen [4], transzervikale Verplattungen [1] oder Densverschraubungen [2] mit dorsalen Klammerspondylodesen verbunden. Bei einem Patienten war eine transorale Densresektion bei gleichzeitiger Atlasfraktur mit einer dorsalen okzipitozervikalen Drahtcerclage notwendig.

Methodeabhängige Komplikationen traten bei 6 Patienten auf. Ein Patient starb nach transoraler Verplattung durch Asphyxie nach Extubation. In zwei Fällen mußten die Densschrauben wegen falscher Lage unmittelbar postoperativ korrigiert werden. Bei einem Patienten kam es nach erneutem Trauma am 5. postoperativen Tag zu einer Dislokation der Spondylodeseklammern. Ein Patient hatte postoperativ eine lagerungsbedingte Armplexusparese. Schließlich bestand bei einem Patienten eine Schraubenlockerung nach 5 Monaten, die Fraktur war zu diesem Zeitpunkt jedoch schon knöchern eingeheilt.

Die neurologischen Kontrolluntersuchungen (Tab. 3) zeigten bei einem Patienten die schon erwähnte Armplexusparese, bei einer weiteren Patientin eine hochgradige Tetraparese. Bei 2 Patienten mit inkomplettem Querschnittsyndrom kam es zu einer deutlichen Besserung der neurologischen Ausfälle. Bei den restlichen Patienten fanden wir keine Änderung des neurologischen Befundes. Von den 8 verstorbenen Patienten starben 4 an unfallunabhängigen Erkrankungen.

Untere Halswirbelsäule

Die ventrale Fusion nach Cloward oder Grote, die bis Anfang der achtziger Jahre bei uns fast ausschließlich angewandt wurde, wird bei Traumen heute durch die instrumentierte Plattenspondylodese ersetzt, die bei der begleitenden ligmentären Insuffizienz eine primäre Belastungsstabilität garantiert. Als dorsale Fixierungsverfahren stehen die interlaminäre Drahtcerclage nach Gallie oder Rogers, die Kompressionsklammerspondylodese nach Roosen und Trauschel, die Magerl'schen Hakenplättchen sowie die Plattenspondylodese nach Roy-Camille zur Verfügung.

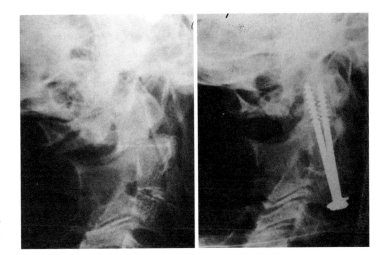

Abbildung 1: Densfraktur Typ II. Ventrale Densverschraubung nach Magerl und Böhler.

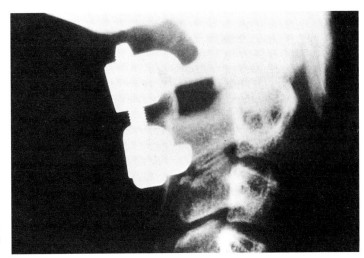

Abbildung 2: Densfraktur Typ II. Dorsale Kompressionsklammerspondylodese nach Roosen.

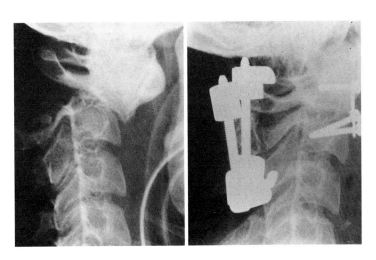

Abbildung 3: Dislozierte Densfraktur. Kombinierte ventrale und dorsale Spondylodese.

Tabelle 4: Untere HWS 1979–1989. Verletzungsmuster und Lokalisation.

Höhe		Bandscheiben-zerreißung	Luxation	Luxations-fraktur	Kompressions-fraktur
C_2	2/3	-	2	20	-
C_3	3/4	-	2	6	2
C_4	4/5	-	3	6	5
C_5	5/6	1	5	17	7
C_6	6/7	1	7	25	1
C_7	7/Th_1	-	-	-	2
davon 2 Segm.		1	-	2	3

Eine isolierte Halswirbelsäulenverletzung fand sich bei 71 Prozent der 118 Patienten mit Verletzungen der unteren Halswirbelsäule. Mehr oder weniger ausgeprägte Begleitverletzungen waren bei einem Drittel der Patienten vorhanden. Eine Wirbelsäulenvorschädigung durch Morbus Bechterew bestand bei 7 Patienten. Primär kamen am Unfalltag 17 Prozent der Patienten in die Neurochirurgische Klinik, die übrigen wurden sekundär zu einem späteren Zeitpunkt zu uns verlegt.

Bevorzugt waren die Segmente HWK 6/7 und HWK 5/6 betroffen (Tab. 4). Die Luxationsfraktur war mit 65 Prozent die weitaus häufigste Verletzungsart, gefolgt von Kompressionsfrakturen mit 17 Prozent und Luxationen mit 16 Prozent. Isolierte traumatische Bandscheibenvorfälle fanden sich lediglich bei 3 Patienten. 74 Patienten wiesen zunächst keine oder nur geringfügige neurologische Symptome auf (Tab. 5). Bei 27 Patienten lagen schwere neurologische Ausfälle vor. 15 Patienten waren primär komplett querschnittsgelähmt.

Die Operationsmethoden waren hier sehr unterschiedlich (Tab. 6). Eine alleinige ventrale Spondylodese erwies sich in 79 Prozent als ausreichend (Abb. 4a und b). Bei den 40 Patienten, die in den ersten Jahren ohne Osteosynthesematerial fusioniert wurden, erfolgte postoperativ eine externe semirigide Ruhigstellung der Halswirbelsäule.

Eine kombinierte ventrale und dorsale Stabilisierung war bei 21 Prozent wegen der Zerstörung der vorderen und hinteren Elemente des Bewegungssegmentes notwendig (Abb. 5).

Komplikationen traten bei 14 Patienten (12 Prozent) auf, darunter zwei Schraubenfehllagen, die einer Korrektur bedurften.

Bei 4 Patienten kam es zu einer Lockerung des ventralen Implantats (Abb. 6), jeweils bei achsen-

Tabelle 5: Untere HWS 1979–1989. Neurostatus bei Aufnahme.

I	normal	47
II	radikuläre Symptomatik	27
III	inkomplette Querschnittslähmung - gehfähig -	16
IV	inkomplette Querschnittslähmung - gehunfähig -	11
V	komplette Querschnittslähmung	15
Tetraspastik bei Schädelhirntrauma		1
Koma bei Schädelhirntrauma		1

Tabelle 6: Untere HWS 1979–1989. Operationsmethoden.

ventrale Operation	n	kombinierte Operation	n
Fusion n. Robinson	5	Fusion n. Robinson u. Platte + Drahtcerclage	3
Fusion n. Robinson u. Platte	43	Fusion n. Robinson u. Platte + Kompressionsklammer	13
Fusion n. Grote	35	Fusion n. Grote + Drahtcerclage	3
Fusion n. Grote u. Platte	8	Fusion n. Grote + dorsale Platte	1
Zugschrauben	2	Fusion n. Grote + Laminektomie	3
		komplexe Operation	2

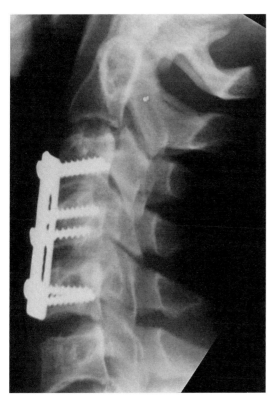

Abbildung 4a: Ventrale Plattenspondylodese HWK 3–5 bei HWK-4-Fraktur.

gerechter Stellung der Halswirbelsäule und Einheilung des Spans. Eine Metallentfernung wurde wegen der Gefahr der Weichteilverletzung bei ventralen Implantaten notwendig. Bei einem Patienten mit ventraler Spondylodese überragte die Platte das verletzte Bewegungssegment und es entwickelte sich eine ventrale knöcherne Spange der angrenzenden Segmente. Die Funktionskontrolle zeigte hier jedoch eine ausreichende Beweglichkeit, die nach Entfernung des Implantates erhalten blieb. Bei 3 Patienten bestand postoperativ eine Rekurrensparese.

Im dorsalen Bereich kam es in drei Fällen zu einem Riß der dorsalen Drahtcerclage, die keine weiteren Maßnahmen erforderte. In einem Fall wurde eine Kompresse intraoperativ vergessen.

Der Beobachtungszeitraum liegt nun zwischen 6 Monaten und 11 Jahren, im Durchschnitt bei 40,7 Monaten.

Wegen einer begleitenden Schädelhirnverletzung waren 2 Patienten weder prä- noch postoperativ sicher zu beurteilen. Bei der Nachuntersuchung konnten 13 Patienten nicht erfaßt werden, 8 waren zwischenzeitlich verstorben. Eine Besserung des neurologischen Befundes fand sich bei 20 Prozent der Patienten (Tab. 7). Eine Verschlechterung war bei 3,5 Prozent zu verzeichnen. In den übrigen Fällen war der neurologische Befund zum Zeitpunkt der Nachuntersuchung unverändert.

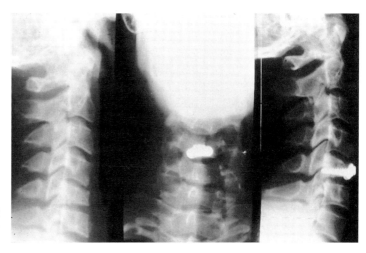

Abbildung 4b: Ventrale Zugschraube bei HWK-5-Fraktur mit disloziertem hinterem Fragment.

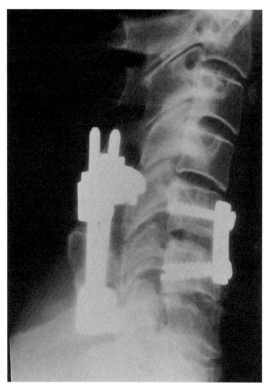

Abbildung 5: Kombinierte ventrale und dorsale Spondylodese bei HWK-5/6-Luxationsfraktur.

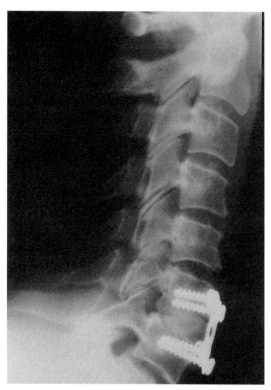

Abbildung 6: Schraubenlockerung bei ventraler Spondylodese HWK 6/7.

Diskussion

Trotz einer Komplikationsrate von durchschnittlich 13,6 Prozent (20,7 Prozent bei Densfrakturen/11,9 Prozent bei Frakturen im Bereich der unteren Halswirbelsäule) halten wir, wegen der eingangs erwähnten hohen Instabilitätsrate bei konservativer Behandlung, eine primäre übungsstabile Spondylodese bei instabilen Verletzungen der Halswirbelsäule für indiziert. Verschiedene sichere Osteosynthese- und/oder Spondylodeseverfahren stehen dazu zur Verfügung.

Im Bereich der oberen Halswirbelsäule erscheinen die ventralen Methoden zwar technisch aufwendiger, bieten aber den wesentlichen Vorteil, daß die Rotation des Kopfes unbeeinträchtigt bleibt. Durch die posteriore Stabilisierung wird sie um 2/3 eingeschränkt. Sind die Frakturen disloziert, ist zunächst eine anatomische Reposition anzustreben. Dies gelingt in der Regel durch eine Extension. Die relativ seltenen neurologischen Ausfälle können sich hierunter bereits zurückbilden.

Tabelle 7: Untere HWS 1979–1989. Neurostatus/Verlauf.

Aufnahme	Entlassung	Nachuntersuchung oder ✝
I = 47	I 44 / II 2 / III 1	I 56
II = 27	I 12 / II 15	II 19
III = 16	II 2 / III 14	III 15
IV = 11	IV 10 / V 1	IV 10
V = 15	V 10	V 5
n.b./n.u. = 2		n.b./n.u. 5
		8

Nach Anderson und d'Alonzo werden die Densfrakturen in drei verschiedene Typen unterteilt. Eine Typ-I-Fraktur bedarf nie einer operativen Versorgung. Je nach Unfallmechanismus kommt es bei einem Hyperextensionstrauma meistens zu einer Typ-II-Fraktur mit einer von vorne/oben nach hinten/unten schrägverlaufenden Frakturlinie. In diesem Fall bietet sich die Densverschraubung nach Magerl und Böhler an, da hierdurch sowohl eine Stellungskorrektur wie auch eine Druckosteosynthese erreicht werden kann. Es ist dabei darauf zu achten, daß die Schrauben die hintere Denskortikalis mit erfassen.

Im Falle eines Hyperflexionstraumas verläuft die Frakturlinie entgegengesetzt und entzieht sich somit der durch den Zugang vorgegebenen Richtung einer Schraube. Hier besteht dann die Indikation entweder zu einer transoralen Verplattung oder zu einer hinteren Klammerspondylodese, die mit einem geringeren Risiko verbunden ist.

Bei dislozierten Typ-III-Frakturen mit Beteiligung der Densbasis und/oder des Corpus axis sind ausgedehntere transorale oder transzervikale Verplattungen mit gegebenenfalls knöcherner Überbrückung des Segmentes C2/3 notwendig. Besteht keine Dislokation, ist hier sicherlich auch ein konservativer Therapieversuch gerechtfertigt, da etwa 80 Prozent dieser verkeilten Frakturen so ausheilen. Bei gleichzeitiger hinterer ligamentärer Instabilität oder bei unzureichender ventraler Versorgung, die intraoperativ durch radiologische Funktionsprüfungen festzustellen sind, ist eine zusätzliche dorsale, möglichst kurzstreckige Spondylodese erforderlich.

Eine alleinige dorsale Spondylodese sollte nur bei Typ-II-Frakturen mit ungünstig verlaufender Frakturlinie und beim Os odontoideum durchgeführt werden. In unserem Patientengut machte dies fast 1/3 der Fälle aus. Auch erscheint uns die Denspseudarthrose eine ideale Indikation zur dorsalen Kompressionsklammerspondylodese. Sie erspart die aufwendige und gefährliche Ausräumung von Bindegewebe aus dem Frakturspalt und macht die Pseudarthrose biomechanisch unwirksam. Allerdings sollte die Rotationseinschränkung bedacht werden.

Im Bereich der unteren Halswirbelsäule ist bei alleiniger Verletzung der vorderen Anteile des Bewegungssegmentes, was etwa 70 Prozent des Patientengutes ausmacht, eine ventrale Spondylodese angezeigt und ausreichend. Nach heutigem Wissensstand erfolgt dies am sichersten durch Knocheninterponat und Stabilisierung mittels einer Platte. Bei ausgeprägter Wirbelkörperdestruktion, wie z. B. bei Kompressionsbrüchen, kann eine Spondylektomie erforderlich sein. Eine kombinierte ventrale und dorsale Spondylodese ist bei Verletzungen des vorderen und hinteren Pfeilers angezeigt. Die Entscheidung zur alleinigen ventralen oder zur kombinierten Spondylodese ist abhängig vom präoperativen computertomographischen Befund, gegebenenfalls auch von intraoperativen Funktionsstudien.

Dekompressive Laminektomien schaffen eine zusätzliche Instabilität mit der Gefahr der kyphotischen Achsenknickung und daraus resultierender Zunahme der neurologischen Symptomatik. Sie sollten nur in Kombination mit einer suffizienten dorsalen Spondylodese durchgeführt werden.

Verletzungen mit neurologischer Symptomatik sind mit Dringlichkeit zu behandeln. Dies gilt nicht bei Traumen mit primär kompletter Querschnittssymptomatik. In diesen Fällen dient die Spondylodese zur frühen Rehabilitation und kann somit etwas aufgeschoben werden. Die operative Versorgung von Halswirbelsäulenverletzungen bietet neben dem Vorteil der sofortigen Dekompression der Nervensubstanz, durch die Durchführung einer übungsstabilen Spondylodese, die Möglichkeit einer schnellen Mobilisierung des Patienten und verhindert damit Sekundärkomplikationen. Eine frühzeitige Rehabilitation wird ermöglicht. Dem Patienten kann das Tragen eines Brustkopfgipsverbandes oder eines Halo-Fixateur externe, der übrigens auch keine zuverlässige Stabilität garantiert, erspart bleiben.

Literatur

1 Aebi, M.; Mohler, J.; Zäch, G.; Morscher, E.: Indication, surgical technique, and results of 100 surgically-treated fractures and fracture-dislocations of the cervical spine. Clin. Orthop. Rel. Res. 203, 1986, 244–257.
2 Arand, M.; Wörsdörfer, O.: Results of long term follow-up of lower cervical spine fusions in 60 cases. Cervical Spine II, Louis/Weidner Eds., Springer, Wien 1989, 109–117.
3 Illgner, A.; Haas, N.; Blauth, M.; Tscherne, H.: Die operative Behandlung von Verletzungen der Halswirbelsäule. Unfallchirurg. 92, 1989, 363–372.
4 Mestdagh, H.: Resultate der vetivintralen Spondylodese der Halswirbelsäule (C2–C7). Orthopäde 16, 1987, 70–80.
5 Penning, L.: Normale Bewegungen der Wirbelsäule. Die Wirbelsäule in Forschung und Praxis 62, 1976, 103.

Funktionseinschränkung nach ventralen und dorsalen Spondylodesen der traumatisierten unteren Halswirbelsäule

M. Arand, W. Mutschler, Ch. Ulrich

Fusionsoperationen anch traumatischen Instabilitäten der unteren Halswirbelsäule (HWS) führen durch die Versteifung einzelner Bewegungssegmente bei allen Patienten langfristig zu einer Einschränkung der Kopfbeweglichkeit.

Das Ziel dieser Arbeit war es, die Beweglichkeitsrestriktion, quantitativ zu bestimmen, ihren Krankheitswert einzuschätzen und mögliche Ursachen zu diskutieren.

Material und Methoden

An der Unfallchirurgischen Abteilung der Universität Ulm wurden 50 Patienten mit vorausgegangener Spondylodese der unteren HWS zu einer Nachuntersuchung einbestellt.

Bei 31 Patienten erfolgte die Ausheilung der HWS-Verletzung nach Fixation über einen ventralen Zugang, in 19 Fällen nach rein dorsalem Vorgehen (Tab. 1).

Tabelle 1

PATIENTENKOLLEKTIV				n=50
Überbrückte Segmente	1	2	3	Summe
Ventrale Fusion	23	8	–	31
Dorsale Fusion	14	4	1	19
Summe	37	12	1	50

Primär oder sekundär ventrodorsale Verfahren wurden bei der Auswertung nicht berücksichtigt, um einen Eindruck über zugangsspezifische Funktionseinbußen zu gewinnen.

Die Spondylodese erstreckte sich bei 37 Patienten über ein Bewegungssegment, in 12 Fällen über zwei und in einem Fall über drei Zwischenwirbelräume.

Das mittlere Alter der Patienten betrug zum Zeitpunkt der Nachkontrolle 37 Jahre (18–81 Jahre), die operative Stabilisierung lag im Durchschnitt vier Jahre und einen Monat (2–8 Jahre) zurück.

Bei allen 50 Patienten erfolgte im Rahmen der Nachkontrolle eine Befragung auf subjektive Beschwerden und eine körperliche Untersuchung mit standardisierter Beweglichkeitsanalyse.

Die HWS-Funktion wurde dabei *klinisch* mit einfachen Winkelmessungen der Kopfbeweglichkeit in Flexion, Extension, Seitneigung und in Rotation überprüft.

Mit dem Winkelmesser wurden jeweils zwei Messungen durchgeführt und im Falle abweichender Ergebnisse ein Durchschnittswert ermittelt.

Radiologisch wurden Funktionsaufnahmen der HWS angefertigt, aus denen wir die Beweglichkeit der unteren HWS (C2–C7) in Extension und Flexion berechneten.

Zum Vergleich wurden Beweglichkeitsmessungen bei 20 gesunden Personen (Kontrollkollektiv) durchgeführt, die in ihrer Altersstruktur den fusionierten Patienten entsprachen.

Ergebnisse

Klinische Messung der Kopfbeweglichkeit

Die klinisch ermittelte Kopfbeweglichkeit für beide Gruppen ist in Abbildung 1 dargestellt.

Im Vergleich beider Gruppen wiesen die fusionierten Patienten gegenüber den gesunden Personen durchschnittliche Funktionseinbußen für Flexion um 25 Prozent, für Extension um 22 Prozent, für die laterale Biegung um 20 Prozent und für die axiale Rotation um 18 Prozent auf. Damit führt die Spondylodese der unteren HWS zu einer Verminderung der Bewegungsfähigkeit des Kopfes um etwa ein Viertel.

Diese Einschränkung der Kopfbeweglichkeit ist altersunabhängig. Wie aus Abbildung 1 hervorgeht, nimmt zwar die Kopfbeweglichkeit beider Gruppen mit zunehmendem Alter ab, die Differenz zwischen

---

Abteilung für Unfallchirurgie, Hand-, Plastische- und Wiederherstellungschirurgie der Universität Ulm (Ärztlicher Direktor: Prof. Dr. L. Kinzl)

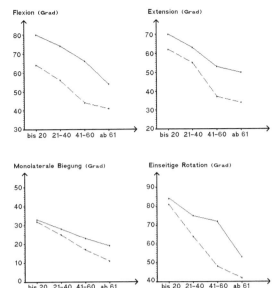

Abbildung 1: Durchschnittliche Kopfbeweglichkeit um alle drei Achsen beim Kontrollkollektiv (durchgezogene Linie) und bei den nachuntersuchten Spondylodesierten (gestrichelte Linie). Auf der Abszisse sind die Altersgruppen aufgetragen.

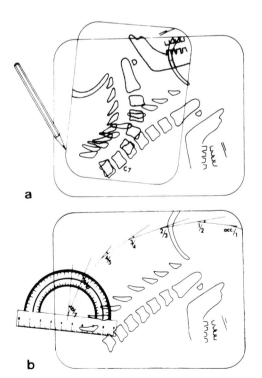

Abbildung 2: Bestimmung der Flexion und Extension nach Penning [5]

nicht operierter Gruppe und fusionierten Patienten bleibt jedoch erhalten.

Radiologische Messung der unteren HWS-Beweglichkeit (C2–C7)

Voraussetzung zur radiologischen Beweglichkeitsmessung der unteren HWS sind standardisierte Funktionsaufnahmen im seitlichen Strahlengang.

Durch Überlagerung der Flexions- und Extensionsaufnahme (Abb. 2) werden jeweils zwei korrespondierende Wirbel zur Deckung gebracht und die Winkel zum benachbarten Wirbel bestimmt [5].

Für das fusionierte Patientengut ergab sich ein Mittelwert von 36,5 Grad für die Flexion der unteren HWS und von 17,5 Grad für die Extension.

Bei der gesunden Kontrollgruppe betrug die durchschnittliche Flexion 50,2 Grad, die Extension 22,4 Grad.

Die radiologisch errechnete Funktionseinbuße durch die Fusionsoperation der unteren HWS betrug für Flexion 27 Prozent und für Extension 22 Prozent und entsprach damit annähernd der klinisch ermittelten Verminderung der Kopfbeweglichkeit (s. o.).

Zur statistischen Analyse der Ergebnisse der radiologischen Funktionsmessungen wurden vier Parameter verwendet, deren Einfluß auf die Beweglichkeit der HWS überprüft wurde: das Alter des Patienten, die Anzahl der fixierten Segmente, die Zugangsseite und radiologisch manifeste degenerative Veränderungen der HWS in den Nachbarsegmenten von Fusionen.

Bei einer *orientierenden Korrelationsüberprüfung*, bei der die Summe aus Flexion und Extension mit den oben erwähnten Parametern auf Signifikanzniveaus (P) überprüft wurde, bestand lediglich für die Bewegungseinschränkung mit zunehmendem Alter des Probanden eine statistisch signifikante Beziehung (P = 0,0001).

Anhand der *linearen Regression* wurde überprüft, in welchem Maße die Beweglichkeit der unteren Halswirbelsäule vom Alter abhängt.

Für den Zusammenhang der Gesamtbeweglichkeit als Summe aus Flexion und Extension ergab sich folgende Formel:

Beweglichkeit der unteren HWS
$= -0{,}53 \times \text{Alter} + 64{,}4$

Bei Zunahme des Alters um ein Jahr ist im Mittel eine Abnahme der Beweglichkeit der unteren HWS von 0,53 Grad zu erwarten, dies gilt für die gesunde und fusionierte HWS zugleich.

Der Test der *multiplen Regression* ergab, daß die Beweglichkeit der unteren HWS durch das Alter des Patienten, die Anzahl der fixierten Segmente, das Auftreten schwerer degenerativer Veränderungen bei der Nachkontrolle der fusionierten Patienten und die dorsale Spondylodese in abnehmender Reihenfolge statistisch signifikant eingeschränkt wird (F-Test).

Das zunehmende Alter ist in diesem Test der statistisch signifikanteste beweglichkeitslimitierende Faktor.

Mit der Fixierung einer steigenden Anzahl von Segmenten kommt es zu einer wachsenden Einschränkung der Funktion der unteren HWS. Die Fusion eines Bewegungssegmentes vermindert die Flexions-Extensionsbeweglichkeit im Vergleich zur gesunden Kontrollgruppe signifikant um durchschnittlich 10,3 Grad.

Ein dritter bezeichnender Faktor waren fortgeschrittene, bei der Nachuntersuchung radiologisch manifeste degenerative Veränderungen in mehreren, der Fusion benachbart liegenden Segmenten (Abb. 3).

Diese Veränderungen entwickelten sich bei acht Patienten nach ventraler und bei einem Patienten nach dorsaler Spondylodese.

Das pathologische Substrat liegt hierbei in einem knöchernen Umwandlungsprozeß des vorderen Längsbandes in Form von osteophytären Randausziehungen sowie in posttraumatischen Zwischenwirbelscheibendegenerationen.

Die statistisch signifikante Funktionseinbuße durch das Auftreten fortgeschrittener regressiver Veränderungen betrug gegenüber der Kontrollgruppe durchschnittlich 8,7 Grad.

Bei Patienten, die leichte degenerative Veränderungen in nur einem angrenzenden Segment zeigten, konnte dagegen keine statistisch signifikante Einschränkung der Beweglichkeit nachgewiesen werden.

Um eine statistische Aussage über die spezifischen Beweglichkeitsunterschiede nach ventralen und dorsalen Fusionen treffen zu können, wurde die für Nachuntersuchungsalter, Anzahl der fusionierten Segmente und Auftreten von regressiven Veränderungen korrigierte Beweglichkeit unter Abhängigkeit der Zugangsseite errechnet:
für die Patientengruppe mit ventralen Fusionen ergab sich eine korrigierte mittlere Flexions-Extensionsbeweglichkeit der unteren HWS von 57,2 Grad (S. D. ± 17,7), für die Patientengruppe mit dorsalen Fusionen von 52,1 Grad (S. D. ± 14,2).

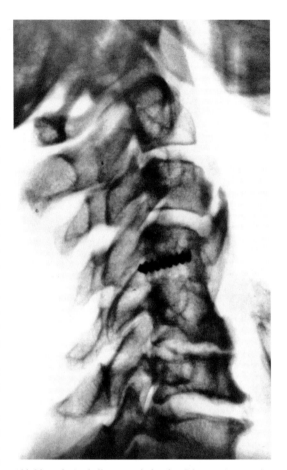

Abbildung 3: Ausheilungsergebnis vier Jahre nach ventraler Spondylodese C4–C5. Schraubenbruch bei der Metallentfernung, ventrale osteophytäre Randzacke C3–C4, Osteochondrose C5–C6.

Dorsale Fusionsoperationen führen demnach zu einer um fünf Grad höheren Bewegungseinschränkung als ventrale Spondylodesen, dieser Wert ist jedoch nicht statistisch signifikant.

Durch einen standardisierten Befragungsbogen wurde bei der Nachuntersuchung die für einen Patienten subjektiv am nachteiligsten empfundene Operationsfolge ermittelt:
ein Drittel der spondylodesierten Patienten fühlte sich am meisten durch die verbliebene Funktionseinschränkung beeinträchtigt.

Diskussion

Durch die Fixation einzelner Bewegungssegmente aus dem Gesamtsystem heraus wird die Funktion der HWS gezielt herabgesetzt und somit die Verletzungsausheilung ermöglicht.

Stabilisierende Eingriffe nach Verletzungen der unteren HWS führen deshalb bei allen Patienten in einem langfristigen Beobachtungszeitraum zur Einschränkung der Kopfbeweglichkeit [1, 3, 4].

Die langfristige Funktionseinschränkung beträgt in unserem Krankengut durchschnittlich etwa ein Viertel der Normalbeweglichkeit eines Gesunden der entsprechenden Altersgruppe.

Hauptsächlich sind Flexion und Extension durch die Fusion vom Funktionsverlust betroffen.

Die Minderung der Rotationsfähigkeit liegt unter einem Fünftel, was auf den kompensatorischen Effekt des Hauptdrehgelenks des Kopfes (C1–C2) zurückzuführen ist.

Im Vergleich zeigen die Ergebnisse der klinischen Winkelmessungen der Kopfbeweglichkeit (C0–C7) und der funktionellen Röntgenuntersuchung (C2–C7) für Flexion und Extension übereinstimmende Funktionseinbußen von 25 bzw. 27 Prozent und von 22 Prozent.

Der restriktive Einfluß des Alters auf die Beweglichkeit wird von allen Autoren übereinstimmend gesehen [5].

Verminderungen der Beweglichkeit nach HWS-Verletzungen können sich unabhängig von Alter und Stabilisationstechnik aus traumatisch bedingten Spätschäden der Zwischenwirbelscheiben mit konsekutiver Osteochondrose entwickeln.

Operationstechnisch induzierte langfristige Beweglichkeitseinschränkungen ergeben sich aus der Fixation zusätzlicher Bewegungssegmente bei bi- und trisegmentalen Fusionen, weshalb eine Fusion möglichst kurzstreckig durchgeführt werden sollte.

Durch fortgeschrittene degenerative Veränderungen in den Anschlußsegmenten von ventralen Spondylodesen [2, 4] kommt es zu einer statistisch signifikanten Funktionseinbuße.

Bei diesen regressiven Veränderungen handelt es sich um Verkalkungen des vorderen Längsbandes aufgrund mechanischer Irritation durch das Implantat und Schädigung des vorderen Längsbandes und des Annulus fibrosus bei der Präparation, seltener um eine posttraumatische Osteochondrose.

Um solche degenerative Veränderungen nach ventralen Zugängen weitgehend zu reduzieren, ist eine subtile anatomische Präparation erforderlich.

Die Ursache der seltenen ventralen Spangenbildung nach dorsalen Fixationen sind wahrscheinlich in den veränderten biomechanischen Anforderungen zu suchen, denen der Fusion benachbarte Segmente unterliegen:

durch eine vorübergehende kompensatorische Hypermobilität kommt es zur mechanischen Überbelastung und zur Degeneration.

Die Beweglichkeit von Patienten nach ventraler Spondylodese war bei der Nachuntersuchung in Flexion und Extension um fünf Grad besser als nach dorsaler Fixation, obwohl nach dorsalem Vorgehen weitaus seltener degenerative Anschlußsegmente beobachtet wurden.

Offensichtlich liegt ein primärer beweglichkeitshemmender Effekt in der Entstehung von Vernarbungen der physiologischen Gleitschichten der Nackenmuskulatur, sowie der Schädigung von Muskelrezeptoren beim operativen Zugangsweg zur dorsalen HWS, der die Funktionseinschränkung fortschreitend degenerativ veränderter Nachbarsegmente nach ventralen Fusionen übertrifft.

Der hohe Anteil der von uns nachuntersuchten Patienten, bei denen subjektiv die Verminderung der Kopfbeweglichkeit als nachteilige Operationsfolge im Vordergrund steht, betont die Wichtigkeit, langfristige Funktionseinschränkungen über des notwendige Maß der Stillegung eines Bewegungssegmentes hinaus nach Möglichkeit zu vermeiden.

Dieses Ziel der langfristigen, hohen Restbeweglichkeit der fusionierten HWS ist durch eine möglichst kurzstreckige Stabilisierung zu erreichen und wird durch eine sorgfältige auf den Fusionsort begrenzte anatomische Präparation und eine ventrale Spondylodese günstig beeinflußt.

Halswirbelsäulenverletzungen im Kindes- und Jugendalter
Operationskriterien und Langzeitergebnisse

F. Rauhut, K. Roosen

Einleitung

Die anatomischen und funktionellen Merkmale der kindlichen Halswirbelsäule werden für das seltene Auftreten von HWS-Verletzungen im Kindesalter verantwortlich gemacht. Im Vergleich zu knöchernen Läsionen überwiegen bei Kindern die diskoligamentären Schädigungen. Fixierte Wirbelkörperluxationen werden seltener beobachtet. Ihre klinischen Auswirkungen sind häufig geringer als im Erwachsenenalter [17]. Die operative Therapie von Halswirbelsäulenverletzungen wurde im Gegensatz zum Erwachsenenalter im Kindesalter mit größerer Skepsis betrachtet.

Patienten und Methode

Über einen Zeitraum von 17 Jahren beobachteten wir 39 Kinder und Jugendliche mit zervikalen Traumen. Bei einem Durchschnittsalter von 10 Jahren betrug die Altersspanne 3 bis 17 Jahre (Tab. 1). 16 Patienten, entsprechend 41 Prozent, wurden operiert. Demgegenüber erhielten 22 Patienten (59%) eine konservative Therapie (Crutchfield-Extension, externe Fixierung). Infolge eines begleitenden schweren Schädel-Hirn-Traumas in Verbindung mit zum Teil ausgedehnter medullärer Verletzung verstarben in dieser Gruppe 6 Kinder (Abb. 9, 10). In Abhängigkeit vom Verletzungstyp kamen unterschiedliche stabilisierende Operationsverfahren zur Anwendung, die sich wie folgt verteilten: Alleinige ventrale Fusionen mit autologem Beckenkammspan sowie einmal mit Knochenzement (PMMA n. Grote) erfolgten in 4 Fällen [10, 23]. Eine kombinierte ventrale Stabilisierung mittels autologem Knochenspan und Plattenosteosynthese wurde bei 5 Kindern durchgeführt (Abb. 1). Dorsale Spondylodesen mit autologem Knochenspan und interlaminärer Drahtcerclage nach Brooks sowie der Kompressionsklammer nach Roosen und Trauschel wurden in fünf Fällen angelegt (Abb. 2). Kombinierte ventrale und dorsale Stabilisierungen erfolgten bei 2 Patienten (Tab. 2) [5, 28].

Tabelle 2

Operationsmethoden (16 Patienten)	n
ventrale Fusionen (autologer Knochenspan)	3
ventrale Fusion (Knochenzement)	1
ventrale Fusion + Plattenosteosynthese	5
dorsale Fusion (Klammer/Drahtcerclage)	5
kombinierte ventrale und dorsale Fusion	2

Ergebnisse

Die verletzten Wirbelsäulensegmente waren mit 62 Prozent überwiegend im oberen Drittel der Halswirbelsäule von C1 bis C3 lokalisiert. Dabei waren die Segmente C1 und C2 in 23 Prozent der Fälle betroffen. Die Verletzungsrate der mittleren und unteren Halswirbelsäulenabschnitte (C3/4 bis C7/Th 1) betrug 38 Prozent. Die genaue Häufigkeitsverteilung ist

Tabelle 1

Geschlecht	Altersgrenzen	Durchschnittsalter	n
weiblich	3 – 17 Jahre	9,5 Jahre	10
männlich	4 – 12 Jahre	10,2 Jahre	29
weibl. u. männl.	3 – 17 Jahre	10,0 Jahre	39

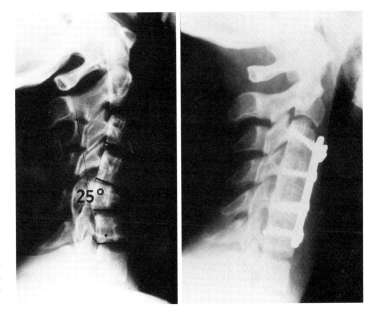

Abbildung 1: Polysegmentale HWS-Verletzung (HWK 4–HWK 6) mit kyphotischer Knickbildung in Höhe HWK 5 (16jähriges Mädchen).

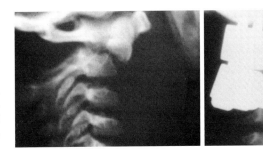

Abbildung 2: Densfraktur eines 4jährigen Kindes. Zustand nach dorsaler Spondylodese mittels Knochenspan und Kompressionsklammer nach Roosen, Trauschel.

in Abbildung 3 dargestellt. Eine knöcherne Verletzung war in 46 Prozent der Fälle nachweisbar (Abb. 4). Sowohl in Höhe des Segmentes C1/2 als auch im Bereich der Wirbelsäulenetagen C3 bis C7 überwogen die Luxationsfrakturen (Abb. 5a, Abb. 5b). Unter den Zeichen einer Pseudosubluxation beobachteten wir 9 Kinder (23%). Dabei bestanden in je einem Fall passagere, radikuläre bzw. myelopathische Zeichen. Die übrigen 7 Kinder fielen klinisch durch ein deutliches schmerzbedingtes HWS-Syndrom auf.

In der operativ behandelten Gruppe überwogen mit 81 Prozent die knöchernen Verletzungen (Abb. 6). Dagegen betrug in dem konservativ behandelten Kollektiv die knöcherne Verletzungsrate nur 39 Prozent (Abb. 7).

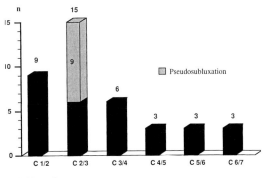

Abbildung 3

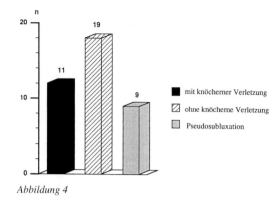

Abbildung 4

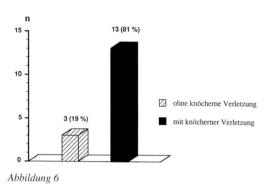

Abbildung 6

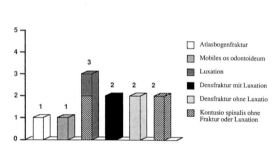

Abbildung 5a

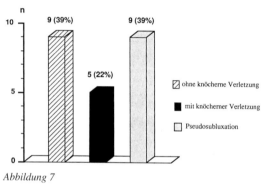

Abbildung 7

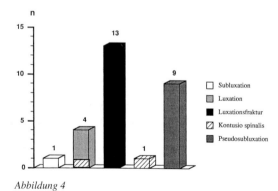

Abbildung 4

Tabelle 3

Grad	Neurologischer Status OP und konservativ	n	%
I	normal	21	54
II	radikulär	4	10
III a	inkompletter Querschnitt – gehfähig	3	8
III b	inkompletter Querschnitt – gehunfähig	5	13
IV	kompletter Querschnitt	6	15

Tabelle 4

Grad	Neurologischer Status operative Gruppe	n	%
I	normal	9	56
II	radikuläre Läsion	1	6
III a	inkompletter Querschnitt – gehfähig	2	13
III b	inkompletter Querschnitt – gehunfähig	4	25
IV	kompletter Querschnitt	0	0

Tabelle 5

Grad	Neurologischer Status konservative Gruppe	n	%
I	normal	13	57
II	radikuläre Läsion	3	13
III a	inkompletter Querschnitt - gehfähig	1	4
III b	inkompletter Querschnitt - gehunfähig	1	4
IV	kompletter Querschnitt	5	22

Der präoperative neurologische Status war in 21 Fällen (54%) normal. Querschnittssyndrome unterschiedlicher Ausprägung fanden sich bei 14 Patienten (36%) (Tab. 3). Der Vergleich der primären neurologischen Störungen von konservativ und operativ behandeltem Kollektiv zeigte präoperativ ein gehäuftes Auftreten von Querschnittssyndromen in der chirurgisch behandelten Gruppe (Tab. 4 und 5). Die postoperative neurologische Entwicklung gestaltet sich so, daß 2 Patienten mit einem hochgradigen Querschnittssyndrom wieder gehfähig wurden. Die radikulären Störungen waren ebenfalls rückläufig. Eine neurologische Verschlechterung mit Ausbildung eines hochgradigen Querschnittssyndroms beobachteten wir bei einem vierjährigen Kind, wobei der auslösende Faktor für diesen Verlauf letztlich unklar blieb.

Eine mechanische Komplikation entwickelte sich bei einem 12jährigen Jungen, der nach einem HWS-Trauma anfänglich lediglich ein Zervikalsyndrom entwickelte, ohne daß radiologische Auffälligkeiten erkennbar waren. Trotz externer Ruhigstellung bildete sich eine Luxation in Höhe HWK 2/3 aus, so daß eine ventrale Stabilisierung (Spondylodese mit homologem Knochenspan und Plattenosteosynthese) durchgeführt wurde. Im weiteren Verlauf bildete sich eine progrediente Luxation und Abknickung im Segment HWK 3/4 aus; deshalb erfolgte zusätzlich eine ventrale Spondylodese HWK 3/4, verbunden mit einer dorsalen Stabilisierung von HWK 2 nach HWK 4. Neurologische Störungen traten nicht auf.

Eigene morphologische Untersuchungen traumatisierter kindlicher Wirbelsäulen haben gezeigt, daß der Ablauf der Reparationsreaktionen seinen Ausgang von den die Bandscheibe umgebenden mesenchymalen und bindegewebigen Strukturen nimmt. Vaskularisationen und Knorpelneubildungen laufen beschleunigter als im Erwachsenenalter ab. Dabei sind die ersten Kollagenfaserbildungen bereits nach 6 Wochen erkennbar. Als Zeichen der Bandscheibendegeneration ist im Kindesalter a) eine Abnahme der Knorpelzelldichte, b) eine Knorpelzelldegeneration und c) eine zunehmende Verschleimung der Knorpelgrundsubstanz erkennbar. Abbildung 8 zeigt eine zervikale Bandscheibe 47 Tage nach dem Trauma. Die Reparationen laufen außerhalb des Knorpelgewebes ab, wobei jedoch Zonen von Knorpelneubildungen zur Darstellung kommen.

Ein begleitend schweres Schädel-Hirn-Trauma kann primär die Differentialdiagnose auf eine begleitende Halsmarkläsion erschweren. Wir beobachteten 5 Kinder mit ausgedehnten traumatischen Halsmark-

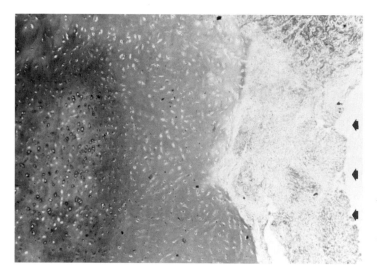

Abbildung 8: Regenerationsprozeß nach Luxationsfraktur HWK 2/3 47 Tage nach dem Trauma. Die Reparationen mit Zonen von Knorpelneubildungen laufen außerhalb des Bandscheibenfaches ab (12jähriger Junge).

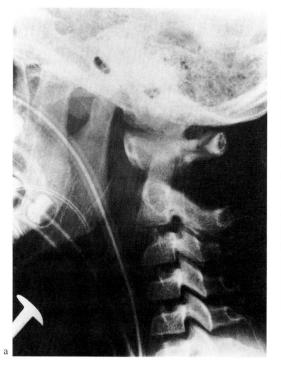
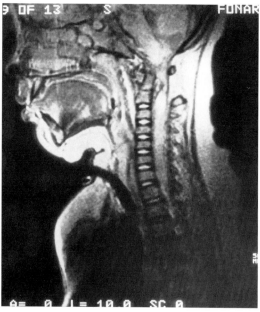

Abbildung 9: Traumatische Halsmarknekrose mit begleitendem schweren Schädelhirntrauma:
a) Kernspintomogrpahie,
b) Rö-Nativaufnahme der HWS, atlantodentale Distanz 5 mm,
c) kompletter Leitungsblock von N. medianus- und N. tibialis SSEPs und HWK 2-Ableitung (7jähriger Junge).

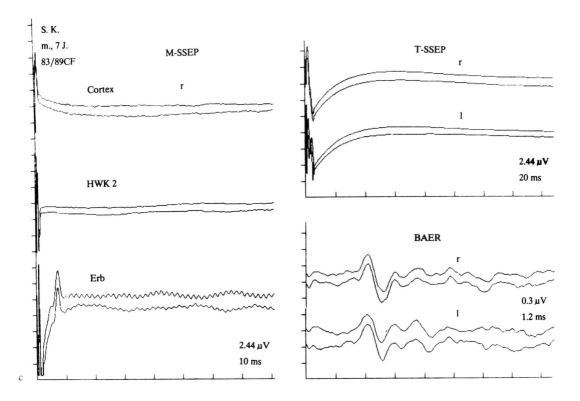

nekrosen. Lediglich in drei dieser Fälle war eine knöcherne und/oder diskoligamentäre Verletzung radiologisch nachweisbar. Elektrophysiologische Untersuchungen in Form einer Ableitung akustisch evozierter Potentiale (Baer), somatosensibler Potentiale (SSEP) und motorisch evozierter Potentiale (MEP) wurden bei 2 Kindern durchgeführt. Ein nachweisbarer kompletter Leitungsblock wies in beiden Fällen auf eine Myelonbeteiligung hin. Dabei war bei einem Kind weder röntgennativdiagnostisch noch computertomographisch ein sicherer pathologischer Befund erkennbar (Abb. 9a, b, c). In dem anderen Fall bestand eine Luxtionsfraktur HWK 2/3. Die Kernspintomographie bestätigt die Halsmarkschädigung, dabei stellte sich die Myelonnekrose im T1-gewichteten Bild als signalarme Region dar (Abb. 10a, b, c). Elektrophysiologisch bestand auch hier ein kompletter Leitungsblock von SSEPs und MEPs bei erhaltenen BAERS.

Unsere bisherigen postoperativen Nachbeobachtungszeiträume bewegen sich zwischen 5 und 152 Monaten bei einer mittleren Nachbeobachtungszeit von 71 Monaten. Die Nachbeobachtungszeiten der einzelnen Patienten sind in Abbildung 11 aufgetragen. Ein Kind haben wir nach drei Jahren aus unserer Kontrolle verloren.

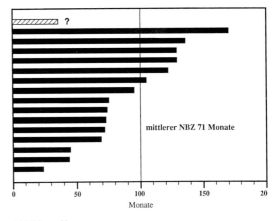

Abbildung 11

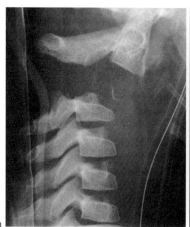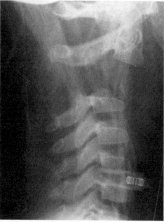

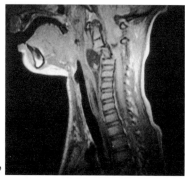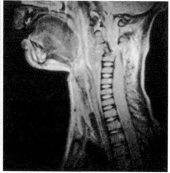

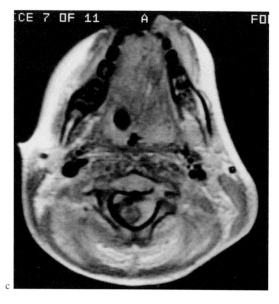

Abbildung 10: Traumatische Halsmarknekrose bei Luxationsfraktur HWK 2/3 und schwerem Schädelhirntrauma:
a) Rö-Nativaufnahme der HWS,
b) und
c) Kernspintomographie (sagittal u. axial).

Diskussion

Die morphologischen Veränderungen im Bereich der Bandscheibe setzen bereits beim Neugeborenen ein. Säuglingsbandscheiben weisen noch gut erkennbare Gefäßeinsprossungen auf (Abb. 6). Die Regression dieser Bandscheibengefäße beginnt jedoch mit der Geburt und führt zur Umwandlung in ein bradytrophes Gewebe (Abb. 12). Durch zunehmende Dehydrierung entwickelt sich ein Elastizitätsverlust der diskoligamentären Strukturen. Bereits zwischen dem 7. und 20. Lebensjahr sind parallel zur Wirbelkörperdeckplatte verlaufende Bandscheibenrisse nachweisbar. Zeitlich unterliegen diese Veränderungen relativ weiten individu-ellen Schwankungen [31]. Die Stabilisierung des Achsenskelettes muß demnach schrittweise vom paraspinalen Bandapparat und der paraspinalen Muskulatur ausgeglichen werden. Dennoch bildet sich im höheren Lebensalter eine zunehmende diskoligamentäre Gefügelockerung aus, verbunden mit einem Elastizitätsverlust auch der knöchernen Strukturen, was zu einer erhöhten Verletzungsanfälligkeit der Wirbelsäule führt [17, 19].

Wachstumsfugen analog den langen Röhrenknochen besitzt der Wirbelkörper nicht. Bis zum 9. Lebensjahr sind lediglich Epiphysenfugen zwischen Wirbelkörper und den Processus uncinati angelegt. Diese richten sich um das 9. Lebensjahr auf und bilden dann eine zusätzliche Abstützung der Wirbelkörper. Die eigentliche Wachstumszone des Wirbelkörpers ist deckplattennah lokalisiert [31]. Die knöcherne Substanz des kindlichen Achsenskelettes weist analog dem übrigen Skelettsystem im Kindesalter eine vermehrte Elastizität auf [24].

Infolge erhöhter Band- und Bandscheibenelastizität sowie aufgrund relativ horizontal verlaufender Wirbelgelenkflächen besteht insbesondere im Kleinkindesalter eine physiologische Hypermobilität der Halswirbelsäule, welche die Distorsions- und Subluxationsneigung dieses Wirbelsäulenabschnittes begünstigt [8, 16]. In der Literatur wird dieses Phänomen der Wirbelsäulenverschiebung als „Pseudosubluxation" bezeichnet. Unter Bevorzugung der Segmente C1 bis C4 mit einem Maximum in Höhe C2/3 schwankt die Hinterkantenverschiebung altersabhängig zwischen 3 bis 5 mm [16, 23]. Charakteristisches Kennzeichen ist ihre Rückbildung in der Dorsalflexion [16].

Klinisch bereitet die Pseudosubluxation deshalb differentialdiagnostische Probleme, da der Übergang zur echten Subluxation fließend ist, die röntgenologisch nachweisbare Ausprägung größeren individuellen Schwankungen unterliegt und sich ihrer Ausprägung mit zunehmendem Lebensalter bei den Kindern stetig reduziert, so daß die Pseudosubluxation nicht in jedem Fall von einer reponierten Subluxation oder Luxation differentialdiagnostisch abgrenzbar ist [16, 22]. In Zweifelsfällen sind somit klinische und radiologische Verlaufskontrollen indiziert.

Die altersbedingte Verstärkung der Brustkyphose, verbunden mit einer muskulär, arthrogen- und spondylogen fixierten Halswirbelsäulenordose, gilt als Ursache für das vermehrte Auftreten von Hyperextensionstraumen mit Läsionen der knöchernen und diskoligamentären Elemente des HWS-Skeletts bei älteren Menschen [10]. Im Kindes- und Jugendalter überwiegen demgegenüber HWS-Traumen mit Flexionsmechanismus. Hierbei bewirkt die Gewaltein-

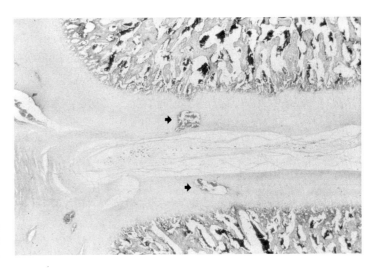

Abbildung 12: Bandscheibenquerschnitt eines Neugeborenen mit noch erhaltener Gefäßeinsprossung in der Knorpelzone.

wirkung eine Abflachung der Halslordose und Beugung des Kopfes [10].

Der kraniozervikale Übergang (Segmente C1 und C2) verlangt wegen seines anatomischen und funktionellen Aufbaus eine gesonderte Betrachtung. Halswirbelsäulentraumen gehen in dieser Region häufiger mit massiven Myelonschädigungen einher (siehe unten). Im Kindesalter beträgt die physiologische vordere atlantodentale Distanz (ADD) bis zu 5 mm. Für die Beurteilung bildet ihre Reduktion in der Neutralstellung das entscheidende Kriterium. Bis zum Erwachsenenalter verringert sich die AD-Distanz auf 1 bis 2 mm. Die physiologische Lateralverschiebung beträgt bei Kindern bis zu 4 mm [16, 22, 23]. Die operative Therapie verletzter Halswirbelsäulen wurde vor dem Wachstumsanschluß des Achsenskeletts wegen der Gefahr iatrogen bedingter sekundärer Fehlstellungen durch Schädigung oder Ausschaltung der Wachstumszonen zurückhaltend beurteilt. Obwohl die in der Literatur publizierten Studien keine sehr großen Fallzahlen aufweisen, zeigen die Behandlungsergebnisse der verschiedenen Autoren wie auch unsere eigenen Operationsergebnisse nach Halswirbelsäulentraumen, daß bei gezielter Indikation die chirurgische Therapie der konservativen überlegen sein kann [4, 9, 13, 14, 21]. In Übereinstimmung mit der Literatur war der Hauptteil der verletzten Segmente mit 61 Prozent im oberen Abschnitt der Halswirbelsäule (C1/2 = 23%, C2/3 = 38%) lokalisiert [16, 22]. Die erhöhte Elastizität der diskoligamentären und knöchernen Strukturen, verbunden mit einer ausgeprägten Hypermobilität, vor allem der oberen Halswirbelsäulenabschnitte, gelten zum einen als Ursache für das seltene Auftreten von HWS-Verletzungen im Kindesalter, zum anderen bewirken diese morphologischen und fuktionellen Charakteristika häufiger diskoligamentäre Verletzungsmuster ohne knöcherne Beteiligung. Eine achsengerechte Stellung der Wirbelsäulensegmente ist im Kindesalter deshalb von besonderer Bedeutung, da eine traumatisch bedingte Wirbelsäulenfehlstellung sich durch ein progredientes Fehlwachstum verstärken kann und sich dadurch sekundär auch neurologische Störungen ausbilden können.

Mit Ausnahme des Dens axis besitzen die Wirbelkörper keine Wachstumsfugen entsprechend den Epiphysen der langen Röhrenknochen [31, 32]. Die Wachstumszonen sind deckplattennah lokalisiert. Bei Fusionsoperationen werden die angrenzenden Deckplatten lediglich angefrischt, so daß die Wachstumsregion nicht vollständig zerstört wird, sondern erhalten bleibt. Darüber hinaus bleiben die spondylodesefernen Deckplatten der Wirbelkörper unberührt, wobei diese sogar in der Lage sein dürften, zerstörte Wachstumszonen zu kompensieren. Dadurch verlieren die fusionierten Wirbelkörper ihre Wachstumspotenz nicht. Das Längenwachstum erfährt selbst nach einem kompletten Wirbelkörperersatz durch ein autologes Knochentransplantat keine erkennbare Beeinträchtigung [15, 20, 29]. Bei regelrechter Achsenstellung führt der sich ausbildende Wirbelblock zu keiner Wirbelsäulenfehlstellung. Die Beobachtung entspricht derjenigen angeborener Blockwirbel, die als Ausdruck einer Chordasegmententwicklungsstörung mit fehlender oder rudimentärer Bandscheibenausbildung ebensowenig negative klinische Auswirkungen nach sich ziehen, da der Wirbelkanal sich trotzdem normal ausbildet. Umgekehrt führt eine alleine dorsale Spondylodese zu keinem asymmetrischen Wachstum mit nachfolgender Wirbelkörperfehlstellung
(z. B. Kyphose) [31, 32]. Es bleibt zu diskutieren, inwieweit eine Spondylodese zu einer Mehrbelastung der angrenzenden Bandscheibenetagen führt und eine verstärkte Degeneration dieser Segmente verursacht. Unsere bisherigen Nachbeobachtungszeiträume lassen eine derartige Entwicklung nicht erkennen, sind im Mittel aber auch noch zu kurz, um eine abschließende Bewertung abzugeben. Größere Studien über Spätergebnisse operativ behandelter Wirbelsäulenverletzungen im Kindesalter liegen in der Literatur nicht vor. Die oben dargestellte mechanische Komplikation kann unseres Erachtens nicht als Folge einer beschleunigten Degeneration gewertet werden, sondern dürfte eher Ausdruck einer anlagebedingten ligamentären Belastungsinsuffizienz sein.

Die bei der Verwendung von Knochenzementimplantaten (PMMA nach Grote) begründeten Einwände basierten auf der Annahme möglicher Fremdkörperreaktionen oder Thermoläsionen in Form von nekrotischen Umbauzonen an der Dübelgrenzschicht mit nachfolgender Segmentgefügelockerung und karzinogener Eigenschaften des verwendeten Kunststoffes. Im eigenen Erwachsenenkrankengut haben wir derartige Entwicklungen nicht beobachtet [6, 26]. Auch im Fall des 14jährigen Mädchens (s. o.) ist eine gute Segmentstabilität bei einem Nachbeobachtungszeitraum von 11 Jahren vorhanden. In der Literatur beschriebene Therapieergebnisse haben gezeigt, daß auch bei Kindern eine knöcherne Überbauung des PMMA-Dübels stattfindet [8, 11, 12, 18]. Grundsätzlich bevorzugen wir jedoch zur Fusionsoperation einen autologen Knochenspan.

Aufgrund der anatomischen Besonderheiten verlangt die atlantoaxiale Region (C1/2) eine gesonderte Beurteilung. Bei Densverletzungen ist das Alter des Kindes von besonderer Bedeutung. Entwicklungsgeschichtlich verschmelzen Dens und Corpus axis erst im 7. Lebensjahr. Bis dahin bleibt eine Wachstumsfuge erkennbar. Daher vertreten einige Autoren die Ansicht, daß vor Vereinigung dieser Ossifikationszentren echte Densfrakturen nicht möglich sind, sondern lediglich Epiphysenlösungen traumatisch entstehen können, da die kindliche Frakturlinie unterhalb der Densbasis im Wirbelkörper selbst auf Höhe der Epiphysenfuge verläuft, die des Erwachsenen dagegen häufig darüber auf Höhe der Densbasis lokalisiert ist [2, 3]. Die Wachstumsfuge bildet im 2. Halswirbelkörper den schwächsten Ort. Auch die Densfraktur unseres vierjährigen Kindes ließ sich als Epiphysenlösung interpretieren. Im Rahmen von Entwicklungsstörungen finden sich auch angeborene Denspseudoarthrosen bzw. ein mobilis Os odontoideum. Derartige Veränderungen können asymptomatisch bleiben, aber auch myelopathische Störungen auslösen. Im dargestellten Krankengut fand sich ein Kind mit einem mobilen Os odontoideum, welches nach einem leichten Sturz eine fünfminütige passagere Tetraparese mit vollständiger Restitutio erlitt und bei dem deshalb eine dorsale Spondylodese mittels dynamischer Kompressionsklammer n. Roosen, Trauschel durchgeführt wurde. Densfrakturen mit Luxation ereignen sich viermal häufiger als Brüche ohne Dislokation. Neben Extension und äußerer Fixierung gilt die chirurgische Behandlung als Therapie der Wahl. Die konservativen Behandlungsversuche sind mit einer relativen Reluxationsrate von 10 Prozent behaftet. Dabei besitzen die sekundären Myelopathien eine besonders ungünstige Prognose. Pennecot et al. empfehlen bei einer anteroposterioren C1/2-Instabilität größer als 7 mm ein frühes chirurgisches Vorgehen (dorsale Spondylodese). Demgegenüber sollte bei einer vermuteten Instabilität mit einer atlantodentalen Distanz zwichen 5 und 7 mm zunächst eine externe Ruhigstellung erfolgen. Nur nach Scheitern dieser Maßnahme sollte eine Operationsindikation gestellt werden [22]. Das Stabilisierungsverfahren (ventral, dorsal) hängt unseres Erachtens vom Frakturtyp ab. Wir orientieren uns bei Densfrakturen nach den von Anderson aufgestellten Richtlinien [1]. Bei intakten Wirbelbögen läßt sich eine dorsale Stabilisierung immer realisieren. Hierbei besitzt die Kompressionsklammer nach Roosen, Trauschel eine technisch einfachere Handhabung und den Vorteil einer dynamischen Komponente durch integrierte Federn, die einen gleichmäßigen Druck auch bei Knochenabbauvorgängen garantieren [26, 28]. Nachteilig ist bei der dorsalen Spondylodese die Rotationseinschränkung um etwa 30 Grad [27]. Dieses wird vom Patienten aber nicht als sehr belastend empfunden.

Bei Verletzung der vorderen Wirbelsäulenachse unterhalb des Segments C1/2 empfiehlt sich ein zentrales Vorgehen. In dieser Region halten wir eine dorsale Spondylodese, wie sie Pennecot in allen Fällen durchführte, für nachteilig, da grundsätzlich der verletzte Wirbelsäulenpfeiler achsengerecht und stabil rekonstruiert werden sollte.

Aufgrund unserer bisherigen Erfahrungen richtet sich unsere Operationsindikation nach folgenden Kriterien:

1. Eine absolute Operationsindikation bilden intraspinale Raumforderungen, z. B. Knochenfragmente, Bandscheibenanteile, Hämatome.
2. Segmentinstabilität ohne knöcherne Verletzungen nach erfolgloser externer Ruhigstellung oder nachgewiesener Reluxation.
3. Spondylogenbedingte posttraumatische Halsmark- und Nervenläsionen.
4. Eine relative Operationsindikation besteht bei hochgradigen oder kompletten Querschnittssyndromen zur Verbesserung von Pflege und Rehabilitation und bei der Stabilisierung hypermobiler Bewegungssegmente zur Prophylaxe möglicher neurologischer Störungen (z. B. asymptomatisches mobiles Os odontoideum).

Die dargestellten Behandlungsergebnisse erlauben keinen exakten Vergleich, inwieweit die operative Therapie der konservativen Behandlung überlegen ist. Die Prognose einer Wirbelsäulenverletzung mit neurologischen Störungen verbessert sich durch eine früh einsetzende Rehabilitation des verletzten Kindes, und diese kann häufig nur durch eine chirurgische Stabilisierung erreicht werden. Die Gefahr einer Wachstumsstörung ist nach unseren Resultaten nicht erkennbar. Bei einem vertretbaren Risiko erspart die operative Therapie dem verletzten Kind eine langwierige, häufig auch vergebliche externe Ruhigstellung, Extension oder Immobilisation.

Literatur

1. Anderson, L. D.; D'Alonzo, R. T.: Fractures of the odontiod process of the axis. J. Bone and Joint Surg. (Am) 56-A, 1974, 1663–1674.
2. Bailey, D. K.: The normal cervical spine in infants and children. Radiology 59, 1972, 712–719.
3. Blockey, N.: Fractures of the odontoid process of the axis. J. Bone Joint Surg. (Br) 38, 1956, 794–817.
4. Bötel, U.: Indikation und Technik des operativen Vorgehens bei der traumatischen Querschnittslähmung. Unfallheilkunde 85, 1982, 51–58.
5. Brooks, A. L.; Jenkins, F. B.: Atlantoaxial arthrodesis by the wedge compressions method. J. Bone and Joint Surg. (Am) 60, 1965, 1295.
6. Cattel, H. S.; Filtzer, D. L.: Pseudoluxation and other variations in the cervical spine of children. J. Bone and Joint Surg. (Am) 47, 1965, 1295.
7. Charnley, J.: The reaction of bone to self-curing acrylic cement. J. Bone and Joint Surg. (Br) 52, 1970, 340–353.
8. Contzen, H.: Materialtechnische Voraussetzungen und biologische Gewebsreaktion bei Implantation von Kunststoffen. Brun's-Betir klin. Chir. 204, 1962, 179–190.
9. Gaufin, L. M.; Goodman, S. J.: Cervical spine injuries in infants. J. Neurosurg. 42, 1975, 179–184.
10. Gelehrter, &052: Behandlung der Halswirbelsäulenverletzung. Orthopädie 9, 1980, 16–23.
11. Grote, W.; Bettag, W.; Wüllenweber, R.: Indikation, Technik und Ergebnisse zervikaler Fusionen. Acta Neurochir. 22, 1970, 1–27.
12. Grote, W.; Roosen, K.: Operative Behandlung der HWS-Verletzungen. Hefte Unfallheilkd. 132, 1977, 318–325.
13. Hemmer, R.: Versteifungsoperationen an der Halswirbelsäule im Kindesalter. Dtsch. med. Wochenschr. 95, 1970, 2218–2220.
14. Henriys, P. et al.: Clinical review of cervical spine injuries in children. Clin. Orthop. 129, 1977, 172–176.
15. Huke, B.: Die kindliche Wirbelsäulenverletzung und ihr Spätzustand. Z. Orthop. 112, 1974, 930–932.
16. Hupfauer, W.; Konermann, H.: Die sogenannte Pseudosubluxation der oberen Halswirbelsäule im Kindesalter. Orthop. Praxis 2, 1980, 106–109.
17. Jonasch, E.: Brüche der Wirbelsäule. In: Spezielle Frakturen und Luxationslehre Bd I/2. Thieme, Stuttgart 1972, S. 1–27 u. 58–63.
18. Karimi-Nejad, A.; Frowein, R. A.; Roosen, K.; Grote, W. et al.: The treatment of fracture dislocation of the cervical spine. Proceed IV Int. Congre. Neur. Surg. Amsterdam-Oxford: Exc. Med. 1977, pp. 347–354.
19. Kretschmer, H.: Neurotraumatologie. Thieme, Stuttgart 1978, S. 120–152.
20. Lausberg, G.: Spätschäden des Rückenmarks nach Wirbelsäulenverletzungen. Dtsch. med. Wochenschr. 94, 1969, 720–722.
21. Magerl, F.: Operative Frühbehandlung bei traumatischer Querschnittslähmung. Orthop. 9, 1980, 34–44.
22. Pennecot, G. F.; Leonard, P.; Peyrot Des Gachons, S.; Hardy, J. R.; Pouliquen, J. C.: Traumatic ligamentous instability of the cervical spine in children. J. Pediatr. Orthop. 4, 1984, 339–345.
23. Pennecot, G. F., Gourad, D.; Hrdy, H. J.; Pouliquien, J. C.: Roentgenographical study of the stability of the cervical spine in children. J. Pediatr. Orthop. 4, 1984, 346–352.
24. Plane, R.: Die Mechanik des Wirbelkompressionsbruchs. Z. Orthop. 112, 1974, 70–872.
25. Robinson, R. A.; Smith, G. W.: Antero-lateral cervical disc removal and interbody fusion for cervical disc syndrome. John Hopk. Hosp. Bull. 96, 1955, 223–224.
26. Roosen, K.: Experimentelle, klinische und radiologische Langzeituntersuchungen zum Ersatz cervicaler Bandscheiben durch Knochenzement (PMMA). Habil.-Schr., Essen 1979.
27. Roosen, K.; Grote, W.; Trauschel, A.; Kalff, R.; Castro, W.: The role of the compression clamp for dynamic posterior fusion in rheumatoid dislocation. In: Voth, D.; Glees, P. (Eds.), Diseases in the cranio-cervical junction. Walter de Gruyter, Berlin/New York 1987, 269–277.
28. Roosen, K.; Trauschel, A.; Grote, W.: Posterior atlantoaxial fusion: A new compression clamp for laminar osteosynthesis. Arch. Orthop. Trauma Surg. 100, 1982, 27–31.
29. Ruckstuhl, H. J.; Jani, L. O.: Wirbelfrakturen bei Kindern und Jugendlichen. Orthopädie 9, 1980, 69–76.
30. Torklus, D.: Hypermobilität im Bereich der oberen Halswirbelsäule. Orthop. Praxis 2, 1980, 114–116.
31. Töndury, G.: Entwicklungsgeschichte und Fehlbildungen der Wirbelsäule. In: Die Wirbelsäule in Forschung und Praxis Bd. 7. Hippokrates, Stuttgart 1958.
32. Töndury, G.: Entwicklung, Bau und Altersveränderungen der Zwischenwirbelscheiben unter spezieller Berücksichtigung der Halsregion. Therapiewoche 10, 1960, 432–438.

Die morphologischen Untersuchungen und die Erstellung der histologischen Bilder erfolgten im neuropathologischen Institut der Universitätsklinik der GHS Essen (Direktor Frau Prof. Dr. med. L. Gerhard).

Ergebnisse der operativen Behandlung instabiler Frakturen der Brust- und Lendenwirbelsäule

K. M. Stürmer, K. Koeser, M. Schax, J. Hanke

Einleitung

Problematik der dorsalen Plattenstabilisierung

In diesem Beitrag werden die prospektiv erfaßten Ergebnisse der operativen Behandlung instabiler Frakturen der Brust- und Lendenwirbelsäule analysiert. Das Indikationsspektrum sowie die angewandte Operationstechnik sind zwar Themen eines gesonderten Beitrags, sie werden jedoch auch hier anhand von Text und Bild erläutert, soweit das Verständnis dies erfordert.

In der ersten Phase unserer operativen Wirbelstabilisierungen haben wir im wesentlichen die dorsale Platten-Osteosynthese mit der *AO-Kerbplatte* in der Technik nach Roy-Camille (1970) bei bisher 33 Patienten durchgeführt. 1985/1986 haben wir dann dieses Verfahren bis auf wenige Ausnahmeindikationen vollständig verlassen und seither 65 instabile Frakturen der Brustwirbelsäule mit dem Fixateur interne versorgt. Anlaß zu diesem Verfahrenswechsel gaben die *Nachteile*, die wir bei der Montage der dorsalen Platten beobachtet haben:

1. Die Repositionsmöglichkeit ist unzureichend.
2. Die Schrauben sitzen nicht winkelstabil in den Platten.
3. Die Fusionsstrecke über insgesamt vier Segmente ist zu lang.
4. Die Löcher sind den optimalen Insertionspunkten für die Schrauben nicht genügend angepaßt.

Wir beschränken uns daher im folgenden bei der Darstellung der Ergebnisse ausschließlich auf die *Anwendung des Fixateur interne*.

Universitätsklinikum der Gesamthochschule Essen, Abteilung für Unfallchirurgie (Direktor: Prof. Dr. med. K. P. Schmit-Neuerburg)

Fixateur interne

Patienten und Operationsverfahren

Der Fixateur interne hat die Möglichkeiten der Wirbelsäulenchirurgie erheblich erweitert. Er hat sich bewährt, ist aber sich noch nicht voll ausgereift. Eine kritische Analyse der ersten Ergebnisse nach 5 Jahren soll der weiteren Verfeinerung der Indikationsstellung wie der OP-Technik dienen.

Von 1985–1990 haben wir bei 54 Patienten 65 frische Frakturen der BWS und LWS mit dem Fixateur interne versorgt: 17mal mit dem AO-Fixateur interne nach Dick (1987), dann seit 1987 nahezu ausschließlich mit dem Fixateur interne nach Kluger (1986) 37mal. Er bietet bessere Repositionsmöglichkeiten, und man kann nach der Aufrichtung leichter laminektomieren und enttrümmern.

Die Indikation zur Wirbelsäulenstabilisierung stellten wir bei 30 Patienten aufgrund eines instabilen Frakturtyps mit primären neurologischen Ausfällen, bei weiteren 24 Patienten aufgrund einer Instabilität ohne Neurologie. 33 Patienten wurden primär innerhalb von 24 Stunden (Mittel 10,3 Std.) operiert, 21 Patienten sekundär innerhalb von 23 Tagen (Mittel 244 Std.). Die instabile Wirbelsäulenverletzung stellt bei fast der Hälfte unserer Patienten nur einen Teil einer Mehrfachverletzung dar. Dies beeinflußt erheblich unsere Indikationsstellung, den Operationszeitpunkt und die Operationstechnik.

An Zusatzeingriffen haben die Kollegen der Neurochirurgie 22mal komplett oder teilweise laminektomiert und 3mal die Dura genäht; 13mal haben wir eine *transpedikuläre Spongiosaplastik* eingebracht.

Die *Nachbehandlung* besteht in aktiven krankengymnastischen Übungen zur Stärkung der Rückenmuskulatur ab dem 2. Tag und Aufstehen ab dem 5. postoperativen Tag. Die ersten 40 Patienten trugen überwiegend ein 3-Punkt-Mieder; seither lassen wir entsprechend den Empfehlungen von Kluger ein Kunststoff-Korsett nach Maß anfertigen, welches konsequent für 6 Monate getragen wird.

Fallbeispiel 1

Die 15jährige Patientin erlitt im Rahmen eines Absturztraumas eine instabile Flexions-Extensionsfraktur des 12. Brustwirbelkörpers mit partieller Verlegung des Spinalkanals und dorsaler Bandzerreißung (Abb. 1a). Zusätzlich bestanden eine bimalleoläre Sprunggelenksfraktur rechts und Mittelfußfrakturen links. Die Primärversorgung bestand aus der dorsalen Aufrichtung von BWK 12 und der Montage eines Fixateur interne (Abb. 1b). Zusätzlich haben wir eine transpedikuläre allogene Spongiosa-Plastik durchgeführt, die Durchgängigkeit des Spinalkanals wurde mittels Myelographie intraoperativ geprüft und in gleicher Sitzung die Osteosynthese des rechten Sprunggelenkes durchgeführt.

Die Mobilisation der Patientin erfolgte ab dem 2. Tag mit Krankengymnastik; sie durfte wegen der Fuß- und Sprunggelenksfrakturen erst ab der 2. Woche aufstehen und hat für 6 Monate ein 3-Punkt-Stützkorsett getragen. Schulfähig war die Patientin nach 2 Monaten. Vergleicht man das Aufrichtungsergebnis unmittelbar postoperativ mit der Situation 4 Wochen später, so zeigt sich, daß trotz des Fixateur interne und der Spongiosaplastik bereits eine gewisse Sinterung des Wirbels aufgetreten ist (Abb. 1b). Die Patientin belastete zu diesem Zeitpunkt beschwerdefrei mit dem 3-Punkt-Stützkorsett. Nach 12 Wochen ist die Struktur des Spongiosa-Transplantates bereits sehr homogen, die Keilbildung des Wirbelkörpers hat jedoch noch geringfügig zugenommen. An der oberen Bandscheibe zeigt sich vorne eine beginnende Abstützungsrekation, die nach 36 Wochen als deutliche Spange imponiert. Nach 20 Monaten haben wir das Metall entfernt, nachdem es zu diesem Zeitpunkt bereits zum Bruch einer der Knochenschrauben gekommen war.

Das Ergebnis nach 4 Jahren zeigt trotz einer mäßigen radiologischen Keilwirbelbildung eine nur unwesentliche Fehlstellung der Gesamtwirbelsäule bei guter knöcherner Abstützung zwischen BWK 11 und BWK 12. Die Patientin ist 4 Jahre nach dem Eingriff bei uneingeschränkter Beweglichkeit der Wirbelsäule absolut beschwerdefrei (Abb. 1c).

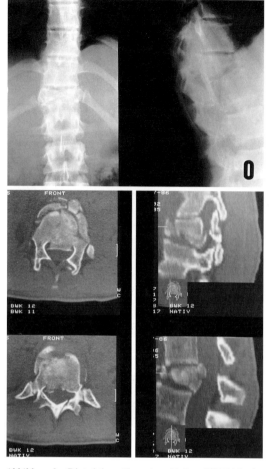

Abbildung 1a: Distraktions-Extensions-Fraktur BWK 12; siehe Text „Fallbeispiel 1".

Einteilung der Frakturen

Die Einteilung der Frakturen haben wir nach dem neuesten Vorschlag zur AO-Klassifikation von Magerl, Harms und Gertzbein (1992) vorgenommen,

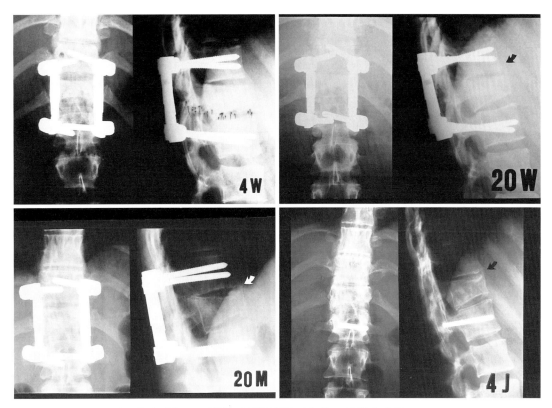

Abbildung 1b: Postoperativer Verlauf, Spangenbildung BWK 11/12; siehe Text „Fallbeispiel".

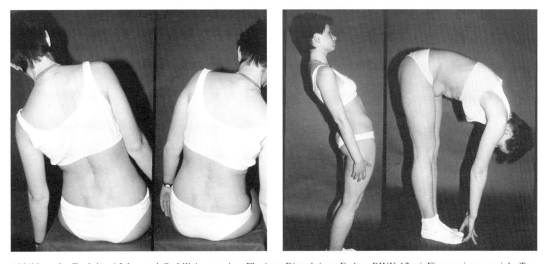

Abbildung 1c: Funktion 4 Jahre nach Stabilisierung einer Flexions-Distraktions-Fraktur BWK 12 mit Fixateur interne; siehe Text „Fallbeispiel 1".

die wir Herrn Bötel verdanken. Die Einteilung beruht auf den Arbeiten von McAffee et al. (1983) sowie Magerl (1985):

Typ-A = Kompressions-Verletzungen
Typ-B = Flexions-Distraktions-Verletzungen
Typ-C = Torsions-Verletzungen

Unter unseren OP-Indikationen dominieren die Berstungsbrüche (A3) und die dorsal knöchernen (B1) und ligamentären (B2) Flexions-Distraktions-Verletzungen. Die exakte Klassifikation gelang in der Mehrzahl der Fälle erst mit CT und Rekonstruktionen (Tab. 1). BWK 12 und LWK 1 waren bei 31 der 65 Frakturen betroffen (47,7%).

Tabelle 1: Klassifikation der 65 mit Fixateur interne stabilisierten Wirbelfrakturen nach Magerl, Harms und Gertzbein. Wegen mangelnder Qualität oder Fehlen der primären Röntgenbilder war bei 9 Frakturen eine exakte Zuordnung nicht möglich.

A 1	1
A 2	–
A 3	22
B 1	7
B 2	19
B 3	–
C 1	2
C 2	5
C 3	–
ø klass.	9

Ergebnisse

Komplikationen

An Komplikationen sahen wir bei den 54 Patienten 29, darunter war jedoch keine bleibende und keine neurologische Komplikation, auch kein Todesfall:

- 3 *Wundinfektionen, die nach Revision vollkommen abheilten*
- 2 *tiefe Beinvenen-Thrombosen*
- 1 *passagere Liquorfistel*
- 3 *Lockerungen von Knochenschrauben*
- 18 *Brüche von Teleskopstäben oder Schrauben, die allein die Metallentfernung erforderten*
- 1 *Reosteosynthese wegen ungenügender Aufrichtung*
- 1 *Reosteosynthese wegen Instabilität.*

Im Vordergrund stehen Implantat-Brüche, bevorzugt beim Kluger-Fixateur [16/37], weniger beim Dick-Fixateur [2/17], die im Mittel 8 bis 10 Monate nach der Operation auftraten. Sie müssen als Materialermüdung angesehen werden. Ursächlich spielen der *Bandscheiben-Kollaps* (s. u.) und eine anfangs noch fehlerhafte OP-Technik mit *zu starker dorsaler Distraktion* eine wesentliche Rolle.

Als Konsequenz sollte die *Entfernung des Fixateur interne* früher erfolgen, denn die knöcherne Konsolidierung der Wirbelkörper ist bereits nach 6 Monaten abgeschlossen (Tab. 4). Der Fixateur interne sollte daher ab 6 Monaten postoperativ entfernt werden. Dies geschieht auch unter dem Gesichtspunkt, die Bandscheiben wieder ihren physiologischen Belastungen auszusetzen.

Neurologische Ergebnisse – Primäroperation und Laminektomie

Die neurologische Symptomatik verteilt sich gleichmäßig auf die schweren Fraktur-Typen, sie korreliert zudem mit dem Ausmaß der spinalen Raumforderung (Tab. 2).

Die Neurologie haben wir in der von Aebi und Nazarian (1987) modifizierten Einteilung nach Frankel (1969) klassifiziert (Tab. 3). Die Grafik zeigt, daß

Tabelle 2: Es zeigte sich kein faßbarer Zusammenhang zwischen Frakturtypen und neurologischen Ausfällen. Dagegen war bei neurologischen Defiziten immer der Spinalkanal um 2/3 bis 3/3 im CT verlegt.

Fraktur	mit	ohne
A 3	37%	35%
B 1	10%	13%
B 2	33%	26%
C	10%	13%
ø klass.	10%	13%

Tabelle 3: Klassifizierung der neurologischen Symptomatik nach Frankel (Modifiziert nach Aebi und Nazarian).

A =	komplette Paraplegie
B =	motorisch komplett, sensibel inkomplett
C =	motorisch inkomplett ohne Funktionswert
D =	motorisch inkomplett mit Funktionswert
E =	radikuläre Ausfälle, Kauda-Syndrom
F =	Normalbefund

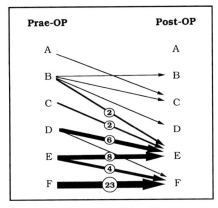

Neurologie nach Frankel-Graden
(54 Patienten: 30 mit Neurologie)

Neurologisches Ergebnis unklar: 3x

Abbildung 2: Postoperatives Maß der gebesserten neurologischen Funktion nach Frankel.

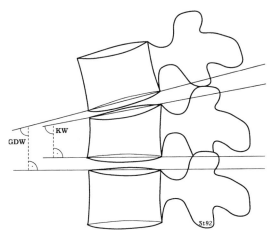

Abbildung 3: Winkelmessungen im postoperativen Verlauf. Der Körper-Winkel (KW) ist ein Maß für den rein knöchernen Höhenverlust des verletzten Wirbels. Der Grundplatten-Deckplatten-Winkel (GDW) erfaßt zusätzlich die beiden angrenzenden Bandscheiben. Die Winkel werden als Differenz zum Rechten Winkel angegeben. Ergänzend wird der Sagittale Index (SI) als Quotient aus Wirbelvorderkante und -hinterkante bestimmt.

bei 30 Patienten mit primärer Neurologie 18mal eine Besserung eintrat, in keinem Fall jedoch eine Verschlechterung (Abb. 2). Zweimal trat eine Besserung um drei Stufen, fünfmal um zwei Stufen und elfmal um eine Stufe ein, bei 3 Patienten war das neurologische Resultat nicht nachprüfbar. Obwohl man keine Wunder erwarten darf, so hat doch jede einzelne Stufe für den Patienten eine extrem hohe praktische Bedeutung!

Wenn auch unsere Zahlen bisher für eine Signifikanzberechnung zu gering sind, so zeigt die Analyse unserer Daten zwei wichtige Tendenzen: Entscheidend für die neurologische Besserung sind die *Primär-Operation und die Laminektomie.* Nach Primär-Operation trat in 14 von 21 Fällen eine neurologische Besserung ein (66,7%), von 6 sekundär operierten Patienten besserten sich dagegen nur 2 (33,3%) neurologisch.

Nach *Laminektomie* besserten sich 12 von 21 Patienten (57%) neurologisch, ohne Laminektomie nur 2 von 9 (22,2%). Die Weite des Spinalkanals war jeweils durch intra-operative Myelographie überprüft worden, wenn auf die Laminektomie verzichtet wurde.

Wirbelsinterung und Bandscheibenkollaps

Dem Vorschlag von Daniaux (1986) folgend haben wir auf allen Röntgenbildern nach Beck (1971) den sagittalen Index (SI) und den Körperwinkel des Wirbels (KW) als Ausdruck für die knöcherne Heilung ausgemessen (Abb. 3). Der Grundplatten-Deckplatten-Winkel (GDW) berücksichtigt zudem die beiden angrenzenden Bandscheiben. Wegen der physiologischen Lordose der unteren LWS müssen die Winkel von LWK 3–5 gesondert gewertet werden. Da es sich bei unserem Patientengut um nur 11 Frakturen handelte, wurden diese bei den folgenden Berechnungen nicht berücksichtigt.

Der *sagittale Index* (Tab. 4) konnte von 0,67 beim Unfall auf 0,83 postoperativ angehoben werden, fiel jedoch dann kontinuierlich bis auf 0,78 wieder ab, ein Verlust gegenüber dem Operationsergebnis von 30 Prozent. Der *Körperwinkel* gab von den durchschnittlich 6,6 Grad Operationsgewinn wieder 3,3 Grad, also 50 Prozent, ab. Die knöcherne Endposition ist dokumentiert durch SI und KW nach 6 Monaten erreicht, daher kann und sollte das Metall zu diesem Zeitpunkt entfernt werden.

Die Ergebnisse nach *transpedikulärer Spongiosaplastik* (13 von 65 Frakturen) zeigen bei vergleichbaren Bruchformen deutlich bessere Meßwerte als

Tabelle 4: Radiologische Auswertung der Wirbel- und Bandscheibensinterung im postoperativen Verlauf, vergleiche Abbildung 3. Mittelwerte der Messungen bei 54 Patienten ohne Berücksichtigung von LWK 3 bis LWK 5 (modifizierte, direkte Winkelmessung).

	SI	KW	GDW
Unfall	0,67	-13,0	- 8,4
OP	0,83	- 6,4	+1,4
1 M	0,80	- 7,7	- 0,6
3 M	0,80	- 8,5	- 1,0
6 M	0,76	-10,0	- 5,1
12 M	0,78	- 9,2	- 4,7
> 24 M	0,78	- 9,7	- 9,1

SI = sagittaler Index
KW = Körperwinkel
GDW = Grund-Deckplatten-Winkel

diejenigen ohne Spongiosaplastik, ohne daß die Zahlen bisher für eine Signifikanzberechnung ausreichen. Diese Resultate decken sich mit den Nachuntersuchungen von Daniaux (1986) mit einem Plattenfixateur und transpedikulärer Spongiosaplastik.

Problematisch ist der Verlauf (Tab. 4) des *Grund/Deckplatten-Winkels* GDW der von −8,4 Grad beim Unfall intraoperativ auf +1,4 Grad aufgerichtet werden konnte – deutlich mehr als der Körperwinkel KW (+9,8° gegenüber +6,6°). Ein Drittel der Aufrichtung geht also zu Lasten einer Überextension der Bandscheibe – möglicherweise nicht ohne negative Folgen für deren Vitalität? Bereits in den ersten 6 Monaten gehen im Mittel 2/3 des Erfolges wieder verloren und nach mehr als 24 Monaten haben wir einen niedrigeren Winkel als zum Unfallzeitpunkt. Dies ist Ausdruck des *Bandscheibenkollaps* bei einem Teil der Patienten, der erst nach der Metallentfernung manifest wird, denn die knöcherne Wirbelform bleibt ja nach 6 Monaten konstant.

Das Problem ist also weniger die rein knöcherne Heilung, als das *Bandscheibentrauma,* das wir primär nur schwer einschätzen können, da in der Akuttraumatologie die Diskographie oder Kernspintomographie unpraktikabel sind.

Die Messungen im Röntgenbild sollten nicht überbewertet werden: die neurologische Funktion und der klinische Gebrauchswert sind entscheidend – nicht die Röntgenkosmetik!

Fallbeispiel 2

Eine 18jährige Patientin erlitt einen instabilen Flexions-Distraktionsbruch von LWK 1 mit Verlegung des Spinalkanals bis zu 2/3, jedoch ohne spinale Neurologie, sowie eine stabile Kompressionsfraktur von LWK 2 (Abb. 4a und b). Es bestand eine Fußheber-Parese infolge einer instabilen rechtsseitigen vorderen und hinteren Beckenringfraktur mit Dislokation. Der Wirbelkörper LWK 1 konnte primär durch Aufrichtung mit Fixatur interne, Laminektomie und Vorstößeln der Fragmente – damals noch ohne Spongiosaplastik – nahezu anatomisch reponiert werden. Sekundär erfolgte die übungsstabile Osteosynthese des Beckens.

Bereits nach 3 Wochen zeigt sich, daß diese Position nicht gehalten werden kann (Abb. 4c). Bis zu 9 Monaten ändert sich zunächst nichts, dann brechen beim Heben einer schweren Kiste kranial beide Teleskopstangen, und die obere Bandscheibe kollabiert. Die resultierende Stabilität nach Metallentfernung ist im 2. Jahr zunächst gut, so daß klinisch lediglich Beschwerden beim Heben von schweren Lasten bestehen (Abb. 4d). Nach dem 2. Jahr nehmen aber die belastungsabhängigen Schmerzen derart zu, daß wir eine ventrale Spondylodese mit autogenem Knochenspan und Plattenosteosynthese thorako-retroperitoneal durchführen mußten. Seither ist die Wirbelsäule auch bei Belastung schmerzfrei, die Patientin arbeitet in ihrem alten Beruf als Verkäuferin beschwerdefrei (Abb. 4e).

Klinische Ergebnisse – Schmerzen

Zur funktionellen Bewertung erscheint eine rein klinische Einteilung, wie sie Skuginna und Hierholzer 1980 vorgeschlagen haben, am sinnvollsten:

„*sehr gut*": Keinerlei Schmerzen bei freier Beweglichkeit.

„*gut*": Schmerzen bei starker Belastung, endgradige Verminderung der Beweglichkeit.

„*mäßig*": Rezidivierende Schmerzen bei jeglicher Belastung und verminderte Beweglichkeit.

„*schlecht*": Regelmäßige Schmerzen, stark reduzierte Beweglichkeit.

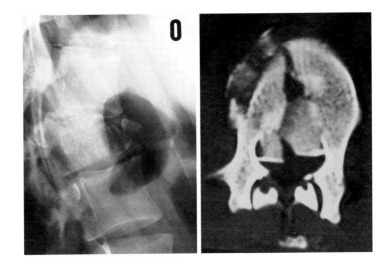

Abbildung 4a: Flexions-Distraktions-Fraktur LWK 1; siehe Text „Fallbeispiel 2".

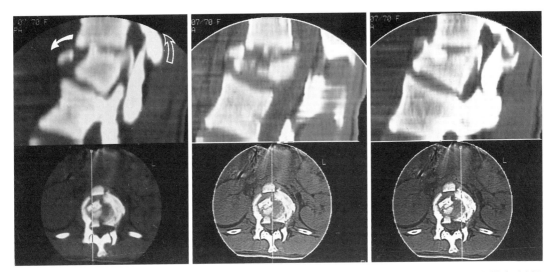

Abbildung 4b: Flexions-Distraktions Fraktur LWK 1, das CT zeigt den Mechanismus der Instabilität; siehe Text „Fallbeispiel 2".

Von den 54 Patienten konnten wir bisher 40 nachuntersuchen, im Mittel nach 36,6 Monaten. Unabhängig von den radiologischen Ergebnissen, die dokumentiert sind, konnten klinisch 17 = 42,5 Prozent der Patienten als „sehr gut" und 16 = 40 Prozent als „gut" eingestuft werden. Lediglich 7 Patienten (17,5%) mußten als mäßig, kein Patient als schlecht bewertet werden.

Wichtig ist folgende Beobachtung: der röntgenologische Kyphosewinkel und das klinische Resultat korrelieren vielfach nicht; entscheidend ist vielmehr die Stabilität oder Instabilität in den betroffenen Bandscheibensegmenten.

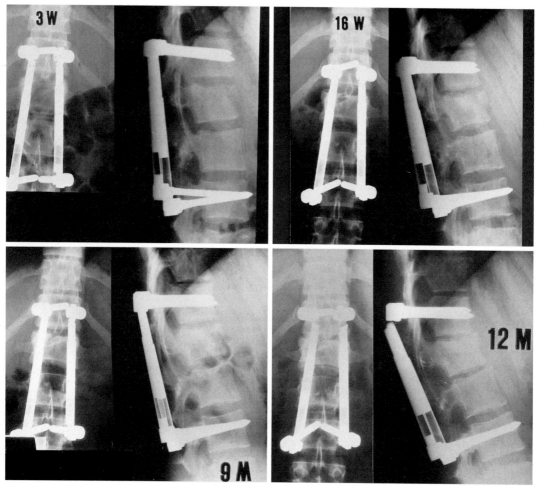

Abbildung 4c: Flexions-Distraktions-Fraktur LWK 1 und Kompressionsbruch LWK 2. Postoperativer Verlauf und Bruch der Teleskopstangen bei Materialermüdung infolge Bandscheibenkollaps; siehe Text „Fallbeispiel 2".

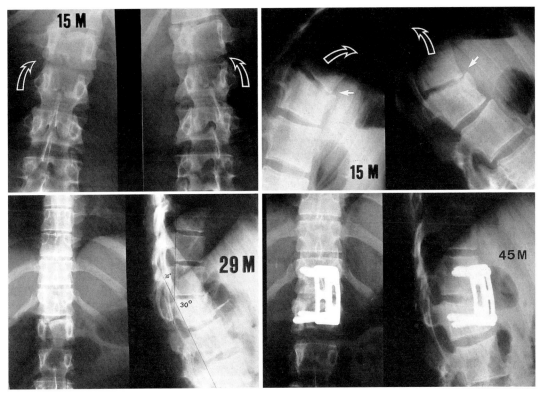

Abbildung 4d: Flexions-Distraktions-Fraktur LWK 1 und Kompressionsbruch LWK 2. Verlauf nach Metallentfernung. Fehlende Spangenbildung zwischen BWK 12 und LWK 1 nach Bandscheibenkollaps, zunehmende Instabilität und Schmerzen. Ventrale Spondylodese mit autogenem Beckenkammspan nach 30 Monaten; siehe Text „Fallbeispiel 2".

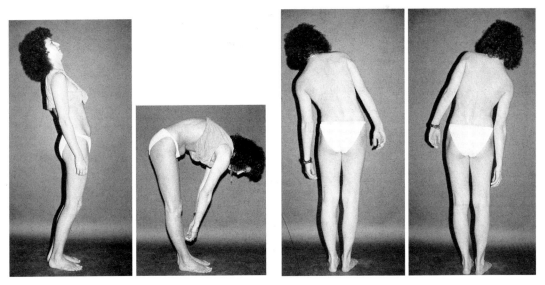

Abbildung 4e: Funktion nach Fixateur interne und sekundärer ventraler Spondylodese bei Flexions-Distraktions Fraktur LWK 1 und Kompressionsbruch LWK 2; siehe Text „Fallbeispiel 2".

Fallbeispiel 3

Bei einer 59jährigen Patientin konnt eine BWK-12-Fraktur trotz transpedikulärer autogener Spongiosaplastik nur unzureichend aufgerichtet werden (Abb. 5). Nach 26 Wochen zeigt sich eine deutliche ventrale Spangenbildung. Das Ergebnis nach Metallentfernung zeigt nach 3 Jahren zwar praktisch die gleiche Position wie zum Zeitpunkt des Unfalls, jedoch mit guter knöcherner Konsolidierung und stabiler vorderer knöcherner Abstützung. Die Patientin hat klinisch nur Schmerzen bei größerer Belastung.

Nur im CT ist bei einigen Patienten eine weitere Schmerzursache zu erkennen: Die *Arthrose der kleinen Gelenke* – entweder direkte Folge des Traumas oder der chronischen Subluxation bei dorsaler Instabilität (Abb. 6).

Die Computerauswertung unserer Daten deutet auf folgende Zusammenhänge, ohne bisher statistisch signifikante Zahlen zu erreichen:

1. Schmerzen haben Patienten mit Bandscheibenkollaps und Instabilität – schmerzfrei sind Patienten mit Spangenbildung oder intakter Bandscheibe.

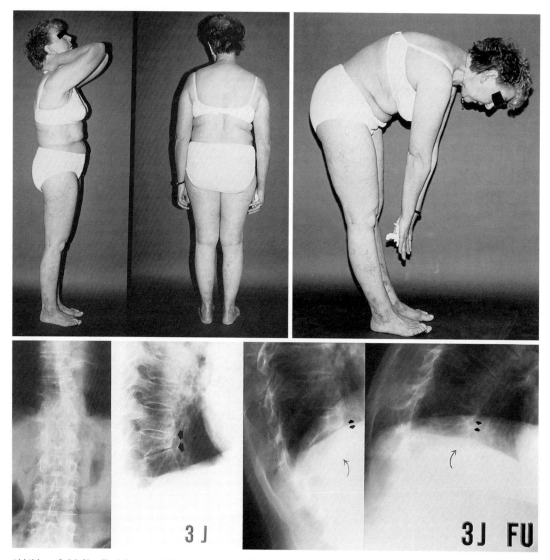

Abbildung 5: Mäßige Funktion, aber Schmerzfreiheit bei Spangenbildung trotz radiologisch nachweisbarer Gibbusbildung von 25 Grad; siehe Text „Fallbeispiel 3".

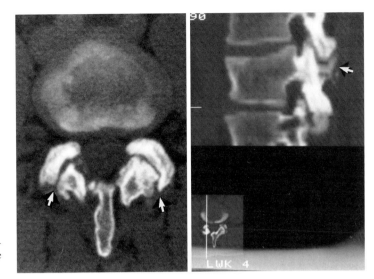

Abbildung 6: Arthrose der kleinen Zwischenwirbelgelenke als Schmerzursache zwischen LWK 3/4.

2. Berstungsbrüche (A3) und besonders ligamentäre Flexions-Distraktionsbrüche (B2) prädestinieren zu Instabilität und Schmerzen.
3. Ventrale Überdehnung der Bandscheibe durch zu starke operative Extension scheint den späteren Kollaps zu fördern und die Spangenbildung zu behindern.

In den Tabellen 5, 6 und 7 sind einige Arbeiten mit Angaben zu klinischen Ergebnissen nach Wirbelfrakturen zusammengestellt, wobei ein Vergleich wegen der sehr unterschiedlichen Patientenauswahl hinsichtlich der Frakturtypen nur unter erheblichen Vorbehalten möglich ist:

Betrachtet man zunächst die Ergebnisse nach konservativer Therapie (Tab. 5) neben denjenigen nach Platten-Osteosynthese (Tab. 6), so finden sich in der Gruppe „sehr gut" und „gut" nach konservativer Therapie 65 Prozent der Patienten, nach dorsaler Platten-Osteosynthese 82 Prozent und nach Fixateur externe/interne 63 Prozent.

Nach Anwendung des Fixateur interne (Tab. 7) machen Dick, Kluger und Gerner, sowie Aebi et al. lediglich Angaben über das radiologische Ergebnis und die Besserung der Neurologie. Olerud et al. (1988) hatte mit einem von ihm in Schweden entwickelten Implantat eher ungünstige Resultate. Auch von Gumppenberg et al. (1991) berichteten nach alleiniger Fixateur interne-Anwendung über unbefriedigende Ergebnisse. Dies steht im Kontrast zu klinischen Ergebnissen nach Aufrichtung instabiler Wirbelfrakturen mit dem Fixateur *externe* von Magerl (1984), wo sich fast 79 Prozent „sehr gute" und „gute" Ergebnisse zeigten.

Zusammenfassung der Ergebnisse

Faßt man die Ergebnisse der eigenen Untersuchungen zusammen, so läßt sich bei der Mehrzahl der Patienten nach primärer operativer Wirbelaufrichtung mit dem Fixateur interne eine Besserung der Neurologie um 1 bis 2 Frankel-Grade erreichen. Günstig wirken sich dabei die Primär-Operation und die Laminektomie aus. Der Körper-Winkel des Wirbels verliert nach der Operation wieder 50 Prozent des Aufrichtungsergebnisses gegenüber dem Unfall. Durch autogene Spongiosaplastik läßt sich dieser Aufrichtungsverlust geringer halten.

Die klinischen Beschwerden und der Kyphose-Winkel korrelieren nicht. Entscheidend für das spätere klinische Ergebnis ist der nach primärer Bandscheibenverletzung erst nach der Metallentfernung eintretende Bandscheiben-Kollaps, der sekundär zu einer zunehmenden Kyphosierung und Instabilität führt. Positiv wirkt sich dabei die Ausbildung einer ventralen Spange aus, die trotz Kyphose zu Beschwerdefreiheit führt. Es zeigte sich bei 33 von 40 nachuntersuchten Patienten ein gutes oder sehr gutes klinisches Resultat.

Tabelle 5: Klinische Ergebnisse nach konservativer Frakturenbehandlung.

Autoren	Jahr	Methode	N	sehr gut	gut	mäßig	schlecht
Kuner et al.	1980	3-Punkt-Korsett	51	13	33	-	5
Skuginna et al.	1980	funktionell	112	24	37	33	18
Reid et al.	1988	Brace 6 Monate	8	3	1	4	-
v. Gumppenberg et al.	1991	Korsett 4 Monate	47	13	14	18	2
Summe nachuntersuchter Patienten			218	24%	39%	25%	11%

Tabelle 6: Klinische Ergebnisse nach operativer Frakturenbehandlung mit dorsalen Platten.

Autoren	Jahr	Methode	N	sehr gut	gut	mäßig	schlecht
Daniaux	1986	dors. Platte	44	27	8	5	4
Roy-Camille	1986	dors. Platte	(84)	-	-	-	-
Blauth et al.	1987	dors. Platte	54	32	12	7	3
Kunze et al.	1989	dors. Platte	16	10	4	-	2
Summe nachuntersuchter Patienten			114	61%	21%	10%	8%

Tabelle 7: Klinische Ergebnisse nach operativer Frakturenbehandlung mit Fixateur externe und interne.

Autoren	Jahr	Methode	N	sehr gut	gut	mäßig	schlecht
Magerl	1984	Fix. externe	42	22	11	7	2
Dick	1987	Fix. int. (Dick)	(111)	-	-	-	-
Kluger, Gerner	1988	Fix. int. (Dick)	(44)	-	-	-	-
		Fix. int. (Kluger)	(35)	-	-	-	-
Aebi et al.	1988	Fix. int. (Dick)	(30)	-	-	-	-
Olerud et al.	1988	Fix. int. (PSF)	20	10	2	-	8
v. Gumppenberg et al.	1991	Fix. int. (Dick)	41	8	12	14	7
Summe nachuntersuchter Patienten			103	39%	24%	20%	17%

Schlußfolgerungen

Prognostische Variable – Operationstechnik

Analysiert man die Ergebnisse, so gibt es in der frischen Unfallsituation mindestens 6 Variable, die für den Operateur bei der Indikationsstellung prognostisch nicht sicher abzuschätzen sind. Folgende Fragen stellen sich:

1. Wird es gelingen, komplett zu dekomprimieren? – Laminektomie?
2. Wie ist die neurologische Erholungstendenz?
3. Wie weit gelingt die operative Aufrichtung? – Spongiosaplastik?
4. Inwieweit wird die Osteosynthese postoperativ überlastet? – Korsett?
5. Liegt ein Bandscheibentrauma vor und droht ein Bandscheibenkollaps?
6. Wenn ja, wird sich eine knöcherne Abstützreaktion entwickeln? – Ist ein ventrales Vorgehen erforderlich?

Alle diese Variablen beeinflussen unsere Indikationsstellung, und wir müssen uns fragen: Was ist überhaupt entscheidend? Entscheidend ist sicherlich neben der neurologischen Besserung das rein klinische Ergebnis – also die dauerhafte Belastbarkeit und Schmerzfreiheit der Wirbelsäule!

Im Zweifel sollte von der *Laminektomie* Gebrauch gemacht werden, weil hierdurch einerseits die neurologische Prognose verbessert wird und andererseits keine Zunahme der Instabilität nachgewiesen werden konnte. Insbesondere distal von LWK 3 bedingt das Auslaufen des longitudinalen Stranges des hinteren Längsbandes nur eine unzureichende Ligamentotaxis [10] der in den Spinalkanal vordringenden Fragmente, so daß hier im Zweifel eine Revision des Spinalkanals angezeigt ist.

Ein großzügiger Gebrauch sollte von der transpedikulären *Spongiosaplastik* gemacht werden, um die Defekthöhlen innerhalb des Wirbelkörpers aufzufüllen. Aufrichtungsverluste von 50 Prozent lassen sich so in Zukunft reduzieren. Autogene Spongiosa sollte aus Gründen der kürzeren Integrationsdauer dem allogenen Material vorgezogen werden.

Bei Verdacht auf Bandscheibenverletzung im CT, die bei entsprechender Infrastruktur auch durch Diskographie oder Kernspintomographie gesichert werden kann, sollte in Zukunft die primäre, zumindest teilweise *Ausräumung der Bandscheibe* nach Daniaux durchgeführt werden, bevorzugt transpedikulär. Der Defekt wird mit autogenem Knochen im Sinne einer inneren Spondylodese aufgefüllt.

Ein wichtiger Punkt, der vielfach zu wenig beachtet wird, ist die richtige postoperative Behandlung. Es ist aus unserer Sicht von großer Bedeutung, daß die Patienten über 6 Monate konsequent eine suffiziente Orthese (Kunststoff-Korsett) tragen; diese sollte maßgefertigt werden. Unsere radiologischen Ergebnisse zeigen, daß das anfangs verordnete einfache 3-Punkt-Mieder nicht ausreichend war.

Ein zusätzliches *ventrales Vorgehen* ist in der Regel erst als geplanter Sekundäreingriff sinnvoll, wobei die Indikation aus unserer Sicht streng gestellt werden muß. Es ist hierbei insbesondere zu bedenken, daß 47,7 Prozent [31/65] der Frakturen auf BWK 12 und LWK 1 entfielen. Das bedeutet, daß zur ventralen Stabilisierung ein thorako-phreniko-retroperitonealer Zugang erforderlich wird. Dieser Eingriff ist zwar für uns als Operateure schön und anspruchsvoll, birgt jedoch für den Patienten wesentlich höhere und teilweise vitale Risiken im Vergleich zum rein dorsalen Vorgehen in sich. Es ist sicherlich der schonendere Weg, zunächst die dorsale Technik zu verbessern (transpedikuläre innere Spondylodese) oder die spontane ventrale Spangenbildung abzuwarten und nur bei denjenigen Patienten sekundär von vorne zu operieren, bei denen eine unzumutbare Fehlstellung oder chronische Schmerzzustände verbleiben. An der unteren Lendenwirbelsäule (LWK 3–5) sollte dagegen auch aus biomechanischen Gründen insbesondere bei kompletten Berstungsbrüchen mit Bandscheibenverletzung bereits primär ein dorsoventrales Vorgehen bevorzugt werden.

Abgestuftes operatives Konzept für BWS und LWS

Als Konsequenz ergibt sich das folgende abgestufte operative Konzept für instabile Frakturen der Brust- und Lendenwirbelsäule:

1. Exakte Fraktur-Klassifikation mit CT und Rekonstruktionen.
2. Sofort und primär von dorsal operieren.
3. Im Zweifel laminektomieren.
4. Großzügig transpedikuläre Spongiosaplastik anwenden.
5. Nicht zu viel extendieren und distrahieren.
6. Im Zweifel die Bandscheibe ausräumen und knöchern auffüllen.
7. Auch die dorsale Spondylodese anwenden.
8. Nachbehandlung im angepaßten Korsett plus Krankengymnastik für 6 Monate.

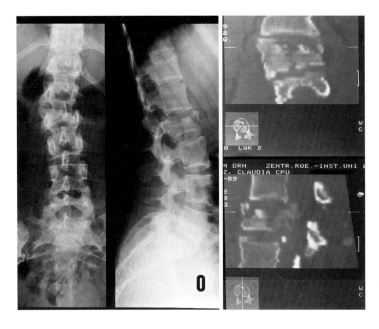

Abbildung 7a: 20jährige Patientin mit Berstungsbruch LWK 2, spinale Einengung bis zu 2/3 ohne Neurologie.

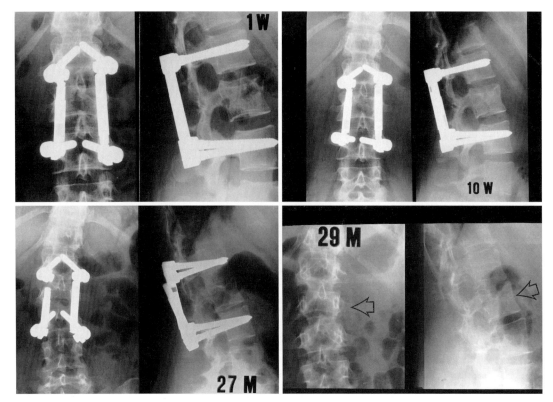

Abbildung 7b: Primäre Aufrichtung und Stabilisation mit dem Fixateur interne ohne Spongiosaplastik und ohne Lamienktomie. Metallentfernung erst verspätet nach glücklicher Geburt eines gesunden Kindes, inzwischen Ermüdungsbruch des Fixateurs. Absolute Schmerzfreiheit bei knöcherner Wiederherstellung und intakten Bandscheiben.

9. Metallentfernung ab 6 Monaten = knöcherne Endposition erreicht.
10. Funktionsaufnahme und CT nach Metallentfernung.
11. Ventrale Spondylodese bei Schmerzen und fehlender Spangenbildung sekundär.
12. An der unteren LWS dorsoventrales Vorgehen großzügiger anwenden.

Mit dem Fixateur interne haben wir ein Instrumentarium an der Hand, mit dem bei frischen Frakturen eine sichere Dekompression der neurologischen Strukturen möglich ist, das eine optimale Aufrichtungsmöglichkeit der Wirbelsäule bietet und eine schmerzfreie frühfunktionelle Nachbehandlung erlaubt (Abb. 7). Es können ausgezeichnete klinische Ergebnisse erzielt werden, auch wenn das Röntgenbild in einigen Fällen weniger verspricht. Durch Verfeinerung der Operationstechnik lassen sich die Ergebnisse in Zukunft sicher noch verbessern.

Literatur

1. Aebi, M.; Nazarian, S.: Klassifikation der Halswirbelsäulenverletzungen. Orthopäde 16, 1987, 27–36.
2. Aebi, M.; Etter, C.; Kehl, T.; Thalgott, J.: The internal skeletal fixation system. A new treatment of thoracolumbar fractures and other spinal disorders. Clin. Orthop. 227, 1988, 30–43.
3. Beck, E.: Röntgenologische Meßmethoden bei Wirbelbrüchen. Hft. Unfallheilkunde 108, 1971, 36–37.
4. Blauth, M.; Tscherne, H.; Gotzen, L.; Haas, N.: Ergebnisse verschiedener Operationsverfahren zur Behandlung frischer Brust- und Lendenwirbelsäulenverletzungen. Unfallchirurg. 90, 1987, 260–273.
5. Daniaux, H.: Transpedunkuläre Reposition und Spongiosaplastik bei Wirbelkörperbrüchen der unteren Brust- und Lendenwirbelsäule. Unfallchirurg. 89, 1986, 197–213.
6. Dick, W.: Innere Fixation von Brust- und Lendenwirbelfrakturen. Hans Huber, Bern/Stuttgart/Toronto 1987.
7. Frankel, H. L.; Hancock, D. O.; Hyslop, G. et al.: The value of postural reduction in the initial management of closed injuries to the spine with paraplegia and tetraplegia. Part I. Paraplegia 7, 1969, 179–192.
8. Kluger, P.; Gerner, H. J.: Das mechanische Prinzip des Fixateur externe zur dorsalen Stabilisierung der Brust- und Lendenwirbelsäule. Unfallchirurg. 12, 1986, 68–79.
9. Kluger, p.; Gerner, H. J.: Klinische Erfahrungen mit dem Fixateur interne und seine Weiterentwicklung. In: Schulitz, K. P.; Winkelmann, W. (Hrsg.), Die Wirbelsäule in Forschung und Praxis. Hippokrates, Stuttgart 1988, S. 145–152.
10. Kuner, E. H.; Kuner, A.; Schlickewei, W.; Wimmer, B.: Die Bedeutung der Ligamentotaxis für die Fixateur-interne-Osteosynthese bei Frakturen der Brust- und Lendenwirbelsäule. Chirurg. 63, 1992, 50–55.
11. Kuner, E. H.; Kern, W.; Schlickewei, W.: Zur funktionellen Behandlung von Wirbelfrakturen am thoraco-lumbalen Übergang. Hft. Unfallheilkunde 149, 1980, 153–160.
12. Kunze, K. G.; Ecke, H.; Schermuly, P.: Nachuntersuchungen und Ergebnisse der dorsalen Stabilisierung von instabilen Wirbelsäulenfrakturen. Unfallchirurg. 15, 1989, 48–53.
13. Magerl, F. P.: Stabilization of the lower thoracic and lumbar spine with external skeletal fixation. Clin. Orthop. 189, 1984, 125–141.
14. Magerl, F. P.: Der Wirbel-Fixateur externe. In: Weber, B. G.; Magerl, F. (Hrsg.), „Fixateur externe", Springer, Heidelberg 1985, 290–370.
15. Magerl, F. P.; Harms, J.; Gertzbein, S D.: A new classification of spinal injuries. Im Druck.
16. McAffee, P. C.; Yuan, H. A.; Frederickson, B. E.; Lubicky, J. P.: The value of computed tomography in thoracolumbar fractures. J. Bone Jt. Surg. 65-A, 1983, 461–473.
17. Olerud, S.; Karlström, G.; Sjöström, L.: Transpedicular fixation of thoracolumbar vertebral fractures. Clin. Orthop. 227, 1988, 44–51.
18. Reid, C. D.; Hu, R.; Davis, L. A.; Saboe, L. A.: The nonoperative treatment of burst fractures of the thoracolumbar junction. J. Trauma 28, 1988, 1188–1194.
19. Roy-Camille, R.; Roy-Camille, M.; Demeulenaere, C.: Ostéosynthèse du rachis dorsal, lombaire et lumbo-sacré par plaque métaliques vissées dans les pédicles vértebraux et les apophyses articulaires. Presse Med. 32, 1970, 1447–1448.
20. Roy-Camille, R.; Saillant, G.; Mazel, Ch.: Internal fixation of the lumbar spine with pedicle screw plating. Clin. Othop. 203, 1986, 7–17.
21. Skuginna, A., Hierholzer, G., Ludolph, E.: Funktionelle Behandlung bei Frakturen der Brust- und Wirbelsäule. Hft. Unfallheilkunde 149, 1980, 129–138.
22. von Gumppenberg, S.; Vieweg, J.; Claudi, B.; Harms, J.: Die primäre Versorgung der frischen Verletzungen von Brust- und Lendenwirbelsäule. Akt. Traumatologie 21, 1991, 265–273.

Fehlermöglichkeiten bei der Stabilisierung von Wirbelfrakturen mit dem Fixateur interne

J. Feil, O. Wörsdörfer

Einleitung

Die Anforderungen an ein Stabilisierungssystem gehen heute bei der Behandlung instabiler Wirbelsäulenverletzungen über Gewebeverträglichkeit, Übungsstabilität und Wiederherstellung der anatomischen Wirbelsäulenform hinaus. Dick [4, 5] entwickelte mit dem Fixateur interne ein Stabilisierungssystem für diskoligamentäre Verletzungen und Frakturen der unteren Brust- und Lendenwirbelsäule, welches die aus der biomechanischen Wirkungsweise resultierenden, systembedingten Nachteile der vorhandenen dorsalen Fixationssysteme [10] beseitigt.

Zur Anwendung des Fixateur interne sind operative Erfahrungen, technisches Know-how und biomechanisches Verständnis Voraussetzung, um seine Vorteile voll auszunutzen und die im folgenden aufgeführten systembedingten, operationstechnischen und indikatorischen Fehlermöglichkeiten zu vermeiden.

Systembedingte Fehlermöglichkeiten

1. Materialermüdung

Bei jedem Implantat treten nach einer bestimmten Anzahl von Wechselbiegebelastungen Materialermüdungen auf. Beim Fixateur interne wird in der Regel ein freies Bewegungssegment überbrückt, so daß Ermüdungsbrüche der Schanz-Schrauben nach einer bestimmten Zeit zu erwarten sind [2]. Mathys [9] erreichte in experimentellen Untersuchungen bei einer Belastung von 500 Newton mit 1,5 Millionen Lastwechseln die Ermüdungsgrenze noch nicht. Frühzeitige Materialbrüche können zu Korrekturverlusten führen. Dick [6] beobachtete in einer Serie von 80 Patienten fünf Schanz-Schrauben-Brüche, wobei einmal eine Neuinstrumentierung notwendig war. Aeby [1] registrierte in einer Serie von 200 Fällen 7 Brüche von Schanz-Schrauben ohne Korrekturverluste.

Zur Vermeidung einer Materialermüdung sollte das Implantat vor Erreichen der Grenze der Dauerfestigkeit bei gesichertem Frakturdurchbau innerhalb von 12 Monaten entfernt werden.

2. Montagefehler

Beim um 180 Grad verdrehten Aufsetzen der alten Klemmbacke auf die Schanz-Schrauben greift der Zackenhalbkranz nicht mehr in den Rillenkranz der Winkelbacke, was zu einem Verlust der Winkelstabilität führt. Werden die alten Klemmbacken noch verwendet und ist ein Umkehren derselben aus Abstandsgründen erforderlich, so müssen auch die gesamten Winkelbacken mit der Zackenbeilagscheibe auf der Gewindestange umgedreht werden.

3. Lockerung der Klemmverbindungen

Wenn die Muttern bei der Instrumentierung nicht durch Zusammendrücken des Mutterhalses mit einer Parallelflachzange in die Gewindestababflachungen gesichert werden, kann es zu einer Lockerung der Klemmverbindungen zwischen Schanz-Schraube und Längsträger mit resultierendem Verlust der Winkelstabilität kommen. Ein derartiges frühzeitiges Lösen der winkelstabilen Verbindung mit Stabilitätsverlust und Rekyphosierung erforderte in einem Falle eine Reinstrumentierung (Abb. 1).

Operationstechnische Fehler

1. Fehlplazierung der transpedunkulären Schrauben

Wie bei allen transpedunkulären Implantaten sind auch mit dem Fixateur interne Komplikationsmöglichkeiten durch Fehlplazierung der transpedunkulären Verankerung gegeben [3, 4, 12]. Trotz präziser Plazierung unter Bildwandlerkontrolle werden Fehlplazierungen von etwa 10 Prozent in der Literatur angegeben [12, 14]. Meistens handelt es sich um eine Perforation der Bogenwurzel medial, letal, kranial oder kaudal und nicht um eine vollständige Fehlplazierung. Letztere würde vor allem im thorakalen

---

Unfallchirurgisch-Orthopädische Klinik, Klinikum Fulda (Direktor: Prof. Dr. med. O. Wörsdörfer)

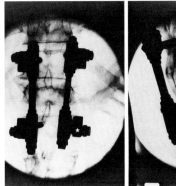 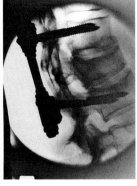

Abbildung 1: Verlust der Winkelstabilität mit Rekyphosierung durch Lockerung der kaudalen Klemmbacke (*). Zusätzlicher Ermüdungsbruch einer Schanz-Schraube.

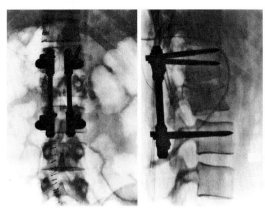

Abbildung 2a: Kranio-laterale Fehlplazierung der linken oberen Schanz-Schraube bei aufgerichteter Fraktur (postoperative Kontrolle).

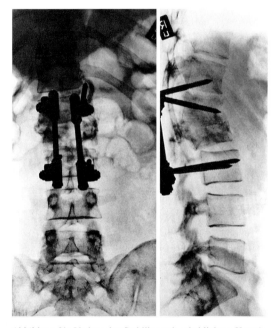

Abbildung 2b: Verlust der Stabilität mit erheblichem Korrekturverlust (3 Monate postoperativ).

Bereich mit hoher Wahrscheinlichkeit zu einer Myelonschädigung führen. Bei kranialer Perforation wird nicht nur die Festigkeit durch die Lage in der Bandscheibe vermindert, sondern auch der Diskus eines gesunden Bewegungssegmentes geschädigt. Die kaudale Perforation sollte unter allen Umständen vermieden werden, da aufgrund der Lage der Nervenwurzel am Unterrand der Bogenwurzel hier die größte Gefahr ihrer Läsion besteht. Bei medialer Bogenwurzelperforation besteht oft noch ein ausreichender Sicherheitsabstand zu den neuralen Strukturen, so daß Läsionen derselben eher selten sind, jedoch epidurale Blutungen zu einer indirekten Schädigung führen können.

Nicht ausreichend konvergierendes Plazieren der Schanz-Schrauben führt zur lateralen Perforation und Verminderung der Stabilität durch den nur kurzstreckigen Halt im dorsalen Anteil der Bogenwurzel mit möglicher Rekyphosierung (Abb. 2).

2. Ventrale Perforation der Schanz-Schrauben

Bei zu tiefem Eindrehen der Schanz-Schraube kann die dünne Wirbelkörpervorderwand perforiert werden und eine Gefäßläsion resultieren. Die runde Wirbelkörperform muß bei der Bildwandlerkontrolle mitberücksichtigt werden, da bei geringer Schraubenkonvergenz die Vorderwand bereits perforiert sein kann, bevor sie projektionsbedingt diese erreicht zu haben scheint [5].

3. Intraspinale Spongiosaplastik

Bei medialer Bogenwurzelperforation und unsachgemäßer Ausführung birgt die transpedunkuläre Spongiosaplastik nach Daniaux [3] die Gefahr der Spongiosaimpaktierung in den Spinalkanal mit resultierender kompressionsbedingter Myelonschädigung.

Wichtig ist, den Fülltrichter bis in den ventralen Anteil des Wirbelkörpers vorzuschieben, damit das Transplantat nicht in den Wirbelkanal gestopft werden kann. Der im AO-Instrumentarium aufgeführte Ohrtrichter ist zu kurz und sollte nicht mehr verwendet werden. Auf keinen Fall sollte die Spongiosa unkontrolliert maschinell-pneumatisch eingebracht werden.

4. Mangelnde Querstabilisierung

Da die Schanz-Schrauben im Knochen und in den Klemmbacken drehbar bleiben und es sich um zwei getrennte Implantate an je einer Bogenwurzelreihe handelt, ist eine Seitverschiebung bei fehlender knöcherner Seitenstabilität möglich [15]. Bei sämtlichen Rotationsverletzungen ist eine parallelogrammartige Seitverschiebung aus der hinteren Rechteckkonstruktion möglich, da die Gelenkfortsätze in der thorakolumbalen und lumbalen Wirbelsäule durch ihre sagittale Stellung keine seitliche Stabilität mehr gewährleisten. Auch bei ausgedehnten Tumorresektionen und Laminektomien ist die ossäre knöcherne Seitenstabilität nicht mehr vorhanden und eine Querstabilisierung erforderlich.

5. Unzureichende Kyphosekorrektur

Ein häufiges operationstechnisches Problem stellt die ungenügende Korrektur der sagittalen Fehlstellung dar. Sie wird häufig zu Unrecht dem System angelastet und ist meist Folge der Distraktion ohne vorausgegangene Aufrichtung der Kyphose [4]. Sind beim Zusammendrücken der Schanz-Schraubenenden die Klemmbacken mit den Distraktionsmuttern auf dem Gewindestab fixiert, so liegt der Drehpunkt der Schanz-Schraube in der Klemmbackenachse und damit dorsal und kranial des eigentlichen Rotationszentrums der Wirbelsäule. Zur exakten Reposition ist ein freier Gleitweg von 4–5 mm zwischen Klemmbacke und Distraktionsmutter auf dem Gewindestab erforderlich, um 10 Grad Lordosierung zu erzielen.

6. Fehlende ventrale Spongiosaplastik

Bei keilförmiger Wirbelkörperdistraktion muß ein sekundäres Zuammensintern nach Entfernen des Osteosynthesematerials verhindert werden, indem nach dem Aufrichten des Wirbelkörpers eine transpedunkuläre Spongiosaplastik durchgeführt wird. Fehlende ventrale Abstützung kann außerdem zu frühzeitigen Ermüdungsbrüchen des Implantats und Korrekturverlusten führen. Das Zusammensintern in der Bandscheibe (durchschnittlich 4 Grad) kann durch transpedunkuläre Resektion derselben und Einbringen von Spongiosa in Wirbelkörper und Zwischenwirbelraum vermieden werden.

Trotz ausgiebiger Spongiosaplastik verbleiben bei ausgedehnten Wirbelkörperzertrümmerungen zum Teil erhebliche Resthöhlen mit sekundärer Rekyphosierung (Abb. 3), so daß in diesen Fällen die Indikationsgrenze der dorsalen Fixationssysteme erreicht zu sein scheint und eine ventrale Spaninterposition erforderlich ist.

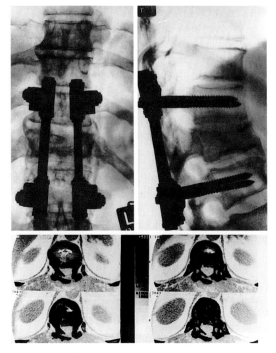

Abbildung 3: Resthöhlen im Wirbelkörper trotz transpedunkulärer Spongiosaplastik als Ursache einer sekundären Rekyphosierung.

Indikatorische Fehler

Der Fixateur interne hat sich als zuverlässiges Stabilisierungsverfahren erwiesen und erlaubt mit all seinen Vorteilen eine nahezu uneingeschränkte Anwendbarkeit. Die indikatorischen Grenzen werden bei veralteten Frakturen, ausgedehnter Destruktion des vorderen Pfeilers, freien Fragmenten im Spinalkanal und erheblicher Osteoporose erreicht.

1. Veraltete Frakturen

Bei mehr als 10 Tage alten Frakturen kann eine Reposition dislozierter Hinterkantenfragmente wegen bereits entstandener Kallusformationen und „abgebundenem" Frakturhämtom nicht mehr möglich sein.

Beim Vorliegen signifikanter Spinalkanalstenosen mit neurologischer Begleitsymptomatik ist die kombinierte ventro-dorsale Spondylodese mit antero-lateraler Dekompression vorzuziehen.

2. Ausgedehnte Destruktion des vorderen Pfeiler

Komplette, ausgedehnte Berstungsbrüche des Wirbelkörpers mit Hinterkantenfragmentdislokation und Zerstörung beider benachbarter Bandscheiben müssen von ventral rekonstruiert werden, da der vordere Pfeiler transpedunkulär nur beschränkt wieder aufgebaut werden kann und nicht selten auch Risse der ventrolateralen oder dorsalen Dura mit Luxation der Kaudafasern beobachtet werden [11].

Bei ausgedehnten Trümmerfrakturen mit Einengung des Spinalkanals über 20 Prozent sowie bei Frakturen mit neurologischer Symptomatik bevorzugen wir die antero-laterale Dekompression und Spondylodese mit dorsaler Absicherung der Korrektur durch einen Fixateur interne, da mit der Distraktion-Repositionsmethode nicht alle Fragmente aus dem Spinalkanal sicher reponiert werden können.

In nahezu 90 Prozent wurden bei der computertomographischen Untersuchung nach Metallentfernung (40 Patienten) Resteinengungen des Spinalkanals bis 15 Prozent nachgewiesen. Inwieweit diese Resteinengungen klinisch relevant sind, bleibt zur Zeit noch ungeklärt, da Beobachtungen von Langzeitverläufen deutliche Remodellierungsvorgänge im Spinalkanal mit partieller Wiederherstellung des Spinalkanallumens zeigten.

3. Freie Fragmente im Spinalkanal

Bei Flexions-Distraktions-Verletzungen mit Ruptur des hinteren Längsbandes sowie freien durch das hintere Längsband in den Spinalkanal perforierten Fragmenten lassen sich diese durch Distraktion und Ligamentotaxis ebenso wenig reponieren wie freie Bandscheibensequester, so daß wir in diesen Fällen die antero-laterale Dekompression des Spinalkanals mit kombinierter ventro-dorsaler Spondylodese vorziehen.

4. Osteoporose

Bei ausgedehnter Osteoporose ist kein sicherer Halt der Schanz-Schrauben in den Bogenwurzeln gewährleistet, so daß Korrekturverluste durch Auslockern des Systems auftreten.

Auch größere Spinalkanalstenosierungen lassen sich durch Distraktion nicht beseitigen, da die Osteoporosefraktur nicht aus einzelnen Fragmenten besteht, sondern die Spongiosa komprimiert und ausgebuchtet ist.

Zusammenfassung

Im Unterschied zu den dorsal distrahierenden Stabsystemen ermöglicht der Fixateur interne und seine Modifikationen [8] durch kurzstreckige, winkel- und übungsstabile Fixation eine korsettfreie Vollmobilisation und vermeidet Gangbildveränderungen bei aufgehobener Lendenlordose [13], überstreckungsbedingte Hüftschmerzen [7] und beim Paraplegiker nicht kompensierbare Bewegungseinschränkungen [4], wie sie bei langstreckigen Fusionen auftreten.

Er ist nicht nur bei den verschiedenen lumbalen und thorako-lumbalen Frakturtypen, sondern auch bei posttraumatischen Fehlstellungen, Spondylolisthesen, Wirbelsäuleninstabilitäten, lumbosakralen Fehlbildungen, Wirbeltumoren und Wirbelmetastasen vielseitig anwendbar. Er eignet sich besser als alle anderen dorsalen internen Systeme zur Frakturreposition, erfordert wenig Spezialinstrumente und ist auch nach vorausgegangener Laminektomie gut anzuwenden.

Dreidimensionales Vorstellungsvermögen, gute anatomische und biomechanische Kenntnisse sowie das Beherrschen sämtlicher erforderlicher Zusatzeingriffe sind Grundvoraussetzungen.

Eine exakte Operationstechnik, ausreichende Erfahrung, die Kenntnisse seiner indikatorischen Grenzen und das Beherrschen alternativer Stabilisierungsverfahren ist Voraussetzung, um technische, operationstaktische und indikatorische Fehler und deren häufig irreversible Folgen zu verhindern.

Literatur

1. Abey, M.: Bericht: Technische Kommission Wirbelsäule, AO-ASIF Foundation 1989.
2. Ashman, R. B.; Galpin, R. D.; Corin, J. D.; Johnston, C. E.: Biomechanical analysis of pedicle screw instrumentation system in a corpectomy model. Spine 14 (12), 1989, 1398–1405.
3. Daniaux, H.: Transpedikuläre Reposition und Spongiosaplastik bei Wirbelkörperbrüchen der unteren Brust- und Lendenwirbelsäule. Unfallchirurgie 89, 1986, 197–213.
4. Dick, W.: Innere Fixation von Brust- und Lendenwirbelfrakturen. In: Aktuelle Probleme in Chirurgie und Orthpädie; Bd. 28. Huber, Bern 1987.
5. Dick, W.; Kluger, P.; Magerl, F.; Wörsdörfer, O.; Zäch, G.: A new device for internal fixation of thoracolumbar and lumbar spine fractures: the Fixateur interne. Paraplegia 23, 1985, 225–232.
6. Dick, W.: Bericht: Technische Kommission Wirbelsäule, AO-ASIF Foundation 1989.
7. Hasday, C. A.; Passoff, T. L.; Perry, J.: Gait abnormalities from iatrogenic loss of lumbar lordosis secondary to Harrington Instrumentation in lumbar fractures. Spine 8, 1983, 501.
8. Kluger, P.; Gerner, H. J.: Das mechanische Prinzip des Fixateur externe zur dorsalen Stabilisierung der Brust- und Lendenwirbelsäule. Unfallchirurgie 12, 1986, 68–79.
9. Mathys, R.: Bericht: Technische Kommission Wirbelsäule, AO-ASIF Foundation 1989.
10. McAfee, P. C.; Yuan, H. A.; Frederickson, B. E.; Lubicky, J. P.: Complications following Harrington instrumentation for fractures of the thoracolumbar spine. J. Bone Joint. Surg. 67 A, 1985, 672–686.
11. Pickett, J.; Blumenkopf, B.: Dural lacerations and thoracolumbar fractures. J. Spinal Disord. 2 (2), 1989, 99–103.
12. Roy-Camille, R.; Saillant, G.; Mazel, C.: Internal fixation of the lumbar spine with pedicle screw plating. Clin. Orthop. 203, 1986, 7–17.
13. Wasylenko, M.; Skinner, S. R.; Perry, J.; Antonelli, D. J.: An analysis of posture an gait following spinal fusion with Harrington instrumentation. Spine 8, 1983, 840–845.
14. Weinstein, J. N.; Spratt, K. F.; Spengler, D.; Brick, C.: Spinal pedicle fixation: Reliability and Validity. Orthop. Trans. 13 (1), 1989, 36–37.
15. Wörsdörfer, O.; Arand, M.; Claes, L.: Querstabilisierung des Fixateur interne an der Wirbelsäule, Unfallchirurgie 14 (1), 1988, 50–55.

Metastasen

Therapeutisches Vorgehen bei Metastasen der Halswirbelsäule

J. Pospiech[1], W. Kocks[1], Th. Joka[2]

Einleitung

Bei etwa 5 bis 10 Prozent aller Patienten mit einem Karzinomleiden kommt es zu einer metastatischen Absiedlung im Bereich der Wirbelsäule [2]. Am häufigsten sind die Brust- und Lendenwirbelsäule betroffen [2, 6]. Oft steht ein lokaler Rücken- oder Nackenschmerz am Anfang der Beschwerden. Im weiteren Verlauf können – bedingt durch eine zunehmende Instabilität und/oder eine epidurale Tumorausbreitung – neurologische Ausfälle auftreten.

Bei Metastasen im Bereich der Halswirbelsäule droht entsprechend eine hohe Querschnittslähmung. Das Ziel einer Behandlung muß in solchen Fällen sein, dies zu verhindern, um dem Patienten möglichst lange die Gehfähigkeit zu erhalten.

Wir meinen, daß die Operation unter bestimmten Voraussetzungen hier eine geeignete therapeutische Maßnahme darstellt.

Patientengut

Seit 1978 behandelten wir 41 Patienten mit Metastasen sowie einen Patienten mit einem eosinophilen Granulom im Bereich der Halswirbelsäule.

Bei gleicher Geschlechtsverteilung betrug das Durchschnittsalter 56 Jahre.

Anamnestisch war bei 81 Prozent der Patienten zum Zeitpunkt der Operation bereits eine Tumorerkrankung bekannt, lediglich in acht Fällen stellte die Wirbelsäulenmetastase die Erstmanifestation einer malignen Geschwulst dar.

Bei den Primärtumoren stellten die Mammakarzinome mit 15 Patientinnen relativ die größte Gruppe dar; nur einmal zeigte sich histologisch das Bild eines undifferenzierten Karzinoms, ohne daß Rückschlüsse auf den Sitz des Primarius möglich waren (Tab. 1).

Tabelle 1: Sitz des Primärtumors.

Histologie	
Mamma	15
Hypernephrom	4
Lymphom	3
Melanom	2
Prostata	3
Darm	3
Schilddrüse	3
Oesophagus	1
Blase	2
Plattenepithel-Ca	2
malign. Histiocytom	1
Chondrosarkom	1
eosinoph. Granulom	1
unbekannt	1

Zum Zeitpunkt der Wirbelsäulenmanifestation betrug die mittlere Tumorvorgeschichte 4 1/4 Jahre, die Vorgeschichte bezogen auf die radikuläre bzw. medulläre Symptomatik zwei Monate. Die Wirbelsäulenmetastasierung trat also im Durchschnitt vier Jahre nach Diagnose des Tumorleidens auf.

Bei der Aufnahmeuntersuchung wurden die Patienten entsprechend des Schweregrades der neurologischen Ausfälle in fünf Gruppen eingeteilt (Gruppe I – keine Ausfälle; II – radikuläre Ausfälle; III – inkomplette Querschnittslähmung, aber gehfähig; IV – inkomplette Querschnittslähmung, gehunfähig; V – komplette Querschnittslähmung). In 28 Fällen fand sich lediglich eine lokale Schmerz- und/oder radikuläre Symptomatik. Vierzehn Patienten, von denen drei bereits gehunfähig waren, zeigten ein inkomplettes Querschnittssyndrom.

Meistens war ein einziger Wirbel befallen, in jeweils fünf Fällen waren zwei oder mehr Wirbel betroffen. Relative Häufigkeitsgipfel in bezug auf die Höhenlokalisation zeigten sich bei HWK 2, sowie 5 und 6 (Tab. 2).

Eine Spondylektomie mit anschließender instrumentierter ventraler Spondylodese war bei 23 Patienten erforderlich. Nach Ausräumung der befallenen Wirbelkörper sowie der angrenzenden Bandscheiben

---

[1] Neurochirurgische und
[2] Unfallchirurgische Universitätsklinik der GHS Essen

Tabelle 2: Metastasensitz (mit Mehrfachnennungen).

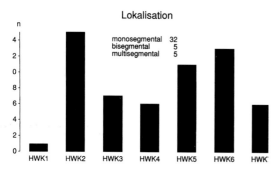

Tabelle 3: Neurologische Befundänderung bis zum Ende des stationären Aufenthaltes; nicht berücksichtigt wurden die Patienten, die in der ersten postoperativen Phase verstarben.

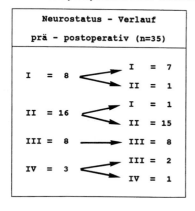

Tabelle 4: Weitere neurologische Befundänderung (links der zwischenzeitlich verstorbenen, rechts der zur Zeit noch lebenden Patienten).

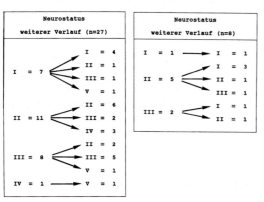

über den ventrolateralen Zugangsweg nach Cloward wurde der Defekt mit einem kortikospongiösen Knochenspan, Methyl Methacrylat oder Metallspongiosa aufgefüllt. In Zusammenarbeit mit der Unfallchirurgischen Klinik erfolgte dann eine möglichst kurzstreckige Metallplattenspondylodese. In vier Fällen wählten wir einen ausschließlich dorsalen Zugang mit Laminektomie, Extirpation epiduraler Tumoranteile sowie dorsaler Stabilisierung unter Verwendung der dynamischen Kompressionsklammer nach Roosen und Trauschel. Ein kombiniertes ventrales und dorsales Vorgehen war bei 15 Patienten wegen einer globalen Instabilität notwendig. In drei Fällen einer HWK 2 Metastasierung wurde die Operation von ventral über den transoralen Zugangsweg durchgeführt.

Alle Patienten wurden anschließend lokal nachbestrahlt.

Ergebnisse

Bei vier Patienten kam es in der ersten postoperativen Phase zu einer progredienten neurologischen Verschlechterung, in zwei Fällen wurde eine Dübeldislokation gefunden, bei zwei Patienten blieb die Ursache letztlich ungeklärt; keiner dieser Patienten überlebte. Zwei weitere Patienten verstarben unmittelbar postoperativ im Rahmen eines Herzkreislaufstillstandes, ein Patient an den Folgen einer ausgedehnten Pneumonie.

Diese Patienten wurden bei der weiteren Auswertung nicht mitberücksichtigt.

Fünfmal traten Frühkomplikationen auf. In einem Fall war wegen eines Larynxödems eine Nachbeatmung über zwei Tage notwendig. Zwei Patienten mußten wegen einer Implantatlockerung, ein Patient bei persistierender dorsaler Liquorfistel lokal revidiert werden. Einmal war eine Sekundärnaht im Bereich der Knochenentnahmestelle am Beckenkamm erforderlich.

Am Ende des stationären Aufenthaltes wies von 35 Patienten lediglich einer eine diskrete Verschlechterung des neurologischen Befundes auf, in drei Fällen hatten sich die Ausfälle gebessert. Zwei Patienten, die präoperativ mit einem inkompletten Querschnittssyndrom bettlägerig waren, konnten zu diesem Zeitpunkt wieder gehen (Tab. 3).

Im weiteren Verlauf verstarben 27 Patienten nach durchschnittlich 6,4 Monaten an ihrer Tumorerkrankung. Lediglich in sechs Fällen trat präfinal eine höhergradige Querschnittssymptomatik auf (Tab. 4 links). Alle anderen Patienten waren bis zu ihrem

Tode alleine gehfähig. Aussagen über eine Abhängigkeit der Überlebenszeit von der Tumorart lassen sich aufgrund der relativ kleinen und inhomogenen Gruppen nicht machen.

Bei einer mittleren Nachbeobachtungszeit von 25 1/2 Monaten leben zum jetzigen Zeitpunkt noch acht Patienten (drei Patientinnen mit einem Mammakarzinom sowie jeweils ein Patient mit einem M. Hodgkin, einem Prostatakarzinom, einem Schilddrüsenkarzinom, einem Chondrosarkom und einem eosinophilen Granulom). Im Vergleich zum Entlassungsbefund kann bei fünf dieser Patienten eine weitere Besserung der neurologischen Ausfälle festgestellt werden, kein Patient ist bettlägerig (Tab. 4 rechts). Zwei dieser Patienten weisen röntgenologisch Schraubenlockerungen auf. Aufgrund fehlender Beschwerden und unverändertem neurologischen Befund stellten wir bei gleichzeitiger knöcherner Konsolidierung keine Indikation zur Revisionsoperation. Beide Patienten sind mit einer rigiden Halskrawatte versorgt und werden von uns regelmäßig klinisch und röntgenologisch nachuntersucht.

Diskussion

Nach unserer Meinung besteht die Indikation zu einem stabilisierenden Eingriff bei Metastasen der Halswirbelsäule bei einer drohenden Querschnittssymptomatik infolge osteolytisch bedingter Instabilität. Eine nicht immer zu erfüllende Voraussetzung ist, daß die Lebenserwartung des Patienten noch mindestens sechs Monate beträgt [6]. Das weitere Vorgehen wird zudem im Rahmen eines palliativen Therapiekonzeptes mit Onkologen und Radiotherapeuten abgestimmt. Eine postoperative Lokalbestrahlung ist in jedem Falle indiziert.

Das Ziel der operativen Therapie ist die Vermeidung des drohenden Querschnittes [1, 2, 4, 5]. Dies wird erreicht durch eine Dekompression der Nervenwurzeln und des Rückenmarks sowie eine übungsstabile Spondylodese, möglichst ohne externe Fixierung. Hierdurch besteht die Möglichkeit einer raschen Mobilisierung, eine Tatsache, die uns vor dem Hintergrund des Alters und des meist reduzierten Allgemeinzustandes der Patienten zur Vermeidung von Sekundärkomplikationen besonders wichtig erscheint.

Unbedingte Voraussetzung für die Festlegung des Operationsverfahrens, insbesondere für die Wahl des Zugangsweges, ist eine exakte Bestimmung der Ausdehnung der metastatischen Destruktion. Als besonders hilfreich haben sich hier neben der Röntgenübersichtaufnahme die spinale Computer- und Magnetresonanztomographie erwiesen (Abb. 1 und 2). Ein multisegmentaler Befall z. B. stellt nur in Ausnahmefällen eine Indikation zur Operation dar.

Es muß eindeutig geklärt sein, ob z. B. nur der vordere Pfeiler oder auch die dorsalen Wirbelanteile betroffen sind. Aufgrund besserer biomechanischer Vorstellungen über Segmentinstabilitäten der Wirbelsäule ist man von der früher üblichen dorsalen Dekompression über eine Laminektomie abgekommen [3, 6]. Nach derartigen Eingriffen kam es nämlich gehäuft zu sekundären Instabilitäten, da durch die Wirbelkörpermetastase eine ventrale Abstützung nicht mehr möglich war. Heutzutage strebt man deshalb an, die pathologische Raumforderung direkt zu entfernen und anschließend zu stabilisieren [4, 5] (Abb. 3 und 4).

Im Vergleich mit unseren eigenen Ergebnissen aus den Vorjahren [3, 4] fiel jetzt eine Abnahme der mittleren Überlebenszeit von anfangs 11,6 bzw. 10,5 Monaten auf 6,4 Monate auf. Als mögliche Ursache ist zu diskutieren, ob wir uns nicht mit zunehmender Fallzahl der tatsächlich erreichbaren Überlebenszeit nähern. Die Zahlen aus der Literatur sprechen hierfür; dort werden bei vergleichbarem Patientengut und identischer Indikationsstellung Überlebenszeiten zwischen drei und acht Monaten angegeben [2, 6].

Obwohl die Wirbelsäulenmetastase in der Regel erst während fortgeschrittener Tumorstadien auftritt – in unserem Patientengut nach viereinhalb Jahren – darf dies kein Argument gegen eine operative Maßnahme mit vertretbarer Mortalität und Morbidität sein. So machten z. B. im Krankengut von Sundaresan et al. [6] Patienten mit zusätzlichen Knochenmetastasen und/oder viszeralen Absiedlungen immerhin 60 Prozent aus. In 70 Prozent besserten sich die neurologischen Ausfälle, so daß postoperativ 78 Prozent der Patienten gegenüber 54 Prozent präoperativ wieder gehfähig waren.

Man muß daher dem krebskranken Patienten mit einer Halswirbelsäulenmetastase unter bestimmten Voraussetzungen zur Operation raten, da man ihn damit vor der drohenden Querschnittslähmung bewahrt und ihm so in der noch zur Verfügung stehenden Zeit eine höhere Lebensqualität erhalten kann.

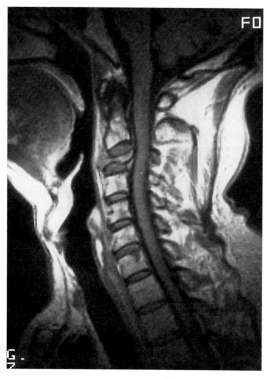

Abbildung 1: Darstellung einer HWK-3-Metastase im MRT.

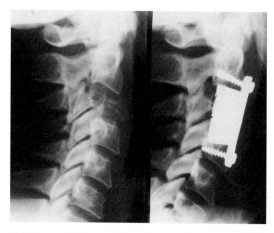

Abbildung 3: Völlige osteolytische Destruktion von HWK 3 durch eine Kolon-Ca-Metastase (links). Postoperative Stellungskontrolle nach Spondylektomie, Interposition eines Metallspongiosablockes und ventraler Plattenspondylodese (rechts).

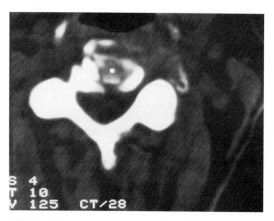

Abbildung 2: Darstellung einer HWK-5-Metastase im CT.

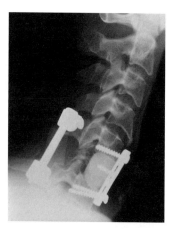

Abbildung 4: Postoperative Stellungskontrolle nach Spondylektomie HWK 6, Wirbelkörperplastik mit Methyl Methacrylat und ventraler Plattenspondylodese sowie Laminektomie HWK 6, Interposition eines homologen Knochenspanes und dorsaler Klammerspondylodese bei HWK-6-Metastase eines malignen Histiozytoms.

Literatur

1. Conley, F. K.; Britt, R. H.; Hanbery, J. W.; Silverberg, G. D.: Anterior fibular strut graft in neoplastic disease of the cervical spine. J. Neurosurg. 51, 1979, 677–684.
2. Constans, J. P.; DeDivitiis, E.; Donzelli, R.; Spaziante, R.; Meder, J. F.; Haye, C.: Spinal metastases with neurological manifestations. Review of 600 cases. J. Neurosurg. 59, 1983, 111–1118.
3. Grote, W.; Kalff, R.; Kocks, W.; Schmit-Neuerburg, K. P.; Pospiech, J.; Schax, M.: Operative treatment in metastatic cervical spine instability. Adv. Neurosurg. 18, 1990, 127–135.
4. Harrington, K. D.: Anterior cord decompression and spinal satbilization for patients with metastatic lesions of the spine. J. Neurosurg. 61, 1984, 107–117.
5. Roosen, K.; Kocks, W.; Grote, W.; Schmit-Neuerburg, K. P.: Operative Stabilisierung bei Metastasen der Halswirbelsäule. Tumor Diagn. Therap. 9, 1988, 142–148.
6. Sundaresan, N.; Galicich, J. H.; Lane, J. M.; Bains, M. S.; McCormack, P.: Treatment of neoplastic epidural cord compression by vertebral body resection and stabilization. J. Neurosurg. 63, 1985, 676–684.

Operative Therapie bei Metastasen der thorakalen und lumbalen Wirbelsäule

R. Venbrocks[1], M. Hövel[1], R. Donk[1], W. Grote[2]

Einleitung

Die Wirbelsäule stellt innerhalb des Skelettsystems den Ort der häufigsten Metastasenabsiedlung dar. Hier finden sich etwa 60 Prozent aller ossären Metastasen. Im Gegensatz dazu werden nur 1,5 Prozent aller primär malignen Tumoren an der Wirbelsäule gefunden [5, 1]. Das operative Vorgehen wird daher entscheidend von der Prognose des Primärtumors mitbeeinflußt. Die *Indikation* zum Eingriff selbst wird heute nicht allein vom Eintritt neurologischer Komplikationen bestimmt, sondern in erster Linie beeinflußt von dem Gedanken, die Lebensqualität des Tumorkranken zu verbessern. Verantwortlich für diesen Wandel sind:

1. Verbesserte anästhesiologische Verfahren und postoperative Betreuung
2. Exaktere Diagnostik durch bildgebende Verfahren, vor allem Computertomographie und Kernspintomographie
3. Entwicklung stabiler Osteosyntheseverfahren an der Wirbelsäule
4. Verbesserung der Operationstechnik durch die Standardisierung der Operationsverfahren

Ziel des operativen Eingriffes muß es sein, die tumorösen Wirbelabschnitte so radikal wie möglich zu entfernen, komprimierte nervale Strukturen zu entlasten und die verbliebenen knöchernen Strukturen optimal zu stabilisieren. Gleichzeitig muß der Eingriff so geplant sein, daß die Belastung des Patienten möglichst gering gehalten wird. Die Beurteilungskriterien zum Behandlungserfolg müssen neben der *Schmerzbeseitigung* und der *Remission bzw. Verhinderung neurologischer Ausfälle,* die Überlebenszeit bzw. das Lebenserwartungsdefizit [7] und nicht zuletzt die *Lebensqualität* bis zum Tode berücksichtigen.

---

[1] Orthopädische Universitätsklinik Essen (Direktor: Prof. Dr. med. K. F. Schlegel)
[2] Neurochirurgische Universitätsklinik Essen (Direktor: Prof. Dr. med. W. Grote)

Diagnostik

Die Behandlungsstrategie bei histologisch bekannten Metastasen der Wirbelsäule umfaßt zunächst die interdisziplinäre Klärung der strahlentherapeutischen und medikamentösen Therapie sowie ein radiologisches Staging. Im Rahmen der präoperativen Diagnostik erfolgt zunächst das *Nativ-Röntgen* und ggf. eine *Schichtaufnahme* des betroffenen Wirbelabschnittes. Unverzichtbar sind die *Ganzkörperknochenszintigraphie* zur Abklärung anderweitiger Herde sowie die *Computertomographie* und die *Kernspintomographie,* die beide einen Überblick bezüglich der knöchernen Strukturen und der umgebenden Weichteile ermöglichen. Etwas in den Hintergrund getreten ist heute als invasives Verfahren die *Myelographie*. Sie kommt vor allem in den Fällen zum Einsatz, die mit einer Querschnittssymptomatik einhergehen, und ermöglicht eine Höhenlokalisation durch den Stopp des Kontrastmittels. Im Einzelfall kann mittels *Angiographie,* durch Punktion der A. radicularis Adamkiewicz, eine Embolisierung des Tumors erfolgen und so der Blutverlust intraoperativ geringgehalten werden.

Operationsverfahren

Operationstechnisch werden bei unterschiedlicher Indikation folgende Verfahren angewandt:

Alleinige Dekompression nervaler Strukturen von dorsal nach Laminektomie mit anschließender transpedikulärer Stabilisierung der Wirbelsäule:

Die Instrumentierung erfolgt mit einem internen Fixateur-System oder bei langstreckiger Fixierung mittels eines Platten-Systems. Das alleinige dorsale Vorgehen bleibt den Patienten vorbehalten, die einen polysegmentalen Wirbelkörperbefall aufweisen, eine kurze Lebenserwartung aufgrund des Primärtumors haben oder die wegen ihres Allgemeinzustandes keine längeren Operationszeiten tolerieren.

Alleinige ventrale Tumorausräumung und Stabilisierung des Defektes mit allogenem Knochen, Pallakos, Metallspongiosa oder modifizierter Polsterprothese:

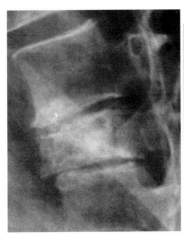

Abbildung 1: Dorsoventrale Stabilisierung mit Metallspongiosa-Block, Zielke-Brücke und Kluger-Fixateur bei Mamma-Ca-Metastase BWK 8. Die Patientin zeigte unter der Chemotherapie neurologische Ausfälle, die postoperativ nach Dekompression rückläufig waren.

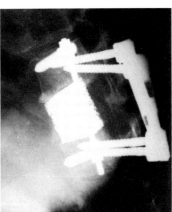

Abbildung 2: Dorsoventrale Stabilisierung mit homologem Hüftkopf und Kluger-Fixateur bei Prostatakarzinom Metastase LWK 3 mit neurologischen Ausfällen und therapieresistenten Schmerzen. Beide Symptome waren postoperativ beseitigt.

Zur zusätzlichen Stabilisation des Implantates kann das Zielke-System bzw. eine Osteosyntheseplatte mit Schrauben-Fixierung in den angrenzenden gesunden Wirbelkörper verwendet werden. Das alleinige ventrale Vorgehen erfolgt vor allem bei Metastasen im Bereich der Hals- und oberen Brustwirbelsäule und intakten Verhältnissen im Bereich der dorsalen Wirbelsäulen-Region.

Dorsoventrale Instrumentierung mit Laminektomie und transpedikulärer Fixierung (s. Abb. 1 und 2):
Diese Operationstechnik gilt derzeit als Verfahren der Wahl und wird unter Verwendung von autogenem (laterale Spondylodese) und allogenem Knochenmaterial (ventrale Abstützung) bei Patienten mit ausgedehnten Tumoren im unteren Thorakal- und Lumbalbereich eingesetzt. Dieses Vorgehen kann in Abhängigkeit der jeweiligen Verhältnisse in einem ein- bzw. zweizeitigen Verfahren durchgeführt werden. Die durchschnittliche stationäre Verweildauer beträgt auch beim zweizeitigen Vorgehen nicht mehr als vier Wochen.

Patientengut

Bei der Überprüfung der Operationsergebnisse wurden die an der Orthopädischen bzw. Neurochirurgischen Universitätsklinik Essen operierten Patienten nachuntersucht. Dabei konnte eine Auswertung der Spätergebnisse nur in den Fällen erfolgen, bei denen eine lückenlose Verlaufskontrolle möglich war. Das Sterbedatum war dabei trotz intensiver Tumor-Nachsorge nicht in allen Fällen zu ermitteln.

Ergebnisse

Nachuntersucht wurden 40 Patienten mit *Wirbelsäulenmetastasen* sowie 6 Patienten mit einem *Primärtumor der Wirbelsäule*. Hierbei erfolgte die dorsale Instrumentierung in acht Fällen, die alleinige ventrale in 12 und die dorsoventrale Instrumentierung in 26 Fällen.

Der *Primärtumor* war in neun Fällen ein Plasmozytom, in sechs ein Hypernephrom, in fünf Fällen ein Mammakarzinom, in drei ein Bronchialkarzinom, in drei ein Schilddrüsenkarzinom, in jeweils zwei ein Prostatakarzinom, ein Darmkarzinom, ein Chondrom, ein Hämangiom, ein Osteoblastom und in einem Fall ein Hodgkin-Lymphom. Bei 9 Patienten war der Primärtumor unbekannt.

Die *mittlere Überlebensrate* betrug 14,8 Monate. Hierbei war der Primärtumor prognostisch bestimmend. Die längsten Überlebenszeiten sahen wir beim Plasmozytom und beim Schilddrüsenkarzinom. Erwartungsgemäß ergaben sich die kürzesten Überlebenszeiten beim Bronchial- und Darmkarzinom.

Von den *präoperativen Beschwerden* dominierten die Lumbalgien mit therapieresistenten Schmerzen vor der Frakturgefährdung mit drohendem Querschnitt und den neurologischen Symptomen. Postoperativ stand die Schmerzbeseitigung im Vordergrund der subjektiven Ergebniseinschätzung vor der Rückbildung der neurologischen Symptomatik.

Diskussion

Die Behandlung des Tumorpatienten mit Befall der Wirbelsäule bedarf der interdisziplinären Therapie. Hier müssen die Möglichkeiten der konservativen Behandlung abgeklärt und ausgeschöpft werden. Die Indikation zur *konservativen orthetischen Versorgung* ist bei Patienten mit beherrschbaren Schmerzen, ohne neurologische Symptomatik und ohne in naher Zukunft zu erwartende Instabilität, gegeben. Die Anpassung der Orthese hat so zu erfolgen, daß sie in ihrem Ausmaß so klein wie möglich, aber so effizient wie nötig ist. Gerade bei Tumoren, die ein gutes Ansprechen auf Hormon-, Zytostatika- und Strahlentherapie zeigen (z. B. Mamma-Ca), kann der betroffene Wirbelabschnitt zur Schmerzbehandlung erforderlichenfalls in einer Orthese stabilisiert werden. Da die Orthese für die meist älteren und kachektischen Patienten ein größeres Problem darstellt, ist die regelmäßige Kontrolle der Paßform und die Aufklärung des Patienten über den Sinn und Zweck der Orthese von nicht zu vernachlässigender Bedeutung.

Unterstützt werden muß jedwede orthetische Therapie durch eine begleitende Krankengymnastik zur Kräftigung der Muskulatur und physikalische Maßnahmen zur Prophylaxe ansatzendopathischer Beschwerden. Bei Ausschöpfung der vorhandenen konservativen Therapiemöglichkeiten ist für den Tumorkranken eine deutliche Verbesserung der Lebensqualität zu erreichen.

Bei einer tumorbedingten Instabilität und drohenden oder bereits vorhandenen neurologischen Ausfällen sowie dem Auftreten therapieresistenter Schmerzen ist die *Indikation zum operativen Vorgehen* jedoch gegeben. Einfließen müssen in die Operationsplanung Überlegungen bezüglich der Belastung des Patienten durch den Eingriff, sein Allgemeinzustand, die Lebenserwartung aufgrund des Primärtumors, Lage und Ausdehnung der Wirbelsäulenmetastase sowie die Möglichkeit der Rezidivprophylaxe durch eine adjuvante Chemo- oder Strahlentherapie. Operationstechnisch stehen dann die alleinige dorsale Instrumentierung, das ventrale Vorgehen mit Resektion des Wirbelkörpers und Stabilisierung des Defektes und der dorsoventrale Eingriff zur Verfügung [2, 6, 3].

Die alleinige dorsale Stabilisierung mit Dekompression wegen drohender Querschnittssymptomatik sollte nur noch bei Patienten, die einen polysegmentalen Wirbelkörperbefall aufweisen oder aufgrund ihres Allgemeinzustandes keine längeren Operationszeiten tolerieren, angewandt werden. Ein operativer Erfolg ist in diesem Falle nur zu erwarten, wenn die tumoröse Destruktion des Wirbelkörpers gering ist. Kommt es zu einer Tumorprogression, erweist sich die alleinige dorsale Instrumentierung als insuffizient. Es droht eine Kyphosierung mit daraus resultierenden neurologischen Komplikationen. Ihr Vorteil liegt alleine in der kurzen Operationszeit und der möglichst raschen Mobilisierung.

Das ventrale Vorgehen erlaubt einen guten Überblick über die Tumorausbreitung, jedoch nur eine marginale Ausräumung der befallenen Strukturen. Bei der kompletten Wirbelkörperresektion ist zudem die ventrale Dekompression nervaler Strukturen möglich. Der Funktionszustand des Myelons kann intraoperativ durch die Messung evozierter Potentiale bewertet werden [8]. Die Stabilisierung erfolgt dann mittels allogenem Knochen, Knochenzement oder Metallspongiosa und der Zielke-Brücke. Die Metallimplantate führen jedoch langfristig zur knöchernen Destruktion im Implantatlager und daraus resultierender Lockerung des Implantates. Aus diesem Grunde sollte die Verwendung dieser Implantate auf Ausnahmefälle (kurze Lebenserwartung) beschränkt bleiben. Die alleinige ventrale Instrumentierung erweist sich jedoch langfristig nur im oberen thorakalen und Halswirbelsäulenbereich als ausreichend rotationsstabil, im thorako-lumbalen und lumbalen Wirbelsäulenabschnitt nicht. Hier ist bei Verwendung von allogenem Knochen eine zusätzliche Ruhigstellung von 3 bis 6 Monaten notwendig, um eine knöcherne Stabilität zu erhalten [4]. Aufgrund dieser Problematik stellt die dorsoventrale Instrumentierung mit Laminektomie und transpedikulärer Fixierung zum jetzigen Zeitpunkt bei allen tumorösen Veränderungen im thorako-lumbalen Übergang und im lumbalen Wirbelsäulenabschnitt die Methode der Wahl dar. Voraussetzung hierfür ist, daß die Lebensprognose des Patienten gut ist und er sich in einem ausreichenden Allgemeinzustand befindet. Dieses Vorgehen beinhaltet die Vorteile der dorsalen und ventralen Operationsmethoden und ist bei einem zweizeitigen Vorgehen nicht belastender als jedes der einzelnen Verfahren. Es besteht ein weitgehender Überblick über die ventrale und dorsale Tumorausbreitung mit der Möglichkeit der radikalen Tumorausräumung. Außerdem ist postoperativ eine ausreichende Stabilität in allen Bewegungsebenen gewährleistet. Postoperativ kann die Mobilisation des Patienten rasch und ohne orthetische Versorgung erfolgen. Bei Lokalrezidiven ist durch die Laminektomie eine geringere Kompressionsgefahr nervaler Strukturen gegeben. Ein erhöhtes Infektrisiko nach vorausgegangener Bestrahlung, wie es bei einem notwendigen Zweiteingriff bei alleinigem ventralen Vorgehen vorhanden ist, wird vermieden. Durch das zweizeitige Vorgehen wird eine deutliche Reduktion der operationsspezifischen Belastung ohne nennenswerte Verlängerung des stationären Aufenthaltes erreicht, da auch hier die stationäre Verweildauer nur etwa vier Wochen beträgt.

Der Konsens unserer Threapiestrategie in der Behandlung von Wirbelsäulenmetastasen liegt darin, eine radikale Tumorentfernung bei dorsoventralem Vorgehen zu erreichen und eine komplete dorsale Dekompression in Form der durchgeführten Laminektomie zu bewirken. Gleichzeitig wird eine ausreichende Stabilisierung der betroffenen Segmente durch die transpedikuläre Implantatfixierung erreicht. Die Operationsbelastung wird beim zweizeitigen Vorgehen ebenso wie die stationäre Verweildauer so gering wie möglich gehalten. Die rasche Mobilisation und die sofortige Beschwerdebesserung erleichtert die Rehabilitation des Tumorkranken und verbessert seine Lebensqualität.

Literatur

1 Dominok, G. W.; Knoch, H. G.: Knochengeschwülste und geschwulstähnliche Knochenerkrankungen. Fischer, Jena 1982.
2 Griss, P.: Osteosynthesen und Wirbelkörperersatz bei Wirbelsäulentumoren. Orthopäde 16, 1987, 415.
3 Harrington, K. D.: Anterior decompression and stabilization of the spine as a treatment for vertebral collapse and spinal cord compression from metastatic malignancy. Clin. Orthop. 233, 1988, 177.
4 Malinin, T. I.; Brown, M. D.: Bone allografts in spinal surgery. Clin. Orthop. 154, 1980, 68.
5 O'Neill, J.; Gardner, V.; Armstrong, G.: Treatment of tumors of the thoracic and lumbar spinal column. Clin. Orthop. 227, 1988, 103.
6 Ritschl, P.; Eyb, R.; Samec, P.; Lack, W.; Kotz, R.: Behandlungsstrategie maligner Knochentumoren der Wirbelsäule. Orthopäde 16, 1987, 379.
7 Schmitt, O.; Kolles, H.: Das Lebenserwartungsdefizit. Ein Beurteilungskriterium für den Verlauf bösartiger Tumoren. Z. Orthop. 124, 1986, 587–591.
8 Valencak, E.; Löffler, W.; Meznik, F.; Vagacs, H.; Witzmann, A.; Reisecker, F.: Erfahrungen mit über 200 Brust- und Lendenwirbelkörperrekonstruktionen mittels vorderem Zugang in der Metastasenchirurgie. Intraoperative Funktionskontrolle mit spinal evozierten Potentialen. Acta Chir. Austr. 3, 1986, 133.

Entzündung

Entzündlich-rheumatische Syndrome der Wirbelsäule

H. Warnatz

Wenn man über die Beteiligung der Wirbelsäule bei entzündlich-rheumatischen Erkrankungen spricht, wird man zunächst an die Bechterew'sche Erkrankung denken. Dazu kommen die Spondarthritiden, die typischerweise bei der Reiter'schen Erkrankung, den enteropathischen Arthritiden und der Psoriasisarthritis beobachtet werden. Eher selten und meist in späten Stadien ist die Halswirbelsäule bei der chronischen Polyarthritis betroffen. Eine untergeordnete Rolle spielen Wirbelsäulenbeteiligungen bei Morbus Boeck und bei infektiösen Erkrankungen, z. B. bei Tuberkulose, Brucellose und pyogenen Infektionen.

Der kausale Zusammenhang zwischen genetschen Faktoren und exogenen Infektionen einerseits und dem Auftreten der Bechterew'schen Erkrankung bzw. von Spondarthritiden konnte in den vergangenen Jahren gesichert werden. Dieser Zusammenhang ist mit dem Faktor HLA B27 verbunden. Dabei handelt es sich um ein Erbmerkmal, das im MHC-Genort des 6. menschlichen Chromosoms determiniert wird, und das bei den verschiedenen Spondarthritiden mit wechselnder Frequenz vorkommt. Bei der SPA sind nur wenige klinisch und radiologisch gesicherte Fälle bekannt, bei denen das Merkmal HLA B27 negativ ist; es sind dann meist verwandte Antigene nachweisbar, wie die Frequenztabelle zeigt. Andererseits ist das Risiko von HLA B27-positiven Personen, eine SPA zu entwickeln, weniger als 2 Prozent, während Geschwister und Kinder von SPA-Patienten ein Risiko von 20 Prozent bei positivem Merkmal HLA B27 haben. Auch bei den anderen Spondarthritiden ist eine hohe Assoziation mit dem Merkmal HLA B27 nachgewiesen [9, 10] (Tab. 1).

Das gilt für die Psoriasis vulgaris nur, wenn gleichzeitig die Wirbelsäule befallen ist. Bei der chronischen Polyarthritis, und auch hier nur bei den seropositiven Formen, ist eine vergleichsweise schwache Assoziation mit dem Merkmal HLA DR4 (54% der cP-Patienten gegen 16% der Kontrollen) vorhanden.

Bei bestehender genetischer Prädisposition muß ein exogener Infekt hinzukommen, um die Spondarthritis auszulösen. Über die in Frage kommenden Infektionen, meist urogenitaler oder gastrointestinaler Lokalisation, wissen wir besonders bei der Reiter'schen Erkrankung und den enteropathischen Arthritiden genau Bescheid. Sie sind in der nachfolgenden Tabelle zusammengestellt [6, 8, 11]. Bei der SPA sind in den meisten Fällen bei oft Jahre zurückliegendem Beginn die auslösenden Infektionen nicht nachvollziehbar. Bei der Psoriasisarthritis ist ein infektiöses Agens nicht bekannt. Neuerdings werden bei der cP Diskussionen über eine virale Genese geführt.

In jüngster Zeit wurden interessante Daten vorgelegt, die eine Kreuzaktivität zwischen dem Merkmal HLA B27 und Antigenen von Enterobakterien, insbesondere Klebsiella K 43 als Ursache für die Immunpathogenese der SPA wahrscheinlich machen (Ebringer, Geczy) [4, 5]. Molekularbiologische Untersuchungen mit der RFLP (restriction fragment length polymorphism-Analyse) konnten darüber hinaus zeigen, daß Patienten mit SPA einen weiteren Suszeptibilitätsmarker besitzen, der bei SPA-Patienten mit peripherer Gelenkbeteiligung in 82 Prozent, bei solchen ohne in 42 Prozent und bei gesunden Personen in 27 Prozent vorkommt (Cohen) [2].

Pathologisch-anatomisch finden sich Verknöcherungen der Kapseln der kleinen Wirbelgelenke, der Iliosakralgelenke sowie im Bandscheibenbereich im

Tabelle 1: HLA und Spondarthritiden

	Frequenz HLA B-27	andere HLA-Antigene
Spondylitis ankylosans	85–90%	B7 Creg, Bw 16
mit Iritis	95–100%	–
Reiter Syndrom	63–76%	B7 Creg
mit Sakroiliitis, Iritis	90–100%	–
Enteropathische Arthritis	nicht vermehrt	–
mit Spondylitis	30–50%	
Psoriasis vulgaris	nicht vermehrt	B13, B17, B37, Cw6, DR 7
mit Spondarthritis	40–50%	Bw 38, BW 39
Normalbevölkerung	6–9%	

Gefolge entzündlicher Prozesse mit lymphozytären Infiltraten. Dabei konnten erhöhte Konzentrationen des entzündungsaktiven Zytokins Interleukin-1 im akuten Schub der SPA-Patienten von uns nachgewiesen werden. Während bei der chronischen Polyarthritis exsudative und proliferative Entzündungsprozesse gleichermaßen nachweisbar sind, steht die proliferative Tendenz mit Fibroplasie bei der SPA im Vordergrund. Dabei wird das fibroplasiefördernde Zytokin TGF β (transforming growth factor β) vermehrt gebildet. Am Stammskelett kommt es zu typischen metaplastischen ossifizierenden und osteolytisch destruierenden Prozessen (Tab. 2).

Tabelle 2: Pathologische Anatomie der Spondylitis ankylopoetica

1. Bandscheiben- und Kapselverknöcherung im Gefolge entzündlicher Prozesse mit lymphozytären Infiltraten bei besonderer proliferativer Tendenz (Fibroplasie)
2. Am Stammskelett typische metaplastisch ossifizierende und osteolytisch destruierende Prozesse
3. Viszerale Beteiligung (Fibrose der Aortenklappen, zystische Fibrose der Lungenvorderlappen)

Die Spondylitis ankylosans [1], auch P. Marie-Strümpell-Bechterew'sche Erkrankung genannt, kommt weltweit vor. Männer sind häufiger betroffen als Frauen (Verhältnis 10:1 bzw. 7.3). Die Krankheit beginnt zwischen dem 15. und 40. Lebensjahr. Sie beginnt häufig schleichend, so daß der Patient den Beginn der Erkrankung nicht angeben kann. Die Symptome können persistierend sein, oder aber es kommt zu einem intermittierenden schubhaften Verlauf. Seltener sind foudroyante Verlaufsformen mit Anämie, Gewichtsverlust und Fieber. Die Erkrankung beginnt in der Regel im Bereich der Iliosakralgelenke und breitet sich aufsteigend über die gesamte Wirbelsäule aus. Charakteristische Symptome sind Kreuzschmerzen, Nachmitternachtsschmerz und Morgensteifigkeit. Häufig werden ischialgiforme Beschwerden angegeben ohne neurologische Ausfallsymptome. Ein Cauda equina-Syndrom ist selten. Atemabhängige Schmerzen im Bereich des Brustkorbes treten mit Befall der Kostotransversalgelenke auf. Brustschmerzen können aber auch bei Befall des Manubriosternal- bzw. des Sternokulargelenkes beobachtet werden. Ein Befall der Hüftgelenke führt häufig zur Ankylose; nicht selten sind Enthesiopathien im Bereich der Ferse, der Trochanteren und Beckenknochen.

Als diagnostische Kriterien gelten die modifizierten New York-Kriterien der SPA. Daneben werden klinische Zeichen geprüft wie das Flèche-Zeichen, Finger-Bodenabstand, Mennell'sches Zeichen. Laborparameter der chronischen Polyarthritis sind eher uncharakteristisch. Für die Diagnosesicherung sind die radiologischen Zeichen von größter Wichtigkeit. Gegenüber den Röntgenmethoden besitzt die Szintigraphie in der Diagnostik der Spondylitis ankylosans eine geringere Bedeutung, allenfalls in der Differentialdiagnose. Diese ist breit gefächert, wie die Ursachen von Veränderungen der Iliosakralgelenke zeigen (Tab. 3 bis 6).

Ziel der Therapie ist es, Deformitäten der Wirbelsäule zu verhindern. Wichtig ist, die aufrechte Haltung der Wirbelsäule zu erhalten, z. B. durch Schlafen auf einer harten flachen Matratze mit einem kleinen Kopfkissen; regelmäßige krankengymnastische Übungen (Bechterew-Gymnastik einschließlich Atemübungen) sind erforderlich. Die Progredienz der Erkrankung aufhaltende Medikamente stehen derzeit nicht zur Verfügung. Die nicht-steroidalen Antirheumatika spielen in der Therapie eine wichtige Rolle, Schmerzen und Steife zu vermindern und die Übungsprogramme und die Beweglichkeit zu ermöglichen. Angewendet werden Antirheumatika vom Typ Indomethazin, Diclofenac, Piroxicam usw. Phenylbutazon sollte wegen seiner Nebenwirkungen (aplastische Anämie) nur verwendet werden, wenn andere nicht-steroidale Antirheumatika versagen. Kortikoide sind nicht erfolgreich; sie werden nur bei einer begleitenden Iridozyclitis angewandt. Chirurgische Korrekturen extremer Beugedeformitäten der Wirbelsäule ermöglichen eine Verbesserung der Haltung bei Patienten im Spätstadium.

Auf eine detaillierte Darstellung der Spondarthritiden [1] bei Psoriasis- und infektbedingten Arthritiden (Reiter-Syndrom, enteropathische Arthritiden) möchte ich aus Zeitgründen verzichten. Die Beteiligung der Wirbelsäule zeigt im wesentlichen die Merkmale der Spondylitis ankylosans, wobei auch hier zunächst die Iliosakralgelenke befallen werden, und bei Progredienz des Wirbelsäulenbefalls die typischen Merkmale der SPA das Krankheitsbild bestimmen. Daneben bestehen aber auch Unterschiede wie z. B. die Entwicklung sogenannter Parasyndesmophyten bei der Psoriasisarthritis. Therapeutisch wird man bei Kenntnis des Infektionserregers bei den infektbedingten Arthritiden eine entsprechende hochdosierte antibiotische Behandlung beginnen, zumal die Persistenz der Erreger auch im Gelenk bei einer Reihe von Infektionen nachgewie-

Tabelle 3: Modifizierte New York Kriterien der SPA

1. Tiefer Kreuzschmerz zumindest über 3 Monate, gebessert durch Bewegung, nicht gebessert in Ruhe.
2. Eingeschränkte Beweglichkeit der LWS in sagittaler und frontaler Ebene.
3. Eingeschränkte Thoraxbeweglichkeit (Atembreite)
4. Bilaterale Sakroiliitis (Grad 2–4)
5. Einseitige Sakroiliitis (Grad 3–4)

Tabelle 4: Laborparameter bei Spondylitis ankylopoetica

1. hohes BKS
2. Dysproteinaemie
3. Immunglobinspiegel erhöht
4. Normale Komplementspiegel
5. Normale Rheumaserologie: (Rheumafaktor, antinukleäre Antikörper negativ)
6. Nachweis des Merkmals HLA B-27

Tabelle 5: Röntgensymptome des Achsenskeletts bei Spondylitis ankylosans

1. *Becken*
   Sakroiliitis, meist bilateral
   Symphysitis
2. *Thorakolumbale Wirbelsäule*
   Spondylitis anterior, Spondylodiszitis
   Syndesmophyten, Bambusstab
   Verschmälerung der Bandscheibe,
   Kalzifizierung der Bandscheibe,
   Intervertebralarthritis
   Ossifikation der Längsbänder
3. *Halswirbelsäule*
   Spondylarthritis
   vordere Syndesmophyten
   Erosionen der Dornfortsätze

Tabelle 6: Ursachen von Veränderungen der Iliosakralgelenke

Spondylarthritiden
Arthrose
Gicht
Hyperparathyreoidismus
Tuberkulose, Brucellose
Pyogene Infektion
Neoplastische Metastasen
Familiäres Mittelmeerfieber
Paraplegie
Polychondritis
Whipple'sche Erkrankung
Paget'sche Erkrankung
Tuberose Sklerose

sen wurde. Daneben ist Behandlung mit Kortikoiden und Antirheumatika üblich. Die Behandlung der Psoriasisarthritis folgt im wesentlichen den Richtlinien der cP.

Bei der chronischen Polyarthritis steht die Wirbelsäulenbeteiligung nicht im Vordergrund. Die Iliosakralgelenke sind nur gelegentlich bei seropositiver erosiver chronischer Polyarthritis beteiligt, wobei dann die Patienten häufig HLA B27-positiv sind. Die Beteiligung der Halswirbelsäule ist häufiger als allgemein angenommen wird. Ihr Nachweis ist besonders wichtig bei Patienten mit atlantoaxialer Subluxation und Kompression des Halsmarkes. Diese Deformität ist im wesentlichen bedingt durch Erosionen des Dens axis mit Synovialitis vor und hinter dem Dens axis und Zerstörung des Bandapparates. Die Subluxation des Atlantoaxial-Gelenkes erfolgt in der Regel nach vorn mit mehr als 2,5 mm zwischen Atlas und Dens axis. Sie kann aber auch nach lateral oder nach oben erfolgen. Eine Analyse von 194 Patienten mit atlantoaxialer Subluxation oder atlantoaxialer Imposition zeigte, daß 20 Patienten eine Halsmarkkompression entwickelten [7]. Alle diese Patienten waren seropositiv. Neurologische Symptome traten auf, wenn die Distanz zwischen Atlas und Dens mehr als 8 mm betrug bei atlantoaxialer Imposition und bei lateraler Subluxation. Dabei ist die Häufigkeit zervikaler Komplikationen bei Männern mit 24 Prozent höher als bei Frauen mit 7,5 Prozent. Alarmsignale, die die Entwicklung einer zervikalen Myelopathie anzeigen, sind Nackenschmerzen, Kribbeln oder Taubheit der Hände und Füße, Harnverhalten oder Inkontinenz, springende Beine (spinale Automatismen). Bei der Untersuchung der Patienten zeigen sich dabei multiple neurologische Defekte. Selten findet sich Beeinflussung der Atmung.

Die Diagnostik besteht aus der physikalischen Untersuchung. Das diagnostische Verfahren der Wahl ist neben der Röntgendarstellung die Kernspintomographie. Die Myelographie wird heute seltener durchgeführt.

Therapeutisch sind konservative Maßnahmen wie Halskrawatte nur in Fällen ausreichend, bei denen eine Halsmarkkompression nicht nachgewiesen wird. Bei Halsmarkkompression ist die Vorstellung des Patienten beim Neurochirurgen unbedingt erforderlich. Eine Serie von 43 Patienten mit zervikaler Myelopathie bei rheumatoider Arthritis zeigte, daß 23 Patienten starben, darunter alle Fälle, die nicht chirurgisch behandelt wurden. Diese 9 nicht chirurgisch behandelten Patienten starben binnen einen Jahres [3]. Darüber hinaus bedürfen Patienten mit zervikaler Myelopathie, bei denen es sich in der Regel um hochaktive fortgeschrittene Fälle der cP handelt, einer intensiven physiotherapeutischen und medikamentösen Behandlung, die in der nachfolgenden Abbildung zusammengefaßt ist.

Literatur

1 McCarty, D. J.: Arthritis and allied conditions. 11. Ed. Lea & Febiger, Philadelphia/London 1989.
2 Cohen, D., et al.: Association of class I and class II MC restriction fragment polymorphism with HLA-related diseases. In: Albert, E. D.; Baur, H. P.; Mayr, W. R. (Eds.), Histocompatibility Testing 1984: Report of the 9th International Histocompatibility Workshop and Conference, Held in Munich, West Germany, May 6–11, 1984 and Vienna, Austria, May 13–15, 1984. Springer, New York 1984.
3 Crockard, H. A., et al.: Surgical treatment of cervical cord compression in rheumatoid arthritis. Ann. Rheum. Dis. 44, 1985, 809–816.
4 Ebringer, R. W.; Cawdell, D. R.; Cowling, P.; Ebringer, A.: Sequential studies in ankylosing spondylitis. Association of Klebsiella pneumoniae with active disease. Ann. Rheum. Dis. 37, 1978, 146–151.
5 Geczy, A. F.; Alexander, K.; Bashir, H. V.: A Factor(s) in Klebsiella filtrates specifically modifies an HLA-B27-associated cell-surface component. Nature 283, 1980, 782–784.
6 Keat, A., et al.: Chlamydia trachomatis and reactive arthritis: The missing link. Lancet 1, 1987, 72–74.
7 McCarty, D. J.: Clinical picture of rheumatoid arthritis. In.: D. J. McCarty, Arthritis and allied Conditions. 11. Ed. Lea & Febiger, Philadelphia/London 1989.
8 Panayi, G. S. (Ed.): Seronegative spondylarthropathies. Clin. Rheum. Dis. 11, 1985, 1–273.
9 Stastny, P.: Association of the B-cell alloantigen DRw4 with rheumatoid arthritis. N. Engl. J. Med. 298, 1978, 869–871.
10 Van der Linden, S.; Valkenburg, H. A.; de Jongh, B. M.: The risk of developing ankylosing spondylitis in HLA-B27 positive individuals. Arthritis Rheum. 27, 1984, 241–249.
11 Ziff, M.; Cohen, S. B. (Eds.): The spondylarthropathies. Adv. Inflammation Res. 9, 1985, 1–272.

Die rheumatische atlantoaxiale Instabilität
Indikation, Ergebnisse und Probleme der hinteren Fusion

K. Roosen[1], P. Eysel[1], J. Pospiech[2]

Die atlantoaxiale Dislokation ist mit 6 bis 7 Prozent eine relativ häufige Begleiterscheinung der primär chronischen Polyarthritis [12, 16]. Infolge der Entzündung des Atlantoaxialgelenkes kommt es zu einer zunehmenden Lockerung und schließlich Zerstörung des ligamentären Denshalteapparates mit begleitender peridentaler Pannusbildung. In der Mehrzahl der Fälle resultiert eine axiale Vertikaldislokation mit chronischer Druckschädigung des Rückenmarkes oder der Gefahr der akuten Myelonkompression durch Bagatelltraumen [16].

An den neurochirurgischen Universitätskliniken Essen und Gießen wurden von 1982 bis 1990 31 Patienten mit horizontaler, atlantoaxialer Dislokation bei primär chronischer Polyarthritis mit der dorsalen dynamischen Klammerspondylodese [8, 9] operativ behandelt. Die Bilanz dieser Behandlungsmethode soll im folgenden aufgezeigt werden.

Die Operationsindikation wurde immer und eindeutig gestellt bei neurologischen Ausfällen und/oder chronischen Schmerzen.

Bei der asymptomatischen, radiologisch nachgewiesenen, rheumatischen Segmentlockerung wurde die Entscheidung zur Operation vom Ausmaß der Dislokation abhängig gemacht (Abb. 1).

```
Myelopathie

chronisches Schmerzsyndrom

VADD > 5 mm
```

Abbildung 1: Indikation zur operativen Stabilisierung

Nach von Torklus und Gehle [16] ist ab Grad II der Instabilität, also bei einer vorderen atlantodentalen Distanz von mehr als 5 mm, davon auszugehen, daß das Ligamentum transversum keinen genügenden Halt mehr bietet (Abb. 2). Zur Prophylaxe der akuten atlantoaxialen Luxation mit Myelonkompression wurde die Operation in diesen Fällen auch bei subjektiver Beschwerdefreiheit indiziert. Die Notwendigkeit der prophylaktischen Stabilisierung belegt eine Untersuchung von Mikulowski et al. 1975 [7]. Es wurden Patienten mit chronischer, rheumatoider Polyarthritis untersucht, die plötzlich verstorben waren. In 11 Prozent der Fälle lag die Ursache in einer akuten Myelonkompression bei atlantoaxialer Instabilität. Zudem kann die frühzeitige Stabilisierung ein Fortschreiten der peridentalen Pannusbildung verhindern, die andernfalls in einem späteren Stadium die transorale Dens- und Pannusresektion erfordert. Eine MRT-Untersuchung bei 10 Patienten vor und nach dorsaler Stabilisierung konnte zeigen, daß es in allen Fällen nach der Operation zu einer Rückbildung des Pannus kam [5].

Die 31 operativ behandelten Patienten konnten durchschnittlich 16 Monate nach dem Eingriff untersucht werden. Wie auch bei der rheumatischen Grunderkrankung überwog bei der Geschlechtsverteilung der Anteil der Frauen (Abb. 3). Das Durchschnittsalter betrug 57 Jahre. Die Patienten befanden sich überwiegend im Stadium III und IV der PcP (Abb. 4), entsprechend der Klassifikation der amerikanischen Rheumagesellschaft [15] (Tab. 1).

Das Instabilitätssyndrom der oberen HWS manifestiert sich im Spätstadium der Erkrankung. 13,8 Jahre rheumatische Erkrankung standen im Mittel 10,3 Monate HWS-Beschwerden gegenüber (Abb. 5 und 6).

Das klinische Bild war zum überwiegenden Teil von lokalen, bewegungsabhängigen Schmerzen der Halswirbelsäule mit Ausstrahlung in den Hinterkopf beherrscht. Achtmal lag bereits eine Myelopathie vor, wobei 3 Patienten aufgrund ihrer Paresen gangunfähig waren. Eine Patientin wurde bei asymptomatischem Verlauf alleine wegen einer röntgeno-

---

[1] Neurochirurgische Klinik der Justus-Liebig-Universität Gießen (Leiter Prof. Dr. K. Roosen)
[2] Neurochirurgische Klinik der Universität Essen GHS (Leiter Prof. Dr. W. Grote)

Grad	Vordere Atlanto-Dentale Distanz (VADD)	Dens-Halteapparat
I	< 5 mm	intakt
II	5–10 mm	Lig. transversum zerstört
III	> 10 mm	zusätzlich Ligg. alaria zerstört

Abbildung 2: Einteilung anteriore atlantale Dislokation (nach v. Torklus/Gehle)

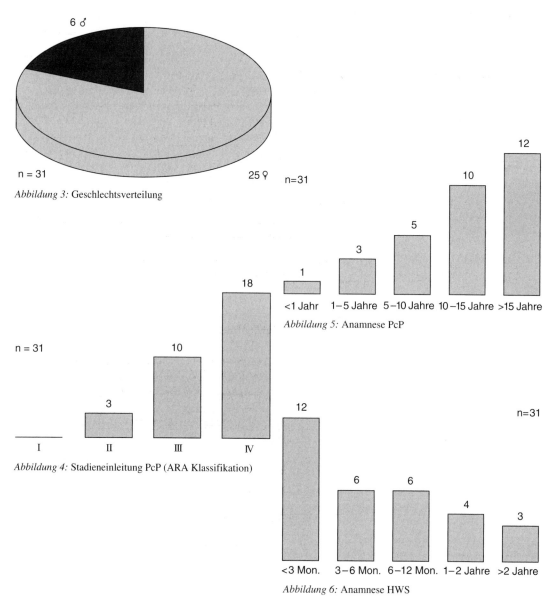

Abbildung 3: Geschlechtsverteilung

Abbildung 4: Stadieneinleitung PcP (ARA Klassifikation)

Abbildung 5: Anamnese PcP

Abbildung 6: Anamnese HWS

Tabelle 1

Klassifikation der PCP nach Stadien des Krankheitsprozesses (American Rheumatism Association)

Stadium	Röntgenbefund	Muskelatrophie	Extraartikuläre Veränderungen (subkut. Knoten) Tendovaginitis	Gelenk-deformation	Ankylose
I	Osteoporose	–	–	–	–
II	Osteoporose	Umgebung	evtl. vorhanden	–	–
III	Osteoporose, Knorpel- und Knochen-destruktion	ausgeprägt	evtl. vorhanden	Subluxation, ulnare Deviation, Hyperextension	–
IV	wie III, mit knöcherner Ankylose	ausgeprägt	evtl. vorhanden	wie III	fibröse oder knöcherne Ankylose

logisch nachgewiesenen vorderen atlantodentalen Distanz von 10 mm operiert (Abb. 7).

Röntgenologisch imponierten neben der Instabilität meist die typischen Osteolyse des Dens axis, die Arthritis der Kopfgelenke und in Einzelfällen der gleichzeitige Befall unterer Zervikalsegmente (Abb. 8). Im MRT konnte neben der typischen Densdestruktion häufig eine peridentale Pannusbildung beobachtet werden (Abb. 9).

Bei 3 der 31 Patienten wurde eine Spondylodese von HW 1 gegen 3 durchgeführt, zweimal, weil es der Situs erzwang, einmal wegen einer Fraktur des dünnen, entzündlich veränderten Axisbogens, der dem Druck der Klammer nicht standhielt (Abb. 10 und 11).

Der postoperative, klinische Verlauf war zufriedenstellend. Sowohl das Schmerzsyndrom als auch die neurologischen Defizite besserten sich beim Großteil der Patienten. Nur ein Patient gab trotz stabiler Spondylodese eine Zunahme der Beschwerden an (Abb. 12).

Die Patienten werden mobilisiert, sobald es die Beckenkammwunde erlaubt; auf eine äußere HWS-Stütze wurde in den meisten Fällen verzichtet. Die übungsstabile Osteosynthese ist nach 4 bis 6 Monaten abgeschlossen.

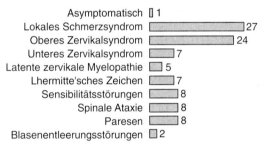

Asymptomatisch	1
Lokales Schmerzsyndrom	27
Oberes Zervikalsyndrom	24
Unteres Zervikalsyndrom	7
Latente zervikale Myelopathie	5
Lhermitte'sches Zeichen	7
Sensibilitätsstörungen	8
Spinale Ataxie	8
Paresen	8
Blasenentleerungsstörungen	2

Abbildung 7: Symptome/Neurologische Befunde bei rheumatischer atlantoaxialer Instabilität (N=31)

Akroosteolyse des Dens Axis	13
Arthritis der Kopfgelenke	2
Fixierte Subluxation HW 5/6	1
Instabile Subluxation HW 4/5	2

Abbildung 8: Radiologische Zusatzbefunde (n=31)

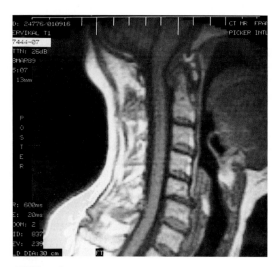

Dorsale Klammerspondylodese mit autologem Knochenspan HW1-2	28
Dorsale Klammerspondylodese mit autologem Knochenspan HW1-3	3
Zusätzliche transorale Densresektion	1
Zusätzliche kombinierte dorsoventrale Spondylodese HW 4-5	2

Abbildung 10: Operative Therapie (n=31)

Abbildung 9

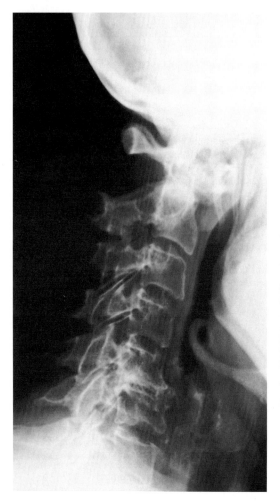

Abbildung 11a

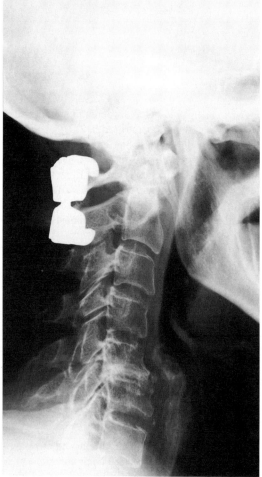

Abbildung 11b

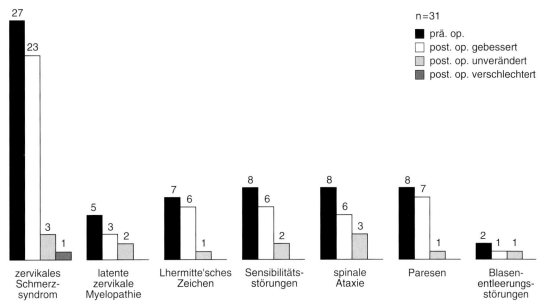

Abbildung 12: Klinischer Verlauf nach altantoaxialer Fusion

Oberfläche Wundheilungsstörung	1
Subfasziale Entzündung	1
Ausriß der Spina Iliaca Anterior Superior	1
Methodenspezifisch	
Intra-Op Bogenfraktur HW2	1
Implantatdislokation ohne Instabilität	3
Frühinstabilität (< 6 Monate)	6
Spätinstabilität (> 6 Monate)	2

Abbildung 13: Komplikationen (n=31)

Neben den allgemeinen Problemen interessieren vor allem die methodensepzifischen Komplikationen (Abb. 13). Dreimal wurde eine Implantatdislokation beobachtet – ohne Beschwerden und ohne Instabilität, deshalb erfolgte auch keine erneute Operation. Sechsmal kam es zur Frühinstabilität, d. h. innerhalb der ersten 6 Monate. Zweimal wurde eine Spätlockerung beobachtet. Unter den 8 Patienten mit einer postoperativen Instabilität wurde in fünf Fällen ein zweiteingriff notwendig. Die Absolutzahlen waren überraschend und verlangen eine weitere Analyse.

Betrachtet man die Komplikationen getrennt nach Jahr und Klinik, fällt 1989 aus dem Rahmen (Abb. 14). Bei 6 von 14 Patienten kam es zur erneuten postoperativen Instabilität. Dieses Phänomen steht im Widerspruch zu früheren und aktuellen eigenen Ergebnissen [9].

Drei Fragenkomplexe bieten sich zur Erklärung an:

1. Handelte es sich in diesen Fällen um besonders schwierige pathologisch-anatomische Veränderungen im Rahmen der PcP, die eventuell eine Kontraindikation gegen die Anwendung des Systems bedeutet hätten? Lagen technische Defekte des Implantates durch mangelhafte Fertigung vor?
2. Fehlte es vielleicht an operativer Erfahrung und Sorgfalt?
3. Eignet sich die dynamische Kompressionsklammer überhaupt zur Behandlung der rheumatischen Instabilität? Muß man nicht anderen Verfahren, z. B. der atlantoaxialen Verschraubung nach Magerl [6] den Vorzug geben?

Vergleicht man die Ergebnisse mit der Literatur, so fällt auf, daß, wenn überhaupt angegeben, die Rate der postoperativen Instabilität bei der nicht dynamischen dorsalen Fusion mit 7 bis 15 Prozent angegeben wird [1, 2, 3, 10, 11, 13, 14].

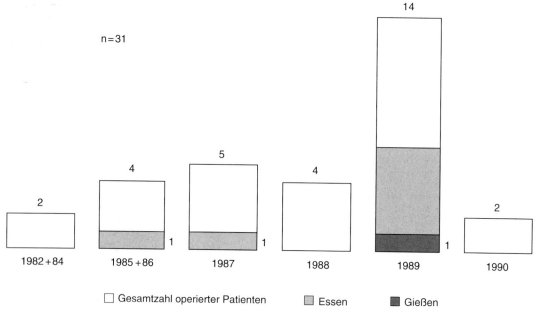

Abbildung 14: Postoperative Instabilität

Da die Resultate kontrovers sind, sollte hier weiter diskutiert werden. Eines darf man aufgrund dieser Erfahrungen jetzt schon feststellen: So einfach und sicher, wie wir die Methode immer propagiert haben, ist sie nicht. Sie gehört ausschließlich in die Hände des Erfahrenen, der mit Präzision, Geduld und Sorgfalt operiert. Er sollte mehrere Methoden beherrschen, um der pathologisch-anatomischen Situation gerecht zu werden.

Zusammenfassung

An den Neurochirurgischen Universitätskliniken Essen und Gießen wurden von 1982 bis 1990 31 Patienten mit rheumatischer atlantoaxialer Dislokation mit der dynamischen Kompressionsklammer von dorsal stabilisiert. Die Patienten wurden durchschnittlich 16 Monate nach dem Eingriff untersucht. Es wird berichtet über den klinischen Verlauf, die radiologischen Kontrolluntersuchungen mit Funktionsprüfung sowie über die Komplikationen der Therapie. Aufgrund der Ergebnisse und Probleme der Therapiemethode wird die Operationsindikation bei der radiologisch nachgewiesenen, aber klinisch noch asymptomatischen atlantoaxialen Luxation diskutiert.

Literatur

1 Brattström, H.; Brandt, L.; Ljunggren, B.: atlantoaxial dislocation in rheumatoid arthritis – signs and symptoms, radiographic pathology, operative techniques and results. In: Voth, D.; Glees, P. (Eds.): Diseases in the craniocervical junction. de Gruyter, Berlin/New York 1987, pp. 261–268.

2 Brito, N.; Klawki, P.; Schwarz, M.; Voth, D.: Late results in cases of atlantoaxial dislocations after dorsal fusion. In: Voth, D.; Glees, P. (Eds.): Diseases in the craniocervical junction. de Gruyter, Berlin/New York 1987, pp. 279–286.

3 Cybulski, G. R.; Stone, J. C.; Crowell, R. M.; Rifai, M. H. S.; Gandhi, Y.; Glick, R.: Use of Halifax interlaminar clamps for posterior C_1–C_2 Arthrodesis. Neurosurgery 22/2, 1988, 429–431.

4 Kalff, R.: Experimentelle biodynamische Untersuchungen verschiedener Spondylodeseverfahren im Bereich der Halswirbelsäule bei dorsaler Instabilität. Habilitationsschrift, Essen 1988.

5 Larsson, E. M.; Holtas, S.; Zygmunt, S.: Pre- and postoperative MR imaging of the craniocervical junction in rheumatoid arthritis. AJR 152/3, 1989, 561–566.

6 Magerl, F.; Seemann, P.: Stable posterior fusion of the atlas and axis by transartikular screw fixation. In: Kehr, P.; Weidner, A. (Eds.): Cervical spine I, Springer, Wien/New York 1985, pp. 179–190.

7 Mikulowski, P.; Wollheim, F. A.; Rotmil, P.: Sudden death in rheumatoid arthritis with atlantoaxial dislocation. Acta med. Scand. 198, 1975, 445–451.

8 Roosen, K.; Trauschel, A.; Grote, W.: Posterior atlantoaxi-

al fusion: a new compression clamp for laminar osteosynthesis. Arch. Orthop. Traumat. Surg. 100, 1982, 27–31.
9 Roosen, K.; Grote, W.; Trauschel, A.; Kalff, R.; Castro, W.: The role of the compression clamp for dynamic posterior fusion in rheumatoid atlantoaxial dislocation. In: Voth, D.; Glees, P. (Eds.): Diseases in the craniocervical junction. de Gruyter, Berlin/New York 1987, pp. 269–277.
10 Santavirta, S.; Slatis, P.; Kankaanpaa, V.; Sandelin, J.; Laasoren, E.: Treatment of the cervical spine in rheumatoid arthritis. J. Bone Joint Surg. Am. 70/5, 1988, 658–667.
11 Schürmann, K.: Operative stabilization of atlantoaxial dislocation combined with cervical cord compression (myelopathy) in rheumatoid arthritis. In: Voth, D.; Glees, P. (Eds.): Diseases in the cranio-cervical junction. de Gruyter, Berlin/New York 1987, pp. 249–259.
12 Sharp, J.; Purser, D. W.: Spontaneous atlantoaxial dislocation in ankylosing spondylitis and rheumatoid arthritis. Ann. rheum. Dis. 20, 1961, 47–57.
13 Sherk, H. H.; Snyder, S. J.: An exceptional case analysis of upper posterior neck fusion. Orthop. Trans. 3, 1979, 125–134.
14 Steiger, U.; Gschwend, N.: Surgical treatment for instability in cranio-cervical bones and their joints in rheumatoid arthritis. In: Voth, D.; Glees, P. (Eds.): Diseases in the craniocervical junction. de Gruyter, Berlin/New York, 1987, pp. 241–248.
15 Steinbrocker, O.; Traeger, C. H.; Battermann, R. C.: Classification of rheumatoid arthritis. J. Amer. med. Ass. 140, 1949, 659–671.
16 v. Torklus, D.; Gehle, W.: Die obere Halswirbelsäule, 3. Aufl., Thieme, Stuttgart/New York 1987.

Fusionen am kraniozervikalen Übergang bei chronischer Polyarthritis

A. Weidner

Einleitung

Die chronische Polyarthritis befällt vorwiegend die Gelenke der Extremitäten. Bei 80 Prozent aller Patienten, die über eine längere Zeit an einer chronischen Polyarthritis leiden, ist auch der Befall der Halswirbelsäule nachgewiesen [3].

Bevorzugt ist die obere Halswirbelsäule mit Lockerung der atlantodentalen Bandverbindung. Wegen der Nähe des Rückenmarks und der Vertebralarterien sind fatale neurologische Komplikationen zu befürchten [11]. Marks und Sharp [8] fanden, daß mehr als 50 Prozent derjenigen Patienten an den Folgen einer atlantodentalen Lockerung verstarben, bei denen klinisch eine zervikale Myelopathie nachzuweisen und die Subluxation nicht operativ stabilisiert worden war. Dieser Befund demonstriert die eminente Bedeutung der Stabilisierung des kraniozervikalen Übergangs bei Patienten mit atlantodentaler Lockerung.

Diagnostik

Man unterscheidet vier verschiedene Formen der Subluxation am kraniozervikalen Übergang:

1. Die horizontale ventrale Subluxation ist die häufigste Form. Die lateralen Ansätze des Ligamentum transversum sind durch das rheumatoide Pannusgewebe zerstört, wobei auch durch die Steroidbehandlung eine zusätzliche Schwächung eintreten kann.
2. Die horizontale dorsale Luxation ist selten und entsteht, wenn der Dens durch das rheumatoide Gewebe zerstört ist und der ventrale Bogen des Atlas über den zerstörten Dens nach dorsal rutschen kann.
3. Die transversale oder rotatorische Luxation entsteht, wenn nur ein atlantoaxiales Gelenk von der rheumatoiden Arthritis befallen wird. Diese Subluxation ist ebenfalls selten.
4. Die vertikale Subluxation entwickelt sich, wenn die oberen Kopfgelenke durch die rheumatoide Arthritis angegriffen sind. Hierdurch tritt die Schädelbasis tiefer, bzw. der Dens tritt in die hintere Schädelgrube ein.

Die *Röntgenübersichtsaufnahme* ist trotz anderer moderner Verfahren die wichtigste Untersuchungsmethode. Die Instabilität ist aber nur auf den Funktionsaufnahmen nachzuweisen (Abb. 1). Die Distanz zwischen der dorsalen Begrenzung des vorderen Atlasbogens und der vorderen Fläche des Dens beträgt bei Erwachsenen maximal 3 mm in der Flexionsstellung. Bis zu einer Distanz von 6 mm ist das Ligamentum transversum noch intakt, jenseits von 18 mm ist der Bandapparat des kraniozervikalen Übergangs nicht mehr in der Lage, die Kompression des Rückenmarks durch den Dens zu verhindern [4].

Mit Hilfe der *Computertomographie* (Abb. 2) lassen sich transversale Schichten des kraniozervikalen Übergangs abbilden. Eine CT-Untersuchung mit Kontrastmittel im Liquorraum macht eine Kompression des Rückenmarks durch den verlagerten Dens sichtbar. Auch diese Untersuchungen sollten immer in Extensions- und Flexionsstellung erfolgen. Nachteil ist, daß eine Liquorpunktion notwendig ist.

Die *Magnetresonanzuntersuchung* (Abb. 3a, b) ist für Verlaufsuntersuchungen besonders geeignet, da sowohl das Rückenmark als auch der Subarachnoidalraum und das rheumatoide Gewebe auch ohne intrathekale Kontrastmittelgabe gut dargestellt werden können. Nicht immer komprimiert der Dens allein das Rückenmark. Auch rheumatoides Pannusgewebe kann zusätzlich raumfordernd sein. Die MR-Untersuchung sollte ebenfalls in Flexions- und Extensionsstellung erfolgen. Dies ist jedoch aus technischen Gründen nicht immer möglich, so daß die atlantodentale Distanz der Magnetresonanzuntersuchung mit der atlantodentalen Distanz der Röntgenfunktionsaufnahme verglichen werden sollte, um die reale Kompression des Rückenmarks abschätzen zu können.

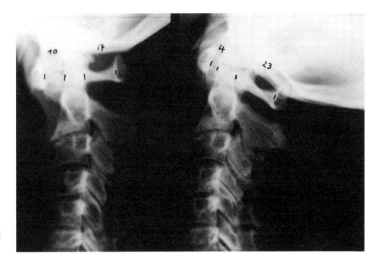

Abbildung 1: Atlantodentale Lockerung. Zunahme der atlantodentalen Distanz auf 10 mm bei Flexion (links).

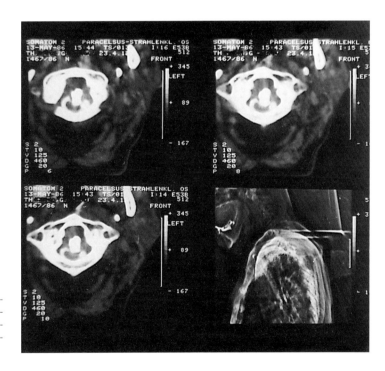

Abbildung 2: Kompression des Rückenmarks durch den Dens. Computertomographie mit intrathekaler Kontrastmittelgabe. Untersuchung in Flexionsstellung.

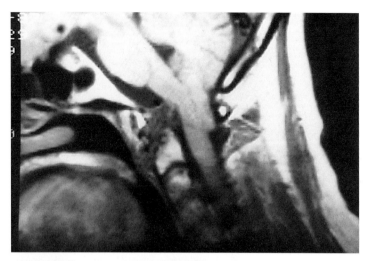
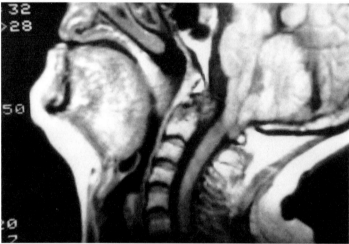

Abbildung 3: MR mit ventraler Kompression des Rückenmarks (a) durch rheumatoides Pannusgewebe bei Tonsillentiefstand (Chiari-Malformation). In der Extension (b) Kompression des Rückenmarks von dorsal durch tiefstehende Kleinhirntonsillen.

Krankengut

Zwischen 1983 und 1988 haben wir 51 Fusionen am kraniozervikalen Übergang durchgeführt. Bei 37 Patienten mit rheumatoider Arthritis wurden 42 Stabilisierungsoperationen vorgenommen (Tab. 1). Das Durchschnittsalter betrug 57 Jahre (31 bis 79 Jahre). Betroffen von dieser Erkrankung ist vorwiegend das weibliche Geschlecht (31 von 37 Patienten). Die atlantodentale Distanz betrug im Mittel 12 mm (6 bis 20 mm). Alle Patienten klagten über therapieresistente Nackenschmerzen. Bei 25 Patienten ließ sich eine zervikale Radikulo-Myelopathie nachweisen.

Tabelle 1: Anzahl der kraniozervikalen Fusionen sowie die Pseudarthrosenrate bei 37 Patienten mit chronischer Polyarthritis

OP-Verfahren	Anzahl	Pseudarthrosen
Occiput-HWS	*13*	2
Roy-Camille	6	
Brattström	4	
Fielding	3	
HW 1–HW 2	*29*	
Brooks	16	3
Roosen-Trauschel	4	1
Magerl, modifiziert	9	

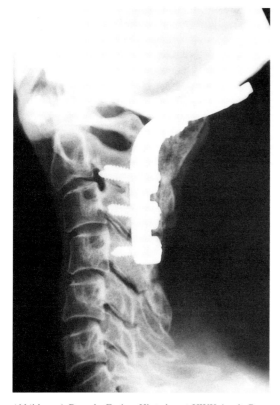

Abbildung 4: Dorsale Fusion Hinterhaupt-HWK 4 mit Roy-Camillen-Platten und Beckenkammspänen.

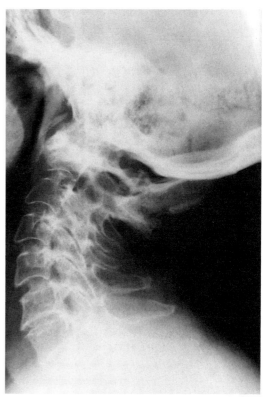

Abbildung 5: Fusion Hinterhaupt-HWK 2 nach Fielding. 6 Monate postoperativ nach Erweiterung des Foramen magnum und Atlasbogenresektion. MR-Bilder dieser Patientin s. Abbildung 3a und b.

Bei 12 Patienten wurden keine neurologischen Ausfälle festgestellt, sondern ausschließlich Schmerzen. Eine Korrelation zwischen dem Ausmaß der atlantodentalen Distanz und den neurologischen Ausfällen ließ sich in unserem Krankengut nicht nachweisen.

Operationsverfahren

Fusion Hinterhaupt – obere HWS

Eine Fusion des Hinterhaupts mit der oberen Halswirbelsäule wurde nur bei zusätzlicher vertikaler Subluxation vorgenommen, um eine Progredienz zu verhindern. Roy-Camille [10] entwickelte eine Platte, die an das Hinterhaupt geschraubt und transpedunkulär mit der oberen Halswirbelsäule verbunden wird (Abb. 4). Zusätzlich werden autologe Knochenspäne angelagert, damit eine Spondylodese entsteht. Der Atlasbogen kann zusätzlich zur Entlastung des Rückenmarks reseziert werden. Eine Halo-Immobilisation ist postoperativ nicht notwendig.

Bei der Methode von Brattström [1] wird anstelle der Metallplatte eine Drahtkonstruktion benutzt, die vor Lockerung mit Knochenzement geschützt wird.

Sowohl bei der Fusion nach Roy-Camille [10] als auch nach Brattström [1] ist in unserem Krankengut je eine Pseudarthrose aufgetreten. Beide Patientinnen gaben keine Schmerzen an, und der neurologische Befund verschlechterte sich nicht, so daß eine Revisionsoperation bisher nicht erfolgte. Verlaufskontrollen sind jedoch notwendig.

Fielding [5] falzt ohne Metallfixation einen Beckenkammspan zwischen Hinterhaupt und Dornfortsatz des 2. Halswirbels. Postoperativ muß in allen Fällen vier bis sechs Wochen mit einem Halo ruhiggestellt werden. Diese Methode hat ihre Berechtigung, wenn postoperative MR-Kontrollen notwendig sind, die durch Metallimplantate gestört würden. Dies ist bei Patienten mit neurologischen Ausfällen oder auch bei Fehlbildungen notwendig: in unserem Krankengut war bei einer Patientin mit atlantodentaler Lockerung und einer Arnold-Chiari-Malformation (Tiefstand der Kleinhirntonsillen) eine zusätzliche Resektion des Atlasbogens und die Erweiterung des Foramen magnum notwendig. Hier ließ sich durch die Methode nach Fielding [5] eine ausreichende Stabilisation des kraniozervikalen Übergangs erreichen (Abb. 5).

Fusion 1. und 2. Halswirbel

Bei einer atlantodentalen Lockerung ohne zusätzliche Destruktion der Kopfgelenke ist eine Fusion zwischen dem 1. und 2. Halswirbel ausreichend. Es stehen drei Methoden zur Verfügung:

Am häufigsten haben wir die Methode nach Brooks [2] vorgenommen, dabei werden Drähte beidseits um die Wirbelbögen des 1. und 2. Halswirbels gelegt und je ein Beckenkammspan zwischen den Halbbögen fixiert.

Statt einer Drahtcerclage verwendet man bei der Methode nach Roosen, Grote und Trauschel [9] Kompressionsklammern und vermeidet, daß mit der Cerclage Draht in den Spinalkanal geführt werden muß. Nachteil dieser Methode ist, daß durch die Kompressionsklammern relativ wenig Raum zur Anlagerung von Knochen zur Verfügung steht.

In unserem Krankengut sind nach dem Verfahren von Brooks [1] und nach Roosen, Grote und Trauschel [8] je eine Pseudarthrose aufgetreten, die jeweils revidiert werden mußten.

Magerl und Seemann [7] beschreiben die transartikuläre Verschraubung der Gelenke zwischen dem 1. und 2. Halswirbel von dorsal (Abb. 6a, b). Da die

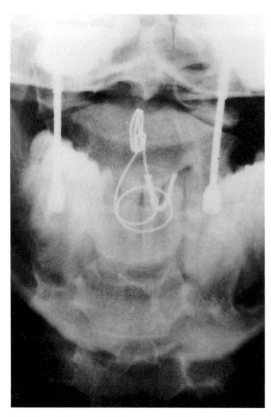
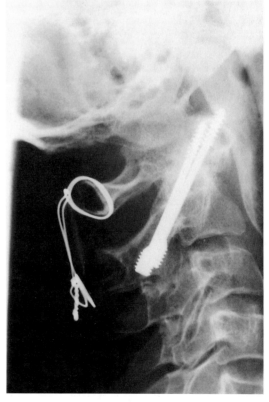

Abbildung 6: Röntgenbild einer transartikulären Verschraubung nach Magerl [7]. Zusätzlich mediale dorsale Drahtcerclage. zwischen Atlasbogen und Dornfortsatz HW 2 Anlagerung eines Beckenkammspans.

Reposition des nach dorsal verlagerten Dens bei rheumatoider Arthritis in Extensionsstellung vorgenommen werden muß, ist die Bohrrichtung des Schraubkanals relativ steil, so daß die paravertebrale Muskulatur von der Halswirbelsäule bis zum 7. Dornfortsatz abpräpariert werden muß. Wir haben daher die Methode so modifiziert, daß die Muskulatur nur bis zum 3. Halswirbel abgelöst werden muß: unter Bildwandlerkontrolle wird dann von kaudal und lateral des medialen Hautschnitts perkutan eine Bohrhülse in der späteren Bohrrichtung eingebracht und bis an den medialen Rand der kaudalen Gelenkfacette des 2. Halswirbels vorgeschoben. Durch die perkutan gelegte Bohrhülse wird jetzt der Schraubenkanal gebohrt und eine Doppelgewindeschraube eingedreht. Beide Gewinde besitzen eine unterschiedliche Steilheit und erzeugen somit auch eine Kompression auf die Gelenkflächen des 1. und 2. Halswirbels. Diese Schrauben wurden ursprünglich von Knöringer [6] zur ventralen Densverschraubung benutzt. Die Verschraubung wird durch eine dorsale mediale Drahtcerclage verstärkt. Wenn jedoch neben der Fusion auch eine Resektion des Atlasbogens zur Dekompression des Rückenmarks notwendig ist oder eine Atlasbogenspalte besteht, ist dies nicht möglich. Wir haben dann autologe Späne an die dekortizierte Gelenkfläche angelagert.

Pseudarthrosen sind auch unter diesen Bedingungen bei einer Nachbeobachtungszeit von mindestens sechs Monaten nicht aufgetreten.

Nach unseren Erfahrungen ist das Verfahren nach Magerl [7] die Methode der Wahl bei einer atlantodentalen Lockerung im Rahmen einer chronischen Polyarthritis.

Komplikationen

Komplikationen intraoperativ traten nicht auf. In der Gruppe mit Fusionen zwischen Hinterhaupt und oberer HWS sind 2 Patienten am 6. bzw. 8. postoperativen Tag verstorben. Beide Patienten litten unter einer ausgeprägten zervikalen Myelopathie. Postoperativ trat eine Veschlechterung des neurologischen Befundes nicht auf, und eine Implantatlockerung war nicht nachzuweisen. Todesursache waren kardiopulmonale Funktionsstörungen.

Indikationen zur Operation

Der Nachweis einer Kompression des Rückenmarks (MR oder CT) mit neurologischen Störungen stellt eine Indikation zur Fusion dar. Bei einer Progredienz der atlantodentalen Lockerung ist auch ohne neurologische Ausfälle eine Operation zu erwägen. Aus diesem Grunde sind halbjährliche bis jährliche Verlaufskontrollen bei Patienten mit einer atlantodentalen Distanz von über 6 mm notwendig. Bei zusätzlicher vertikaler Subluxation muß eine Fusion der oberen HWS mit dem Hinterhaupt erfolgen, um eine Progredienz zu verhindern. Die transorale Resektion des Dens ist nur in Ausnahmefällen notwendig.

Literatur

1 Brattström, H.; Brandt, L.; Ljunggren, B.: Atlanto-axial dislocation in rheumatoid arthritis – signs and symptoms, radiographic pathology, operative techniques and results. In: Voth, D.; Glees, P. (Eds.) Diseases in the cranio-cervical junction. Walter de Gruyter, Berlin 1987, S. 261–268.

2 Brooks, A. L.; Jenkins, E. W.: Atlanto-axial arthrodesis by the wedge compression method. J. Bone Jt. Surg. A 60, 1978, 279–284.

3 Conlon, P. W.; Isdale, I. C.; Rose, B. S.: Rheumatoid arthritis of the cervical spine. An Analysis of 333 cases. Ann. rheumat. Dis. 25, 1966, 120–126.

4 Dirheimer, Y.: The craniovertebral region in chronic inflammatory rheumatic diseases. Subluxations – Ligamentous Lesions. Springer, Berlin 1977, S. 66–95.

5 Fielding, J. W.: Rheumatoid arthritis of the cervical spine. In: Instructional course lectures. The American Academy of Orthopaedic Surgeons, St. Louis, C. V. Mosby, Vol. 32, 1983, 114–131.

6 Knöringer, P.: Osteosynthesis in patients with malignant tumors of the cervical vertebral column: indications, technique, and results. In: Wenker, H. et al. (Eds.), Neurosurgery, Vol. XIV, Springer, New York 1986, S. 125.

7 Magerl, F.; Seemann, P.-S.: Stable posterior fusion of the atlas and axis by transarticular screw fixation. In: Cervical Spine I, Ed. P. Kehr, A. Weidner. Springer, Wien 1987, S. 322–327.

8 Marks, J. S.; Sharp, J.: Rheumatoid cervical myelopathy. Quart. J. Med. 50, 1981, 307.

9 Roosen, K.; Grote, W.; Trauschel, A., et al.: The role of the compression clamp for dynamic posterior fusion in rheumatoid atlanto-axial dislocation. In: Voth, O.; Glees, P. (Eds.), Diseases in the cranio-cervical junction. Walter de Gruyter, Berlin 1987, S. 269–277.

10 Roy-Camille, R.; Mazel, Ch.; Saillant, G.: Treatment of cervical spine injuries by a posterior osteosynthesis with plates and screws. In: Kehr, A.; Weidner, A. (Eds.), Cervical Spine I, Springer, Wien 1987, S. 163–174.

11 Vogelsang, H.; Zeidler, H.; Wittenborg, A., et al.: Rheumatoid cervical luxations with fatal neurological complications. Neuroradiology 6, 1973, 87–92.

Indikation zur operativen Stabilisierung von Halswirbelsäulenfrakturen bei Morbus Bechterew

W. Kocks, K. M. Stürmer

Die Spondylitis ankylopoetica gehört zum Formenkreis der chronisch entzündlichen Gelenkserkrankungen. Vorwiegend werden junge Männer befallen. Das Geschlechtsverhältnis liegt bei 10:1. Eine familiäre Häufung ist bekannt, die genetische Disposition wird durch das HLA-Antigen B 27 angezeigt, das in 90 Prozent der Fälle positiv ist.

Das Wesen der Krankheit besteht in chronisch rezidivierenden Entzündungsprozessen mit Neigung zur Verkalkung des Diskus intervertebralis, der paravertebralen Bindegewebe, der kleinen Wirbelgelenke, der Iliosakralgelenke und in einem Drittel der Fälle der Hüft-, Knie- und Schultergelenke.

Die daraus resultierende Ankylose der Wirbelsäule verändert dieses Organ, zu dessen Hauptfunktionen die Beweglichkeit gehört, in seinen biomechanischen Eigenschaften ganz erheblich und ist, neben der Osteopenie und der häufigen Kyphosierung einer der Gründe für die außergewöhnliche Vulnerabilität dieser Patienten gegenüber Wirbelsäulentraumen.

Patientengut

Bei 7 Patienten mit Halswirbelsäulenfrakturen und Morbus Bechterew wurde die Indikation zu einer operativen Therapie gesehen. Dies macht fast 5 Prozent des gesamten Patientenguts aus. Bei allen Patienten, sämtlich männlichen Geschlechts, war die Grunderkrankung schon seit Jahren bekannt (Tab. 1). Die Besonderheiten bei Wirbelverletzungen und Morbus Bechterew sind alle den Patientendaten in Tabelle 1 zu entnehmen:

1. Es handelt sich häufig um *Bagatelltraumen* wie Stürze oder leichte Auffahrunfälle. Diese geringe Krafteinwirkung wird jedoch durch die *verlängerten Hebelarme* des „rigiden Bambusstabes" zu einem außergewöhnlichen Drehmoment verstärkt (Abb. 1).
2. Bevorzugte Lokalisation sind die *unteren Halswirbelsäulensegmente*.
3. Typischerweise finden sich die *Frakturen im Bereich der verkalkten Bandscheibe* (Abb. 2).
4. Fast immer sind *sämtliche Wirbelanteile,* d. h. ventrale und dorsale Säulen, betroffen. Deshalb besteht eine wesentlich höhere *Neigung zur Instabilität,* die noch durch die vorher erwähnten längeren Hebelarme verstärkt wird.

Diese höhere Instabilitätsneigung wiederum erklärt die häufigeren neurologischen Defizite im Gegensatz zum Patientengut ohne Morbus Bechterew.

Ergebnisse

Sechs von sieben operativ behandelten Patienten wurden zunächst mittels Extension mit Crutchfield-Klammer behandelt. Bei ungenügender Reposition durch vorsichtiges Steigern der Extensionsgewichte wurde bei zwei Patienten eine Fazettektomie notwendig. Wegen der Beteiligung aller Wirbelanteile und der erheblichen Dislokationen war eine alleinige ventrale Spondylodese nur in einem Fall ausreichend. Da bei dem Patienten eine primäre Tetraplegie bestand, begnügte man sich hier mit einer zusätzlichen externen Ruhigstellung durch eine Halskrawatte. Bei den übrigen Patienten waren immer ventrale und dorsale Zugänge notwendig, sei es zur dekompressiven Laminektomie, zur Entharkung durch Fazettektomie, zur globalen Spondylodese oder zu einer Kombination dieser Operationsverfahren. Die Indikation zu diesen aufwendigen Operationsverfahren wird durch die guten postoperativen neurologischen Verläufe unterstützt (Tab. 2). Bei fünf der sieben Patienten kam es zu einer Verbesserung des Neurostatus, in zwei Fällen blieb er unverändert. Der Schmerz war bei allen Patienten postoperativ verschwunden. Der durchschnittliche Beobachtungszeitraum liegt jetzt bei 39 Monaten.

Tabelle 1: Anamnese – Verlauf – Operationsmethoden

			Halswirbelsäulenfrakturen bei Morbus Bechterew			
Alter Geschlecht	M. Bechterew seit	Trauma-mechanismus	Lokalisation	Zeitraum Trauma - OP	Extension	OP
43 J. ♂	22 J.	zu Boden gestürzt - gestolpert -	HWK 4	13 M.	ø	ventrale Platte HWK 3-5 später: Laminektomie + externe Fixierung
43 J. ♂	12 J.	Fahrradsturz	HWK 6/7	3 M.	7 T.	Fazettektomie ventrale Platte HWK 6-7
30 J. ♂	5 J.	Treppensturz - C_2H_5OH -	HWK 4/5	2 T.	1 T.	ventrale Platte HWK 4-5 externe Fixierung
64 J. ♂	43 J.	Auffahrunfall	HWK 6/7	21 M.	1 T.	ventrale Platte HWK 6-7 Laminektomie + Kompressionsklammer
42 J. ♂	10 J.	von Mitpatienten angegriffen u. gestolpert	HWK 6/7	15 T.	1 T.	ventrale Platte HWK 6 - BWK 1 Kompressionsklammer HWK 6-7
64 J. ♂	30 J.	Sturz auf der Toilette	HWK 6/7	19 T.	1 T.	ventrale Platte HWK 6-7 Kompressionsklammer HWK 6-7
57 J. ♂	10 J.	Sturz gegen Heizkörper	HWK 6/7	2 T.	1 T.	Fazettektomie + Laminektomie HWK 6+7 ventrale Platte HWK 6-7 Kompressionsklammer HWK 6-7

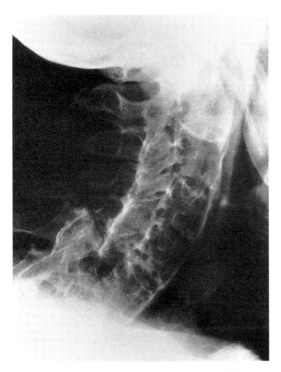

Abbildung 1: „Bambusstabwirbelsäule" bei Spondylitis ankylopoetica

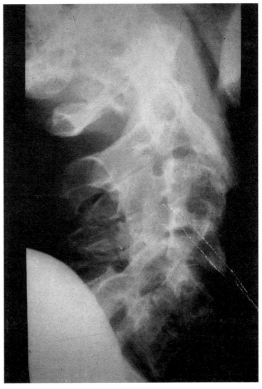

Abbildung 2: Fraktur im Bereich der verkalkten Bandscheibe

Tabelle 2: Neurostatus – Verlauf

	Aufnahme	Verlauf
I		4
II	2	
III	3	1
IV	1	2
V	1	

Diskussion

Patienten mit Spondylitis ankylopoetica verdienen aus neurochirurgischer Sicht besondere Aufmerksamkeit:

1. Etwa 12 Prozent der Patienten mit Morbus Bechterew erleiden in ihrem Leben eine Wirbelsäulenfraktur, 57 Prozent davon mit neurologischen Ausfällen.
2. Schon Bagatelltraumen können zu ausgedehnten Halswirbelsäulenverletzungen führen. Die außergewöhnliche Anfälligkeit liegt in der Ankylose, der Osteopenie und der häufigen Kyphose begründet. Die Unterschätzung dieser Bagatelltraumen und die bevorzugte Lokalisation in den unteren Halswirbelsäulensegmenten erklären den häufig verspäteten Behandlungsbeginn, sei es durch Unterlassung der radiologischen Diagnostik oder aber durch die schlechte Beurteilbarkeit der unteren Halswirbelsäulensegmente, die vor allem durch die geringe Beweglichkeit der Patienten, die Kyphose und den hohen Schulterstand beeinträchtigt wird.
3. Ankylose und globale Wirbelverletzungen, d. h. ventral und dorsal bedingen eine hohe Instabilitätsneigung, die wiederum einen hohen Anteil auch verspätet auftretender neurologischer Defizite mit sich bringt.
4. Eine konservative Einheilung des verletzten Segmentes in extremer Luxationsstellung kann für den Patienten auch erhebliche subjektive Nachteile mit sich bringen wie z. B. die Unmöglichkeit des Blicks nach geradeaus, da eine Kompensation durch die fehlende Restbeweglichkeit der Wirbelsäule unmöglich ist. Vor der Stabilisierung ist deshalb eine möglichst optimale Reposition anzustreben. Gelingt dies nicht durch eine vorsichtige, evtl. auch längere externe Traktion, muß die Reposition offen erfolgen.
5. Die Operationsverfahren sind wegen der globalen Instabilität, der häufigen Dislokationen und der neurologischen Ausfälle aufwendig (Abb. 3), aber wie unsere Ergebnisse zeigen, lohnend. Die Notwendigkeit einer globalen, d. h. ventralen und dorsalen Spondylodese wird in der Literatur sehr kontrovers diskutiert. Die bekanntermaßen gesteigerte osteogenetische Potenz beim Morbus Bechterew ist für manche Autoren Grund genug, die Stabilisierung nur über einen Zugang, d. h. entweder ventral oder dorsal, durchzuführen und anschließend mit einer semirigiden externen Fixierung die rasche knöcherne Einheilung abzuwarten. Wichtig erscheint uns jedoch vor allem, daß das Segment korrekt reponiert ist.

Literatur beim Verfasser

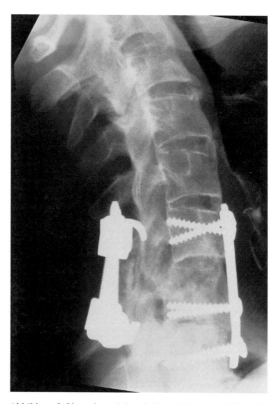

Abbildung 3: Ventrale und dorsale Spondylodese bei Halswirbelsäulenfraktur und Morbus Bechterew

Degenerative Erkrankungen

Dorsale Foraminotomie zur Behandlung des lateralen zervikalen Bandscheibenvorfalls

W. Braun

Die dorsale Foraminotomie, also das operative Vorgehen von hinten, konkurriert bei der lateralen zervikalen Wurzelkompression mit dem Zugang von vorn, der eine Diskektomie einschließt.

Ist der ventrale Eingriff bei mittelständigen Prozessen mit neurologischen Zeichen seitens der langen Bahnen unbestritten, so erlaubt die dorsale Foraminotomie nach unseren Erfahrungen bei über 600 Eingriffen eine risikoarme und erfolgreiche Wurzelentlastung, sei es durch Entfernung sequestrierter oder weicher Prolapse oder durch Dekompression bei harten osteophytischen Bedrängungen.

Unabhängig voneinander haben Frykholm [9] und Scoville [19] Mitte der vierziger Jahre Methoden für die intraforaminale Wurzelfreilegung erarbeitet, die in teilweise modifizierter Form weiter verfolgt wurden und – so scheint mir – gegenüber der Bevorzugung der ventralen Fusionsoperation in den vergangenen Jahrzehnten in jüngster Zeit wieder an Boden gewinnen.

Von ausschlaggebender Bedeutung ist, daß man die Operation am sitzenden Patienten durchführt. In dieser Haltung ist durch das Nachvornfallen der Schultern das Operationsfeld nicht so tief, venöse Blutungen sind nicht vehement und das Blut fließt von selbst aus dem unteren Wundpol ab. Eine maximale Beugung des Kopfes im Halteapparat haben wir im Gegensatz zu medialen Raumforderungen bei der lateralen Wurzelkompression nicht gescheut.

Natürlich geht man das Risiko einer Luftembolie ein – aber wir haben bei keiner zervikalen Bandscheibenoperation eine solche Komplikation beobachtet. Die anästhesiologische Prophylaxe besteht im Wickeln der hochgelegten Beine, reichlicher intravenöser Flüssigkeitsgabe, PEEP-Beatmung sowie fortwährendem Monitoring des PCO_2-Wertes und dopplersonographischer Herzgeräuschkontrolle.

Der Operateur soll größere Venenverletzungen vermeiden oder sofort bipolar koagulieren und blutende Knochenränder mit Wachs verschließen. Ausgiebiges Spülen des Wundgebietes in Verdachtsmomenten ist die erste schnelle Maßnahme.

Nach mittelständigem Hautschnitt wird die paravertebrale Muskulatur mit dem Elektrokauter von den Dornfortsätzen und Wirbelbögen getrennt und mit einem selbsthaltenden Sperrer bis etwa zur Mitte der Gelenkfortsätze zur Seite gehalten. Die gewünschte Segmenthöhe wird mit dem Bildwandler eingestellt und mit einer Kugelfräse aufgebohrt (Abb. 1a). Die medialen Anteile der Facettgelenke werden dabei mit einbezogen. Letzte dünne Knochenlamellen werden mit dem Dissektor oder feinsten Stanzen entfernt. In ungefähr 1/10 der Fälle erlaubt eine weniger dachziegelartige Überlagerung der Wirbelbögen, daß die Entdachung ausschließlich mit Stanzen erfolgen kann.

Das sich darstellende epidurale und epiradikuläre Gewebe weist eine ganz unterschiedliche Beschaffenheit auf (Abb. 1b). Es kann nahezu fehlen, andererseits dick und venenreich sein oder bindegewebig verhärtet und der Wurzel eng und fest, ja sogar strangulierend anliegen. Diese letzte Ausprägung entspricht der von Frykholm [10] beschriebenen „periradikulären Fibrose". Gelegentlich ist auch unter Sichtvergrößerung (Lupenbrille oder Mikroskop), unter der die Operation erfolgt, eine ärmelartig anliegende peridurale Scheide nur schwer von der Wurzeldura zu trennen. Dann empfiehlt es sich, diese Separation über der Rückenmarksdura vorzunehmen, weil sich die Gewebsschichten hier leichter markieren. Auch aus diesem Grunde führen wir die Aufbohrung soweit nach medial, daß man den seitlichen Rand des Durasackes mit der daraus entspringenden Wurzel um einige mm überblickt.

Erst nach Inzision oder – bei Venenreichtum – bipolarer Koagulation des Epiduralgewebes liegt die Wurzel frei (Abb. 1c). Man ist immer wieder erstaunt, wie oft sie nicht abfallend nach kaudal oder horizontal verläuft, sondern aszendierend. Lang [12] hat das als Anatom untersucht und beispielsweise für die Wurzel C7 in fast 13 Prozent, für die Wurzel C8 in 25 Prozent der Fälle einen solchen, den herkömmlichen Vorstellungen widersprechenden Verlauf vorgefunden.

Die Wurzel wird mit einem stumpfen Häkchen

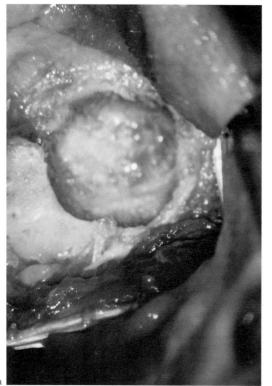
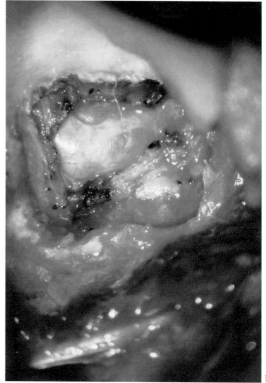
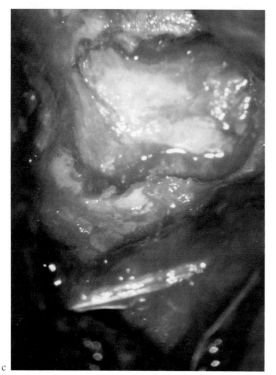

Abbildung 1: Stadien der dorsalen Foraminotomie.
a) Nach Aufbohrung des Wurzelkanals.
b) Nach Entfernung der letzten dünnen Knochenschicht liegt das peridurale Gewebe frei.
c) Nach Koagulation und Inzision des epiduralen Gewebes ist die Wurzel sichtbar.
d) nach Anheben der Wurzel sieht man den Prolaps.
e) Nach Inzision des hinteren Längsbandes quillt degeneriertes Bandscheibengewebe hervor.

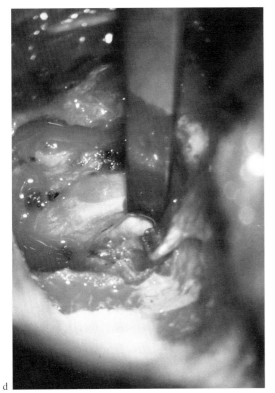 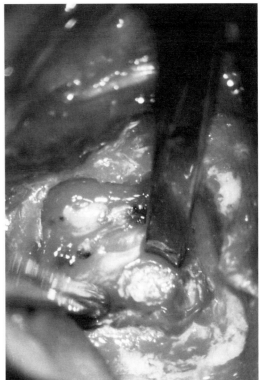

unterfahren, wobei oft Verwachsungen mit dem hinteren Längsband zu lösen sind. Besondere Vorsicht ist geboten, damit man die meist in einer eigenen Durascheide verlaufende motorische Portion miterfaßt und nicht bereits für das hintere Längsband hält. Wir haben die von Frykholm [9, 10] vorgeschlagene Öffnung der duralen Wurzelscheide nicht verfolgt, sondern im Gegenteil vermieden.

Die Wurzel wird von der Achsel und von der Schulter her mobilisiert und kann dann mit einem stumpfen Haken beiseite gehalten werden (Abb. 1d). Meist von der Wurzelachsel her gewinnt man Einsicht auf den Prolaps oder auf Sequester, die die Wurzel oft so stark bedrängen, daß man die Kompression schon bei nicht mobilisierter Wurzel sehen oder tasten kann. In Anbetracht solcher Befunde ist es für mich verwunderlich, daß einige Autoren [11, 21], die lediglich eine knöcherne dorsale Entlastung durchführen und die Wurzel kaum sehen, geschweige denn unterfahren, auch über besonders gute Resultate berichten (Abb. 1e). Mit dem abgebogenen Häkchen lassen sich freie Sequester unter der Wurzel und auch unter dem Durasack hervorangeln, bei weichen, nicht perforierten Prolapsen kann man durch Druck auf die Bandscheibe mit dem Dissektor häufig noch weiteres Bandscheibengewebe aus der Inzisionsöffnung im hinteren Längsband hervorpressen – aber auskürettieren kann man die Bandscheibe von diesem Zugang aus nicht.

Das ist aber auch im Gegensatz zu den Verhältnissen im Lumbalbereich nicht erforderlich – alle Erfahrungsberichte über die Foraminotomie heben die Seltenheit echter Rezidive hervor [6, 8, 18, 20].

Schwieriger kann sich die Situation bei harten Protrusionen gestalten, denn das Abmeißeln der Osteophyten ist bei der Enge des Operationsfeldes nicht ungefährlich, da man durch zu starkes Retrahieren der Wurzel eine weitere Schädigung der ja schon lädierten Nervenfasern setzen kann. Im Zweifelsfall soll man darauf verzichten und es bei der dorsalen Entlastung belassen. Übrigens können aufgewulstete Ränder aus Bandscheibengewebe und Längsband gut durch bipolare Koagulation eingeschrumpft werden.

Venöse Blutungen stehen meist nach einer kurzfristigen Wasserstofftamponade; die Patienten können am ersten p. o. Tag das Bett verlassen, eine Halskrawatte ist überflüssig. Die Brachialgie ist im allgemeinen sofort beseitigt, paravertebrale muskuläre Schmerzen können einige Tage anhalten.

Nun zum Risiko der Foraminotomie:

Wir haben bei unseren Eingriffen dreimal arterielle Blutungen erlebt, eher von einer Wurzelarterie als von der Vertebralarterie. Sie ließen sich ohne Schwierigkeiten tamponieren und zogen keine neurologischen Störungen nach sich. Wir hatten bei unseren Patienten keinen Todesfall, je einmal im postoperativen Verlauf eine Lungenembolie und einen zerebralen Insult. Einmal kam es durch den Sperrer zu einer Fraktur des 7. Dornfortsatzes, einmal mußte wegen eines Hämatoms unter der Wurzel eine Revision erfolgen. Neunmal traten folgenlose Wundheilungsstörungen auf.

Eine ernsthafte Komplikation mit bleibender neurologischer Symptomatik ist zu erwähnen: Ein Patient bekam nach Wochen eine Osteomyelitis, die auch nach Ausheilung eine beeinträchtigende C 8-Symptomatik hinterließ.

Bei einer Patientin war ein Brown-Sequard-Syndrom in 2 bis 3 Wochen voll reversibel, ein Patient, der schon präoperativ eine spastische Gangstörung, allerdings ohne röntgenologische Zeichen einer zervikalen Myelopathie bot, hatte für Stunden eine Paraparese.

Akzentuierungen präoperativer neurologischer Symptome sahen wir 18mal, davon waren bis zur Entlassung, die gewöhnlich am 8. bis 10. postoperativen Tag erfolgte, 7 voll reversibel.

Unsere Statistik von 1970 bis Ende 1989 umfaßt 616 Operationen, bei denen 741 Wurzeln freigelegt wurden. Therapieresistente Brachialgien und segmentale neurologische Befunde stellten die Indikation dar. In jedem Fall wurde der klinische Verdacht auf eine Wurzelkompression durch CT, Myelographie oder gelegentlich auch Myelo-CT erhärtet. Auf die myelographische Untersuchung, die in der Mehrzahl schon Kriterien zur Differenzierung zwischen sequestrierter oder weicher Prolabierung und harter Protrusion bietet [3], möchten wir bei negativem oder zweifelhaftem CT-Befund nicht verzichten.

Tabelle 1 zeigt die Lokalisation unserer Eingriffe.

Dazu zwei Kommentare: Es gibt durchaus häufig eine Wurzelkompression C 8 zwischen dem 7. HWK und dem 1. BWK – was gelegentlich bezweifelt wird. Die Etage D 1/D 2 scheint gar nicht hierher zu gehören, aber beide Patienten boten bei einem seque-

Tabelle 1: Foraminotomie in den verschiedenen Segmenthöhen (616 Operationen)

C 3/4	1
C 4/5	26
C 5/6	252
C 6/7	383
C 7/D 1	77
D 1/2	2
Summe	741

Tabelle 2: Befunde bei 482 monoradikulär operierten Patienten

freier Sequester	186
weicher Prolaps	160
harte Protrusion	88
periradikuläre Fibroese	32
Rezessusstenose	12
ohne Befund	4

Tabelle 3: Erfolgsrate der Foraminotomie beim lateralen zervikalen Bandscheibenvorfall

Autor	Jahr	Anzahl der Patienten	Früherfolg	Spät erfolg
Raaf	1969	176	–	85%
Ballantine	1973	140	88%	–
Murphey et al.	1973	380	–	90%
Leheta et al.	1973	45	89%	–
Müke u. Hensler	1975	16	–	81%
Scoville et al.	1976	171	–	95%
Fager	1976	>800		„as good as other published results"
Braun	1981	108	–	87%
Reinhardt et al.	1983	49	–	85%
Henderson et al.*	1983	736	–	91,5%
Williams*	1983	235	96,5%	–
Mosdal u. Overgaard	1984	113		62%

*) nur knöcherne Entlastung

strierten Prolaps ausschließlich in dieser Höhe eine Trizepsparese, die sich nach dem Eingriff zurückbildete: ein Beispiel für gelegentlich anzutreffende Segmentanomalien.

482 Patienten wurden nur in einer Segmenthöhe foraminotomiert. Diese monoradikulär kontrollierten Patienten erlauben die klarste Einsicht in die vorherrschenden Befunde (Tab. 2). Freisequestrierte und weiche turgeszente Prolabierungen machen mit 346 Fällen einen Großteil der Beobachtungen aus. Besonders hinzuweisen ist auf die periradikuläre Fibrose, d. h. auf die engen, strangulierenden Scheiden aus epiduralem Gewebe, nach deren Durchtrennung die Wurzel sichtbar sich entfaltet. Als Zweitbefund – und Zweitbefunde sind in dieser Tabelle nicht enthalten – haben wir diese bindegewebige Strangulierung zusätzlich besonders oft bei harten Protrusionen und Rezessusstenosen beobachtet, vielleicht als Reaktion auf diese Bedingungen? Mosdal und Overgaard [14] sahen ähnliche Befunde als einziges pathologisches Substrat in 1/3 ihrer Fälle.

Zu Rezidivoperationen sahen wir 17mal Veranlassung, davon sechsmal im ersten postoperativen Monat, weitere sechsmal bis zu einem Jahr nach dem Ersteingriff. In fünf Fällen konnten noch Bandscheibensequester gewonnen werden, dreimal wurden harte Protrusionen abgetragen, neunmal lagen Verwachsungen oder Vernarbungen vor.

Die Ergebnisse der Foraminotomie sind nach den vorliegenden Berichten sehr gut (Tab. 3). Dabei schneiden die sequestrierten oder weichen Prolabierungen im Vergleich zu den harten Protrusionen besser ab.

Über statische postoperative Folgen wird in den Publikationen nicht berichtet. Da die Bandscheibe nicht ausgehöhlt wird und die lateralen Anteile der Gelenkfortsätze stehen bleiben, sind sie auch kaum zu befürchten. Wir selbst sind mit entsprechenden Beschwerden nicht konfrontiert worden, wir haben allerdings gezielte, auch röntgenologische Kontrollen bisher nicht vorgenommen, wie ich überhaupt bedaure, daß ich die eigenen Resultate nicht mit einem frischen Nachuntersuchungsergebnis belegen kann. Dieses Programm ist angelaufen, jedoch noch nicht fertiggestellt.

Eine frühere Fragebogenerhebung über 100 Patienten mindestens ein Jahr nach dem Eingriff hatte eine Erfolgsquote von fast 90 Prozent ergeben.

Nach den viel größeren Erfahrungen und Beobachtungen im letzten Jahrzehnt zweifle ich nicht an einem guten Ergebnis. Darum kann ich die Ansicht der anderen Autoren nur bestätigen, die in der dorsalen Foraminotomie bei der zervikalen Wurzelkompression eine Operation sehen mit geringer Morbidität, geringer Komplikations- und Rezidivrate und sehr guten Ergebnissen.

Literatur

1 Ballantine, H. T.: Extradural spinal cord and nerve root compression from benign lesions of the cervical area. In: Youmans, I.; Saunders, W. B. (Eds.), Neurological Surgery. Philadelphia 1973, pp. 1194–1212.

2 Braun, W.: Die Foraminotomie der Halswirbelsäule. Bericht über Erfahrungen mit der Foraminotomie bei 130 Eingriffen. Z. Orthopädie 119, 1981, 620–621.

3 Braun, W.; Godoy, N.; Wickede, R.: Aussagekraft der zervikalen Myelographie bei der lateralen zervikalen Wurzelkompression. Röntgen-Bl. 38, 1985, 383–386.

4 Braun, W.; Maksoud, M.: Zur operativen Behandlung des zervikalen Bandscheibenvorfalls. Orthop. Praxis 9, 1980, 729–733.

5 Braun, W.: Operation des zervikalen Bandscheibenvorfalls. Prakt. Orthop. 19, 1989, 457–471.

6 Fager, C. A.: Rationale and techniques of posterior approaches to cervical disk lesions and spondylosis. Surg. Clin. North. Am. 56, 1976, 581–592.

7 Fager, C. A.: Management of cervical Disc lesions and Spondylosis by posterior approaches. Clin. Neurosurg. 24, 1976, 488–507.

8 Fager, C. A.: Posterior Surgical Tactics for the Neurological Syndromes of Cervical Disc and Spondylotic Lesions. Clin. Neurosurg. 25, 1977, 218–244.

9 Frykholm, R.: Deformities of dural pouches and strictures of dural sheats in the cervical region producing nerve – root compression. A. contribution to the etiology and operative treatment of brachial neuralgia. J. Neurosurg. 4, 1947, 403–413.

10 Frykholm, R.: Die cervikalen Bandscheibenschäden. In: Olivecrona, H.; Tönnies, W. (Hrsg.), Handbuch der Neurochirurgie, Band VII/1. Springer, Berlin/Heidelberg/New York 1969, S. 73–147.

11 Henderson, C. M.; Hennesy, R. G.; Shuey, H. M., Shakelford, E. G.: Posterior-lateral Foraminotomy as an Exclusive Operative Technique for Cervical Radiculopathy, A Review of 846 Conseactively Operated Cases. Neurosurgery 13, 1983, 504–512.

12 Lang, J.: Funktionelle Anatomie der Halswirbelsäule und des benachbarten Nervensystems. In: Hohmann, D.; Kügelgen, B.; Liebig, K.; Schirmer, M. (Hrsg.), Neuroorthopädie 1, Springer, Berlin/Heidelberg/New York/Tokyo 1983.

13 Lehetra, F.; Kazner, E.; Kollmannsberger, A.: Zur Therapie zervikaler Wurzelkompressionssyndrome. Fortschr. Med. 91, 1973, 725–730.

14 Mosdal, C.; Overgaard, J.: Lateral cervical Facetectomy. The Surgical Pathology of Radicular Brachialgia. Acta Neurochirurgica 70, 1984, 199–205.

15 Müke, R.; Hensler, H.: Der laterale zervikale Bandscheibenvorfall als Ursache einer zervikalen Wurzelkompression. Therapiewoche 25, 39, 1973, 5582–5586.

16 Murphey, F.; Simmons, I. C. H.; Brunson, B.: Surgical

treatment of laterally ruptured cervical disc. Review of 648 cases, 1939–1972. J. Neurosurg. 38, 1973, 679–683.
17 Raaf, I. E.: Surgical treatment of patients with cervical disc lesions. J. Trauma 9, 1969, 327–337.
18 Reinhardt, H. F.; Ruetschle, M.; Stricker, E.; Gratzl, O.: Ergebnisse der operativen Behandlung der zervikalen Diskushernie und Myelopathie bei dorsalem Zugang. Fortschr. Med. 101, 1983, 979–985.
19 Scoville, W. B.: The surgical approach to the lateral cervical ruptured disc. Presented at the 14th annual meeting of the Harvey Cushing Society, Boston, Mass. 1946.
20 Scoville, W. B.; Dohrmann, G. J.; Corkill, G.: Late results of cervical disc surgery. J. Neurosurgery 45, 1976, 203–209.
21 Williams, R. W.: Microcervical Foraminotomy. Spine, 1983, 708–716.

Die ventrale Fusion der Halswirbelsäule mit Knochenspan

R. T. Müller

Die altersbedingte Degeneration der Halswirbelsäule bedarf in den meisten Fällen überhaupt keiner Therapie. Die große Mehrzahl der Patienten, die unter akuten oder chronischen Beschwerden von Aufbrauchveränderungen an Bandscheiben und Knochen der Halswirbelsäule leiden, läßt sich erfolgreich mit konservativen Maßnahmen behandeln. Dabei ist zu bedenken, daß sich in bis zu 30 Prozent der Fälle selbst neurologische Befunde auch ohne Behandlung stabilisieren sollen [11].

Mechanisch bedingte neurologische Ausfälle und konservativ nicht beherrschbare Schmerzzustände erfordern, neben den traumatischen Schäden, aber meist ein operatives Vorgehen.

An unserer Klinik wird bei der operativen Behandlung nach Revision des Bandscheibenraumes die ventrale Fusion mit einem Knochenspan aus dem Beckenkamm durchgeführt. Über die Ergebnisse mit dieser Technik, die von Robinson und Smith (1955) beschrieben wurde, wird nachstehend berichtet.

Diagnostik und Indikation zur Spondylodese

Die Indikationsstellung zur Operation setzt in der Regel eine oder maximal zwei kausal zuständige Etagen und ihre Sicherung voraus.

Weder CT noch zervikale Myelographie erbringen in vielen Fällen den Aussagewert der Diskographie bzw. des Distensionstests [5, 8, 9, 12]. Die Injektion von Kochsalz oder Kontrastmittel in die pathologisch veränderte Bandscheibe führt zur Protrusion. Über die räumliche Beengung der Nervenwurzel wird beim Patienten dann in der „richtigen" Etage der typische Schmerz ausgelöst. Die alleinige Kontrastdarstellung der Bandscheibe wurde früher überbewertet [12], weil die Durchlässigkeit des Anulus fibrosus nicht zwingend Beschwerden verursacht und mit zunehmendem Alter häufig auftritt [9].

Orthopädische Universitäts- und Poliklinik Essen (Direktor: Prof. Dr. K. F. Schlegel)

Klare Indikationen zur operativen Entlastung sind spondylogene, neurologische Ausfälle, die primär schwerwiegend oder progredient und etagenbezogen sind. Die Segmentsicherung gelingt bei ursächlich zugrundeliegendem Diskusprolaps meist auch computertomographisch oder myelographisch in Übereinstimmung mit dem neurologischen Befund.

Seltenere Indikationen im eigenen Krankengut waren Luxationen, Instabilitäten und Frakturen (Abb. 1).

Differentialdiagnostisch kommen bei einer zervikalen Myelopathie neben den vertebragenen Ursachen vielfältige andere in Betracht. Beispielhaft sollen die Enzephalomyelitis disseminata, die myatrophische Lateralsklerose und Tumoren genannt werden.

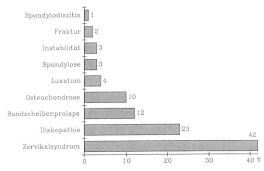

Abbildung 1: Indikation zur ventralen Fusion bei Patienten mit bekanntem postoperativen Verlauf (n=100).

Patientengut

In der orthopädischen Universitätsklinik Essen wurden in den Jahren 1970 bis 1985 bei 180 Patienten insgesamt 230 Segmente an der Halswirbelsäule fusioniert. Weitere drei Fusionen erfolgten nach Ersteingriff bei uns an auswärtigen Kliniken. 42 Prozent der Patienten waren weiblichen Geschlechts.

In 73 Prozent der Fälle wurde eine Etage, in 24 Prozent zwei Etagen versteift. Dreimal wurden sogar drei Segmente operativ behandelt, zweimal Refusionen durchgeführt.

In dem nachuntersuchten Kollektiv betrug die präoperative Anamnesedauer im Durchschnitt 5,8 Jahre.

Das Durchschnittsalter betrug zum Zeitpunkt des ersten Eingriffs 46,7 Jahre, der jüngste Patient war 14,9, der älteste 81,1 Jahre alt. 44 Prozent waren zwischen 41 und 50, 28 Prozent zwischen 51 und 60 Jahre alt. In 93,5 Prozent kam die Technik nach Robinson und Smith, beim Rest der Fälle die nach Cloward zur Anwendung. Überwiegend waren die beweglichsten Etagen C 5/6 (50%) und C 6/7 (29%) fusioniert worden (Abb. 2).

Von 144 der versorgten Patienten lag zum Zeitpunkt der Untersuchung Krankenblatt und Anschrift vor. Davon waren acht verstorben und 22 unbekannt verzogen. 14 Patienten antworteten trotz wiederholten Anschreibens nicht, 34 gaben zwar schriftlich oder fernmündlich Auskunft, waren aber aus verschiedenen Gründen nicht zu einer Nachuntersuchung bereit. Die restlichen 66 Patienten konnten klinisch und radiologisch im Mittel 7,6 Jahre nach der Fusionsoperation nachuntersucht werden.

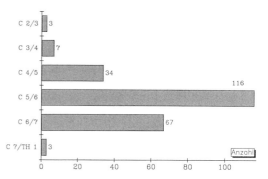

Abbildung 2: Verteilung der durchgeführten Fusionen auf die einzelnen Etagen der Halswirbelsäule.

Operative Technik

Die Fusion nach Robinson und Smith wie auch von Cloward erfolgt über eine ventrale Freilegung der Halswirbelsäule. Der Zugang läßt das Gefäß-Nerven-Bündel lateral, Larynx, Trachea und Ösophagus medial. Nach Identifikation der Etage mit einem Bildwandler werden die Mm. longi colli abgelöst und das vordere Längsband türflügelartig eröffnet. Ausräumen der Bandscheibe bis zum hinteren Längsband. Gegebenenfalls wird dieses reseziert und der Spinalraum überprüft. Nur so können sequestrierte Bandscheibenanteile und dorsale Randzacken abgetragen werden. Nach vorsichtigem Anfrischen von Grund- und Deckplatte Einbringen eines Beckenkammspans.

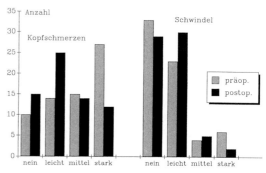

Abbildung 3: Kopfschmerzen und Schwindel unterschiedlicher Intensität prä- und postoperativ im nachuntersuchten Kollektiv (n=66).

Klinische Ergebnisse

Insgesamt kam es bei der absoluten Häufigkeit von Kopf- (78% präoperativ bzw. 75% postoperativ) und Nackenschmerzen (91 bzw. 79%) sowie bei den Brachialgien (97 bis 82%) zu einer Besserung. Dagegen waren Schwindel (45 bzw. 50%), Sehstörungen (9 bzw. 17%), Ohrensausen (18 bzw. 35%) Drop-attacks (6 bzw. 14%) und Gangstörungen (17 bzw. 30%) postoperativ öfter als vorher aufgetreten (n=100).

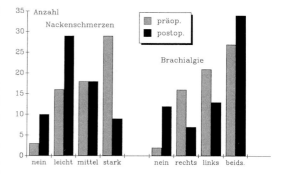

Abbildung 4: Nackenschmerzen unterschiedlicher Intensität und Brachialgie seitenbezogen prä- und postoperativ im nachuntersuchten Kollekiv (n=66).

Die Differenzierung der Symptome in fehlend, leicht oder gelegentlich, mittel und stark (n=66, Nachuntersuchungsgruppe) zeigte, daß es vom Ausprägungsgrad bei Kopf- und Nackenschmerzen zu einer deutlichen Linderung der Beschwerden gekommen war (Abb. 3 und 4).

Präoperativ einseitige Brachialgien konnten zum Teil gebessert, zum anderen Teil traten sie postoperativ beidseitig auf (Abb. 4). Die Verschlechterung bei Sehstörungen und Ohrensausen betraf überwiegend Fälle, bei denen gelegentliche oder leichte Beschwerden neu aufgetreten waren (Abb. 5). Eine deutliche oder erhebliche Kraftminderung war bei 12 Prozent der Fälle postoperativ neu aufgetreten.

Bei einem Vergleich des prä- und postoperativen Beschwerdebildes in Anlehnung an das Klassifikationsschema von Odom und Mitarbeitern konnten in 44 Prozent der Fälle sehr gute oder gute Ergebnisse erzielt werden. Etwas ungünstigere Resultate fanden wir bei Spondylodesen über zwei Etagen. Zwei Nachuntersuchte mit drei fusionierten Bewegungssegmenten erhielten das Ergebnis schlecht.

Welchen Stellenwert die dargestellten Veränderungen für die Patienten haben, läßt sich an der subjektiven Bewertung erkennen. 55 Prozent bezeichneten das Ergebnis als sehr gut oder gut, 21 Prozent als mittelmäßig, 24 Prozent als schlecht.

Insgesamt schnitten diejenigen Fälle deutlich besser ab, bei denen präoperativ eine radikuläre Symptomatik bestand. Bei isolierter Schmerzsymptomatik ohne neurologische Ausfälle und pseudoradikuläre Beschwerden waren dagegen die Ergebnisse ungünstiger.

Die Ergebnisse korrelierten weder mit dem Alter, noch mit der Anamnesedauer, der klinischen Beweglichkeit oder einer Traumaanamnese.

Die führende Komplikation war die Heiserkeit, die in 15 Prozent der Fälle postoperativ neu aufgetreten war. Zwei Prozent klagten über Schluckbeschwerden. Sprachstörungen, ein Horner-Syndrom und Potenzstörungen mußten bei jeweils einem Prozent der Patienten verzeichnet werden.

Radiologische Ergebnisse

Zur radiologischen Auswertung standen von 60 Patienten prä- und postoperative Aufnahmen einschließlich Funktionsaufnahmen zur Verfügung.

Präoperativ fand sich in drei Viertel der Fälle eine mäßige oder keine Degeneration. Das restliche Viertel wies deutliche bis schwere Verschleißveränderungen auf. Postoperativ hatte sich dieses Verhältnis auf 50 zu 50 verschoben. Ein Zusammenhang zwischen den vorhandenen degenerativen Veränderungen und dem klinischen Befund fehlte.

Die Fusion war in allen Fällen knöchern fest durchbaut. In allen Segmenten war eine Höhenminderung des Bandscheibenraumes festzustellen, insbesondere in den Etagen C 5/6 und C 6/7.

Die Gesamtbeweglichkeit im Röntgenbild nahm signifikant unter Einschluß der fusionierten Segmente um 16,2 Grad auf 50,4 Grad ab. Unter Ausschluß der fusionierten Etage war bei der Anteflexion eine Verminderung um 6,3 Grad, bei der Retroflexion um 8,8 Grad festzustellen. In dem direkt unter der operierten Etage gelegenen Bewegungssegment fand sich eine signifikante Verminderung der Beweglichkeit um 3,3 Grad, in der nächst tieferen Etage von 2,1 Grad (Abb. 6). Der Bewegungsumfang oberhalb der fusionierten Etage nahm im Mittel um 0,8 Grad ab, eine signifikante Veränderung war hier nicht feststellbar.

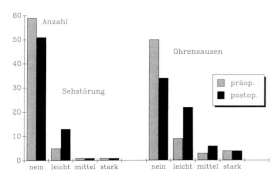

Abbildung 5: Sehstörungen und Ohrensausen unterschiedlicher Intensität prä- und postoperativ im nachuntersuchten Kollektiv (n=66).

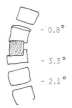

Abbildung 6: Beweglichkeit der Halswirbelsäule 8 Jahre nach Cloward-Robinson-Fusion (n=60, Werte gemittelt).

Diskussion

Vergleicht man unsere Ergebnisse mit den Angaben von Bannermann, der ein ähnliches Kollektiv aus dem gleichen Patientengut vor knapp 10 Jahren untersucht hatte, so wird die Bedeutung des Zeitfaktors deutlich. Die bei der 3-Monatskontrolle noch hervorragenden Ergebnisse wurden bereits innerhalb von drei weiteren Monaten deutlich schlechter und fielen dann über die Jahre auf die nun gefundenen Werte ab (Abb. 7).

Unterschiedliche Nachbeobachtungszeiten dürften, neben den Auswirkungen verschiedener Operationstechniken und unterschiedlicher Klassifizierungssysteme, auch ein wesentlicher Grund für die erheblichen Differenzen bei den in der Literatur mitgeteilten Daten sein. Die guten Resultate schwanken zwischen 32 und 94 Prozent, die schlechten liegen bei 2 bis 31 Prozent (Abb. 8). Die eigenen Ergebnisse fallen aus dieser Sicht in den Übergang vom mittleren in das untere Drittel. Günstigere Ergebnisse bei radikulärer Symptomatik wurden auch anderenorts beobachtet [1, 11].

Nicht ohne Einfluß dürfte die teilweise von uns beobachtete Anspruchshaltung sein. Schließlich schreiten die Aufbrauchveränderungen fort, und ein völliges Verschwinden der subjektiven Symptomatik kann nur in relativ wenigen Fällen erreicht werden.

Im Gegensatz zu anderen Autoren fanden wir eine Verminderung der der Fusion benachbarten Etagen. Die naheliegende Hypermobilität könnte, bei relativ langer Verlaufszeit, schon durch eine degenerativ bedingte Hypomobilität abgelöst worden sein [13]. Unabhängig davon mußten in Einzelfällen nach relativ kurzem Verlauf weitere Etagen versteift werden.

Die in nahezu allen Fällen erreichbare knöchern stabile Spondylodese zeigt, daß eine weitere Verminderung mittelmäßiger und schlechter Ergebnisse nach ventraler Spondylodese nur durch eine konsequent strenge Indikationsstellung möglich ist. Sorgfältigere Präparation im Verlaufsbereich des N. recurrens könnte die häufigste Komplikation vermindern helfen. Ebenso sollte sich der Patient über die Prophylaxe der Langzeitprogredienz und der trotz Operation fortschreitenden Degeneration und deren subjektiven Folgen im klaren sein.

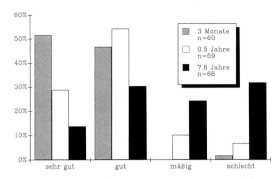

Abbildung 7: Subjektive Ergebnisse ventraler Spondylodesen in Abhängigkeit von der Nachbeobachtungszeit (Angaben für drei und sechs Monate nach Bannermann).

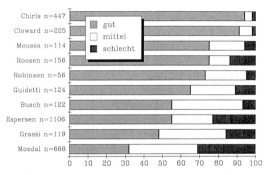

Abbildung 8: Ergebnisse ventraler zervikaler Spondylodesen aus der Literatur.

Literatur

1. Andrews, E. T.; Gentchos, E. J., Beller, M. L.: Results of anterior cervical spine fusion done t the hospital of the university of Pennsylvania. Clin. Orth. Res. 81, 1971, 15–20.
2. Aufdermaur, M.: Spondylosis cervicalis. Hippokrates 1980.
3. Bannermann, Ch.: Degenerative zervikale Myelopathie – Behandlungsergebnisse nach ventraler Fusion. Dissertation, Essen 1979.
4. Brocher, J. E. W.; Willert, H. G.: Differentialdiagnose der Wirbelsäulenerkrankungen. Georg Thieme, Stuttgart, 6. Auflage 1980.
5. Cailliet, R.: Neck and Arm Pain. Davis, Philadelphia 1981.
6. Cloward, R. B.: The anterior approach for removal of ruptured cervical disks. J. Neurosurg. 15, 1958, 602–617.
7. Cloward, R. B.: Surgical Treatment of Traumatic Cervical Spine Syndromes. Chir. rép. Traum. 7, 1963, 148–185.
8. Goymann, V.; Schlegel, K. F.: Ventrale Fusionsoperationen an der Halswirbelsäule – Indikationsstellung, Technik und Ergebnisse. Orthop. Praxis 12, 1977, 877–883.
9. Goymann, V.; Seifert, J.: Die kephale und brachiale Schmerzausstrahlung als Leitsymptom der zervikalen Spondylose und Osteochondrose. Orth. Praxis 3, 1979, 178–181.
10. Have ten, J. A. M. J.; Eulderink, F.: Mobility and degenerative changes of the ageing cervical spine. Gerontology 27, 1981, 42–50.
11. Hohmann, D.; Kügelgen, B.; Liebig, K.: Chronische spondylogene zervikale Myelopathie. Orthopäde 14, 1985, 101–111.
12. Krämer, J.: Bandscheibenbedingte Erkrankungen. Georg Thieme, Stuttgart 1986.
13. Mestdagh, H.: Resultate der ventralen Spondylodese der Halswirbelsäule (C2–C7). Orthopäde 16, 1987, 70–80.
14. Odom, G. L.; Finney, W.; Woodhall, B.: Cervical disk lesions. J. Am. Med. Ass. 166, 1958, 23–28.
15. Robinson, R. A.; Smith, G. W.: Anterolateral cervical disc removal and interbody fusion of the cervical disk syndrome. Bulletin of the John Hopkins Hospital 96, 1955, 223–224.
16. Smith, G. W.; Robinson, R. A.: The treatment of certain cervical-spine disorders bei anterior removal of the intervertebral disc and interbody fusion. J. Bone Jt. Surg. 40-A, 1958, 607–623.

Dysphagie als Symptom eines ventralen zervikalen Bandscheibenvorfalls

R. Fuhrmann[1], K. F. R. Neufang[2]

Zusammenfassung

Obwohl bereits Zahn 1904 [19] erstmals ventrale Osteophyten der Halswirbelsäule als Ursache der Dysphagie beschrieben hat, bereitet die Diagnose auch heute noch trotz des Einsatzes aufwendiger diagnostischer Verfahren große Schwierigkeiten.

Anhand der nachfolgenden Kasuistik berichten wir über einen ventralen, zervikalen Bandscheibenvorfall mit unauffälligem nativröntgenologischen Befund, der zu massiven Dysphagiebeschwerden geführt hatte.

Einleitung

Bereits im Jahr 1904 beschrieb Zahn [19] als morphologische Ursache von Dysphagiebeschwerden ausladende, ventrale Osteophyten der Halswirbelsäule. Im Vergleich zum häufigen Vorkommen der zervikalen Spondylose (20–30% der Bevölkerung) sind die ursächlich darauf zurückzuführenden Schluckbeschwerden eher selten. Die Literaturangaben schwanken zwischen 6 Prozent [14] und 30 Prozent [12, 13, 18].

Fallbeschreibung

Anamnese: Eine 53jährige Frau berichtet über ein erstmals vor 6 Monaten aufgetretenes Fremdkörpergefühl im Hals mit gelegentlicher Schmerzausstrahlung zum Brustbein. Besonders das „Leerschlucken" oder das Schlucken von Speichel bereite ihr Schwierigkeiten. Die Nahrungsaufnahme von festen und flüssigen Nahrungsmitteln sei dabei nicht behindert. Zusätzlich bemerke sie eine in letzter Zeit zunehmende Heiserkeit.

Befund: Die klinische Untersuchung zeigt eine lotrecht aufgebaute Halswirbelsäule ohne Klopf- oder Druckschmerz über den Dornfortsätzen bei kräftiger paravertebraler Muskulatur. Die Beweglichkeit der Halswirbelsäule ist in allen Ebenen frei und schmerzlos möglich. Palpatorisch ist rechts prävertebral eine druckschmerzhafte Resistenz zu tasten. Radikuläre Ausfälle an den oberen Extremitäten liegen nicht vor.

Die *Röntgenuntersuchung* der Halswirbelsäule zeigt eine geringe ventrale Spondylose in der Etage C 6/7 bei nur unwesentlich verschmälertem Zwischenwirbelraum (Abb. 1).

Im Rahmen der *sonographischen Schilddrüsenuntersuchung* kann keine Organvergrößerung festgestellt werden.

Bei der *Ösophagus-Kontrast-Darstellung* stellt sich eine an der dorsalen Wand der Speiseröhre gelegene, glatt begrenzte Raumforderung bei regelrechter Ösophagusmotilität dar (Abb. 2).

Endoskopisch bestätigt sich dieser Befund, wobei nur geringe Entzündungszeichen im betroffenen Gebiet vorliegen.

Die abschließende *kernspintomographische Darstellung* der Halswirbelsäule läßt in Höhe der ventralen Spondylose C 6/7 eine Einengung der Speiseröhre erkennen (Abb. 3).

Therapie: Unter der Vorstellung, daß die ventralen Kantenausziehungen C 6/7 ein mechanisches Hindernis für die Ösophaguspassage darstellen, wird die Indikation zum Abtragen der Knochenwülste gestellt.

Nach Eingehen am Vorderrand des M. sternocleidomastoideus und Spaltung des Platysmas wird das Gefäß-Nervenbündel nach lateral weggehalten. In der Tiefe findet sich rechts prävertebral ein kirschkerngroßer, prallelastischer, weißgelblicher Tumor (Abb. 4). Es handelt sich um einen sequestrierten Bandscheibenvorfall C 6/7, wobei das ausgestoßene Gewebe nach kreuzförmiger Inzision blumenkohlartig hervorquillt. Der Bandscheibenraum wird subtotal ausgeräumt und die ventralen Osteophyten abgetragen. Abschließend erfolgt die Naht des vorderen Längsbandes und der Wundverschluß.

---

[1] Orthopädische Universitätsklinik Essen (Direktor: Prof. Dr. med. K. F. Schlegel)
[2] Radiologisches Instiut und Poliklinik Köln (Direktor: Prof. Friedmann)

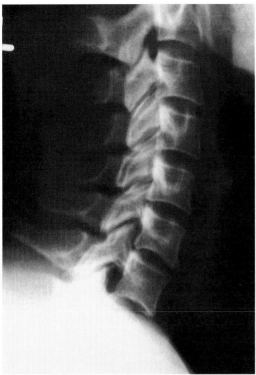

Abbildung 1: Präoperative Nativaufnahme der Halswirbelsäule mit geringer Verschmälerung des Bandscheibenzwischenraumes C6/C7.

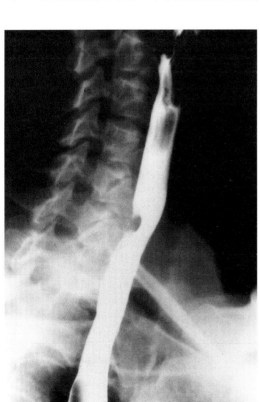

Abbildung 3: Kernspintomographisch erkennbare ventrale Vorwölbung des Bandscheibenzwischenraumes C6/C7 mit extraluminaler Verdrängung des Ösophagus.

Abbildung 2: Ösophaguskontrastuntersuchung mit glattwandiger, knopfförmiger Aussparung in Höhe C6/C7.

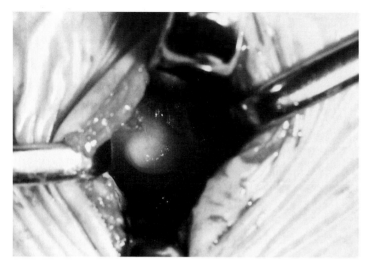

Abbildung 4: Operationssitus: weißgelbliche, prallelastische Vorwölbung rechts prävertebral (sequestriertes Bandscheibenmaterial).

Bereits unmittelbar postoperativ liegt Beschwerdefreiheit vor. Innerhalb der nächsten 6 Monate stellt sich röntgenologisch bei unverminderter Symptomfreiheit eine zunehmende Verschmälerung des Bandscheibenzwischenraumes und eine ventrale Spangenbildung im Sinne eines Spondylodese-Effektes ein (Abb. 5).

Diskussion

Im Rahmen der degenerativen Veränderungen an den Bewegungssegmenten der Halswirbelsäule kommt es morphologisch häufig zu reparativen Knochenappositionen unterschiedlichen Ausmaßes und Lokalisationen. Durch die enge räumliche Beziehung von Ösophagus, Trachea und Halswirbelsäule ist die Vorstellung einer mechanischen Behinderung dieser Weichteilstrukturen durch appositionelles Knochenwachstum der ventralen Halswirbelsäulenregion naheliegend [2, 7]. Es kommt zu einem „Impingement-Syndrom" des Hypopharynx oder Ösophagus, wobei die Speiseröhre in ihrem bindegewebig fixierten Anteil am Krikoidknorpel in Höhe C6 eine Prädilektionsstelle aufgrund der limitierten räumlichen Ausdehnungsmöglichkeit aufweist [4]. Die von LeRoux (1962) und Saunders (1971) geäußerte Ansicht, daß zwischen der Dysphagie und den ventralen Spondylophyten der Halswirbelsäule kein kau-

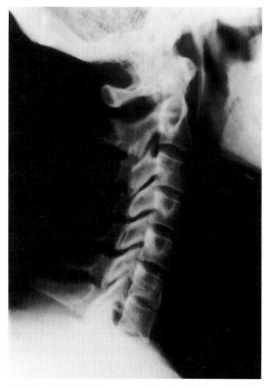

Abbildung 5: Sechs Monate nach durchgeführter subtotaler Bandscheibenausräumung C6/C7 mit jetzt erkennbarer deutlicher Verschmälerung des Intervertebralraumes C6/C7.

saler Zusammenhang bestehe, ist heute nicht mehr aufrecht zu erhalten [8, 15]. Am häufigsten sind nach Literaturangaben die Etagen C 5/6, gefolgt von C 4/5, C 2/3, C 3/4 und C 6/7 betroffen [4, 7.]

Das Beschwerdebild ist gekennzeichnet von einer progredienten Dysphagie als dominierendem Symptom, wobei das erste Auftreten der Schluckbeschwerden meist zeitlich genau zu erfragen ist. Die Variationsbreite der Dysphagie reicht dabei von einem Fremdkörper- oder Globusgefühl während oder unmittelbar nach dem Schluckakt [4, 7, 11] bis hin zur Unfähigkeit, feste Nahrungsmittel aufzunehmen. Der in manifesten Fällen vorhandene Gewichtsverlust ist hierauf zurückzuführen. Häufig ist eine Abhängigkeit der Dysphagie von der Kopfhaltung zu beobachten, wobei die Beschwerden bei Kopfvorneigung als deutlich geringer beschrieben werden. Die vom Patienten angegebene Schmerzprojektion hat sich für die Höhenlokalisation des Prozesses als nicht verwertbar herausgestellt. Gelegentlich werden auch Heiserkeit, Räusperzwang oder Dysphonie, in seltenen Fällen sogar Dyspnoe oder Stridor beklagt. Uncharakteristische Beschwerden wie brennende Schmerzen in Projektion auf die Brustwirbelsäule, Druckgefühl im Hals, häufiges Aufstoßen oder Schulter-Arm-Schmerzen erschweren die Diagnose.

Der klinische Untersuchungsbefund zeigt, wenn keine neurologischen Ausfälle vorliegen, meist keine Auffälligkeiten. Die Beweglichkeit der Halswirbelsäule ist in der Regel altersentsprechend frei; nur selten ist ein pathologischer Palpationsbefund an der ventralen Wirbelsäulenregion wie in unserer Fallbeschreibung zu erheben [3].

Das Spektrum der diagnostischen Möglichkeiten richtet sich im wesentlichen nach dem klinischen Bild und den im Vordergrund stehenden Beschwerden:

– Röntgenaufnahmen der Halswirbelsäule in zwei Ebenen (bei neurologischer Symptomatik vier Ebenen)
– zervikale Myelographie (bei im Vordergrund stehenden radikulären Ausfallserscheinungen an den oberen Extremitäten)
– Ösophagus-Kontrast-Darstellung mit flüssiger Bariumzubereitung (bei Negativbefund auch mit bariumpräparierten Marshmallows [7])
– indirekte Laryngoskopie für hochgelegene Prozesse im Hypopharynxbereich
– flexible Ösophagoskopie zur direkten Darstellung der Stenose und Beurteilung der entzündlichen Ösophaguswandveränderungen [2, 11]. Die Gefahr der Perforation ist bei Verwendung flexibler Ösophagoskope und der Forderung nach einem zuvor angefertigten seitlichen Röntgenbild der Halswirbelsäule gering [11, 16, 17].
– Computertomographie
– Kernspintomographie

Die Palette der Differentialdiagnosen ist umfassend und aus der folgenden Tabelle zu entnehmen.

Ossär
– ventrale Halswirbelsäulen-Osteophyten (degenerativ, posttraumatisch, entzündlich-rheumatisch, Spondylosis hyperostotica)
– Knochentumoren (Osteochondrom)

Ligamentär – diskogen
– Verkalkungen des vorderen Längsbandes (Spondylitis ankylosans)
– Bandscheibenvorfall

Erkrankungen des Ösophagus
– Tumoren
– Strikturen
– Divertikel
– Ösophagitis
– fehlende Koordination des Schluckaktes bei neuromuskulären Erkrankungen

Kardial
– Angina pectoris
– Aneurysmen

Erkrankungen des Mediastinums
– Weichteiltumoren
– aberrierende Gefäße

Plummer-Vinson-Syndrom

Psychogenes Globusgefühl

Wenn sich durch eine sinnvolle Auswahl diagnostischer Maßnahmen der kausale Zusammenhang zwischen ventralen Osteophyten der Halswirbelsäule oder einem Bandscheibenvorfall und einer Dysphagie auf dem Boden einer dorsalen Ösophagusimpression bestätigt hat, ist als Therapie der Wahl die operative Abtragung der Knochenwülste im Sinne einer Cheilotomie durchzuführen. Der erste Literaturhinweis zu dieser Therapie datiert aus dem Jahr 1938 von Iglauer [6]. Der Zugang wird in Höhe C 1 bis C 3 transoral gelegt, für das mittlere und untere

Halswirbelsäulendrittel am Vorderrand des M. sternocleidomastoideus [2, 4], wie es der vorausgegangenen Fallbeschreibung zu entnehmen ist. Eine gleichzeitig durchzuführende Fusion des betroffenen Bewegungssegmentes erscheint nicht zwingend erforderlich [2]. Als mögliche Komplikation muß beim transzervikalen Zugang die Schädigung des N. recurrens in Kauf genommen werden, die in der Literatur mit einer Häufigkeit von etwa 11 Prozent angeben wird [2, 5, 14].

Ein rein konservativer Therapieversuch mit parenteraler Ernährung oder Flüssigkost, der Gabe von Antibiotika und Steroiden ist nur in den wenigen Fällen indiziert, bei denen die entzündlichen Wandveränderungen des Ösophagus im Vordergrund stehen [2, 4, 7, 11]. Eine anhaltende Beschwerdefreiheit ist hierbei nicht zu erwarten. Einzelne Literaturhinweise mit der Empfehlung des therapeutischen Nihilismus [14, 15] oder der Radiotherapie [10] sind beim heutigen Kenntnisstand nicht mehr vertretbar.

In dem von uns angeführten Fallbeispiel handelt es sich bei ähnlicher Symptomatik kausal nicht um ventrale Spondylophyten der Halswirbelsäule, sondern um einen sequestrierten Bandscheibenvorfall der Etage C 6/7. Während sich bereits über 60 Veröffentlichungen mit dem Zusammenhang der Dysphagie bei ventraler Halswirbelsäulen-Spondylose beschäftigt haben [4], ist bislang nur dreimal über einen ventralen Bandscheibenvorfall berichtet worden [1, 3, 9], wovon es sich einmal um ausgestoßenes kalzifiziertes Diskusmaterial gehandelt hat.

Literatur

1 Bernardo, K. L.; Grubb R. L.; Coxe, W. S.; Roper, C. L.: Anterior cervical disc herniation. Case report. J. Neurosurg. 69, 1988, 134–136.
2 Bone, R. C.; Nahum, A. M.; Harris, A. S.: Evaluation and correction of dysphagia-producing cervical osteophytosis. Laryngoskope 84, 1974, 2045–2050.
3 Coventry, M. B.: Calcification in a cervical disc with anterior protrusion and dysphagia. J. Bone Joint Surg. 52-A, No. 7, 1970.
4 Gamache, F. W.; Voorhies, R. M.: Hypertrophic cervical osteophytes causing dysphagia. A review. J. Neurosurg. 53, 1980, 338–344.
5 Heeneman, H.: Vocal cord paralyses following approaches to the anterior cervical spine. Laryngoskope 83, 1973, 17–21.
6 Iglauer, S.: A case of dysphagia due to an osteochondroma of the cervical spine-osteotomy-recovery. Ann. Otol. Rhinol. Laryngol. 47, 1938, 799–803.
7 Lambert, J. R.; Tepperman, P. S.; Jimenez, J.; Newman, A.: Cervical spine disease and dysphagia. Am J. Gastroent. 76, 1981, 35–40.
8 LeRoux, B. T.: Dysphagia and its causes. Geriatrics 17, 1962, 560–568.
9 Picus, D.; McClennan, B. L.; Balfe, D. M.: „Dysphagia": a case report. Gastrointest. Radiol. 9, 1984, 5–7.
10 Piquet, J.: Les troubles pharingo-laryngiens par spondylite dé formante de la colonne cervical. Ann. Otolaryngol. 68, 1951, 697–704.
11 Ratnesar, M. S.: Dysphagia due to cervical exostosis. Laryngoskope 80, 1970, 469–471.
12 Resnick, D.; Shaul, S. R.; Robins, J. M.: Diffuse idiopathic skeletal hyperostosis (DISH): Forestier's disease with extraspinal manifestations. Radiology 115, 1975, 513–524.
13 Resnick, D.; Shapiro, R. F.; Wiesner, K. B.: Diffuse idiopathic skeletal hyperostosis (DISH). Semin. Arthritis Rheum. 7, 1978, 153–187.
14 Saffouri, H. H.; Ward, P. H.: Surgical correction of dysphagia due to cervical osteophytes. Ann. Rhinol. Laryngol. 83, 1970, 65–70.
15 Saunders, W. H.: Cervical osteophytes and dysphagia. J. Otol. Rhinol. Laryngol. 79, 1971, 1091–1097.
16 Seybold, W. D.; Johnson, M. A.; Leary, W. V.: Perforation of the oesophagus. Analysis of 50 cases and an account of experimental studies. Surg. Clin. North. Am. 30, 1950, 1155–1183.
17 Smith, C. K.; Tanner, N. C.: Complications of gastroscopy and oesophagoscopy. Br. J. Surg. 43, 1955, 396–403.
18 Utsinger, P. D.; Resnick, D.; Shapiro, R.: Diffuse skeletal abnormalities in Forestier's disease. Arch. Intern. Med. 136, 1976, 763–768.
19 Zahn, H.: Ein Fall von Abknickung der Speiseröhre durch vertebrale Ekchondrose. Münch. Med. Wochenschr. 52, 1905, 1680–1682.

Stabilisierende Operationen bei degenerativen Erkrankungen der Lendenwirbelsäule

J. Liesegang, U. Pfister

Stabilisierende Operationen an der Lendenwirbelsäule zählen sicherlich nicht zu den häufigen Routineeingriffen der neurochirurgischen Wirbelsäulenchirurgie.

Die Frage eines solchen Eingriffes stellt sich dem Neurochirurgen zunächst einmal bei einer bleibenden Instabilität nach einer lumbalen Bandscheibenoperation, die zu anhaltenden Beschwerden führt. Die Frage erhebt sich aber auch bei Patienten mit therapieresistenten Lumboischialgien bei einer degenerativen Spondylolisthesis. Von Klinik zu Klinik in unterschiedlichem Umfang, insgesamt aber wohl selten, wird der Neurochirurg mit dieser Frage auch bei Patienten mit einem isolierten Lumbalsyndrom auf dem Boden einer lumbalen Instabilität bzw. eines arthrotischen Facettensyndroms konfrontiert.

Die Patienten mit einer lumbalen Instabilität leiden gewöhnlich unter Kreuzschmerzen, die unter Belastung, wie Stehen, Gehen oder auch im Sitzen, zunehmen. Diese Schmerzen können sich auf das Kreuz beschränken, sie können aber auch in die Paravertebralregion, in das Kreuzbein oder die Leistengegend ausstrahlen und sind oft begleitet von pseudoradikulären Schmerzen in der Hüftregion oder den Beinen. Oft klagen die Patienten über ein Schwäche- und Unsicherheitsgefühl im Bereich der Lendenwirbelsäule.

Bei den Patienten, bei denen eine lumbale Instabilität oder eine degenerative Spondylolisthesis mit einer spinalen Stenose verbunden ist, werden häufig auch radikuläre Schmerzen angegeben, meist einseitig, manchmal auch in beiden Beinen. Die Kompression der Cauda equina unter Belastung kann aber auch zu den typischen Symptomen der Claudicatio spinalis ohne oder mit passageren Gefühlsstörungen im Reithosenbereich führen. Ein persistierendes Kaudasyndrom ist sicher die Ausnahme.

Bei der klinischen Untersuchung findet man eine meist sehr ausgeprägte Fixierung der Lendenwirbelsäule, eine starke Verspannung der paravertebralen Muskulatur, das Bückvermögen ist stark eingeschränkt, das Laségue-Zeichen oder der Femoralisdehnungsschmerz nur bei den Patienten positiv, bei denen zusätzlich ein Wurzelkompressionssyndrom besteht. Bei Druck auf die Dornfortsätze, vor allem in Bauchlage, läßt sich der Schmerz häufig provozieren. Paresen, Reflexabweichungen oder Gefühlsstörungen finden sich nur bei den Patienten mit einer gleichzeitigen lumbalen Nervenwurzelläsion.

Zum Nachweis einer lumbalen Instabilität dienen Funktionsaufnahmen der LWS in maximaler Beugung und Streckung sowie Seitneigung. Sie zeigen dann die Instabilität in Form einer Verschiebung oder Rotation der Wirbelkörper zueinander. Häufig sind diese Veränderungen aber nur auf Schichtaufnahmen zu erkennen, auf die man bei unauffälligen Übersichtsaufnahmen deshalb nicht verzichten darf.

Bei Patienten mit einer Spondylolisthesis oder einer Claudicatio spinalis sollte ebenso wie bei bandscheibenoperierten Patienten mit fortbestehenden radikulären Störungen noch eine lumbale Myelographie durchgeführt werden, um zu klären, inwieweit der Kaudasack komprimiert wird und ob noch eine Wurzelkompression besteht.

Ein weiteres diagnostisches Kriterium ist die Testblockade der Gelenknerven der betroffenen Wirbelgelenke. Wenn nach einer solchen Blockade die Kreuzschmerzen und pseudoradikulären Beschwerden bei dem Patienten mit Postdiskektomiesyndrom oder einer lumbalen Instabilität verschwinden, wird man zunächst einmal versuchen, ob nicht durch eine Facettenrhizotomie eine dauerhafte Beschwerdefreiheit zu erzielen ist.

Markwalder und Reulen aus Bern berichten aber von sehr guten Operationsergebnissen bei Patienten mit Postdiskektomiesyndrom, bei denen die Röntgenaufnahmen keine lumbale Instabilität zeigten, bei denen aber die Facettenblockade und eine Immobilisierung der Lendenwirbelsäule über einen Zeitraum von etwa 14 Tagen zu Beschwerdefreiheit führte. Der von ihnen festgestellte Zusammenhang zwischen dem Ergebnis einer Immobilisierung durch das Korsett und der Stabilisierungsoperation ist beeindruckend [5].

Vielleicht sollte man deshalb einmal diesen Immobilisationstest bei den Patienten durchführen, bei denen radiologisch keine Instabilität nachzuweisen ist, und bei positivem Ausgang auch operieren.

Bisher haben wir eine OP-Indikation bei Patienten mit einem sogenannten Postdiskektomiesyndrom oder einer lumbalen Instabilität aber nur gesehen, wenn bei radiologisch nachgewiesener Instabilität durch die Testblockaden die Beschwerden nicht vollständig beseitigt werden oder die Facettenrhizotomie nur vorübergehend hilft.

Bei Patienten mit einer degenerativen Spondylolisthesis ist eine Fusionsoperation natürlich nicht in allen Fällen erforderlich. Sie erscheint uns nur dann notwendig, wenn eine radiologisch nachgewiesene Instabilität besteht.

Wenn allerdings bei stabiler Spondylolisthesis durch Hemilaminektomie oder Laminektomie und medialer Facettenresektion keine ausreichende Dekompression möglich ist und die Gelenke geopfert werden müssen oder wenn bei einem perforierten Bandscheibenvorfall das Bandscheibenfach ausgeräumt werden muß, ist eine zusätzliche Stabilisierung unumgänglich.

Zur Fusion eines lumbalen Bewegungssegments haben wir in früheren Jahren lediglich die interkorporelle Spondylodese von dorsal nach Cloward durchgeführt, bei der entsprechend zugeschnittene Beckenkammspäne nach sorgfältiger Ausräumung des Bandscheibengewebes und Anfrischen der Deckplatten in dem Zwischenwirbelraum eingebracht und verkeilt werden (Abb. 1).

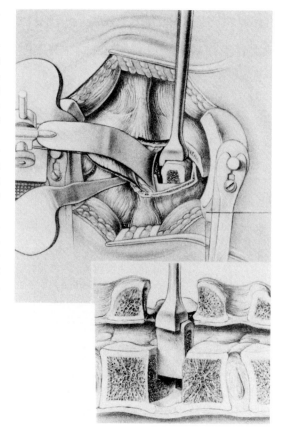

Abbildung 1

Die Patienten blieben nach der Operation einige Zeit im Gipsbett und wurden dann mit einem Korsett mobilisiert. Um ihnen die mit dem Gipsbett und dem Korsett verbundenen Unannehmlichkeiten zu ersparen, haben wir dann seit 1988 die Spondylodesen zusätzlich durch Metallimplantate stabilisiert.

Anfangs haben wir dazu ausschließlich den Fixateur interne nach Dick benutzt [2, 3].

Mit diesem Instrumentarium ist eine stabile Fixierung der Wirbelkörper unter Kompression des in den Zwischenwirbelraum eingebrachten Knochens möglich und in der Regel auch eine gewisse Reposition der Wirbelkörper (Abb. 2).

Die Implantation eines Fixateur interne ist allerdings ein zeitaufwendiges Unterfangen und weitet den Eingriff erheblich aus. Auch sind die Patienten meist nicht sehr davon angetan, daß man sie zur Entfernung der Implantate noch einmal operieren muß. Wir sind deshalb in der Folge dazu übergegangen, bei Patienten ohne Laminektomie oder bei intakten Gelenkfortsätzen die Fusion nach Cloward durch zwei seitliche Platten zu stabilisieren, die mit transpedunkulären Wirbelkörperschrauben fixiert wurden (s. Abb. 3).

Wegen der geringen Winkel- und Rotationsstabilität, die diese Technik bietet, waren wir nicht so recht damit zufrieden, auch wenn es bei den so operierten Patienten bisher noch zu keiner Verschiebung der fusionierten Wirbelkörper kam. Deshalb sind wir jetzt bei den Patienten mit intakten Bögen und Gelenken zu der von Magerl entwickelten transartikulären Verschraubung der Wirbelkörper übergegangen, um die interkorporelle Fusion zu stabilisieren (Abb. 4). Auf diese Weise läßt sich die Spondylodese ohne großen zusätzlichen Aufwand ausreichend sichern. Allerdings verzichten wir, anders als bei dem Fixateur interne, dann nicht auf ein Korsett, sondern mobilisieren die Patienten nur mit einer Dreipunkt-Orthese, die drei Monate getragen werden soll.

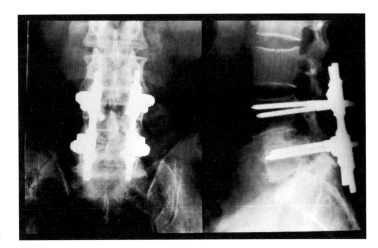

Abbildung 2

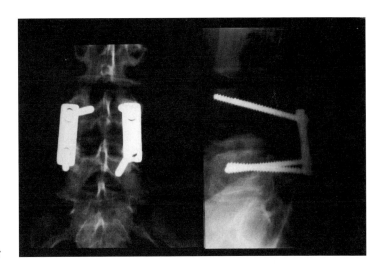

Abbildung 3

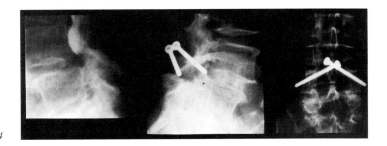

Abbildung 4

141

An anderen Kliniken wird eine ventrale Spondylodese favorisiert, weil man so einen besseren Zugang zum Zwischenwirbelraum hat und den Knochendübel besser anpassen kann. Wir glauben aber, daß das dorsale Vorgehen nach Cloward zu einer ausreichend stabilen Fusion der Wirbelkörper führt und daß man sich den zusätzlichen ventralen Zugang ersparen kann.

Manche Arbeitsgruppen verzichten auf eine interkorporelle Fuson und führen statt dessen in Verbindung mit der transartikulären Verschraubung eine Verblockung der Gelenkfortsätze durch, entweder durch Knochenspananlagerung an die Gelenkfortsätze oder Einbringen eines Knochendübels zwischen die Gelenkflächen. Die Rate von Pseudarthrosen soll dabei aber relativ hoch sein.

Zusammenfassend läßt sich festhalten, daß bei Patienten mit therapieresistenter lumbaler Instabilität die Indikation zu einer Stabilisierungsoperation besteht, bei der eine interkorporelle Spondylodese zusätzlich duch Metallimplantate stabilisiert werden muß. Welche Technik sich langfristig dabei als besonders geeignet herausstellen wird, bleibt abzuwarten, da Langzeituntersuchungen über ein größeres Patientengut noch nicht vorliegen. Wir haben jedenfalls bisher mit der interkorporellen Fusion nach Cloward und einer anschließenden Stabilisierung durch den Fixateur interne nach Dick gute Erfahrungen gemacht und werden diese Technik bei den Patienten mit Laminektomie auch weiter anwenden.

Bei den Patienten mit intakten Bögen und Gelenkfortsätzen erwarten wir durch die wesentlich einfache transartikuläre Verschraubung nach Magerl in Verbindung mit der Fusion aber ebenfalls gute Ergebnisse.

Literatur

1 Cloward, R. B.: Spondylolisthesis Treatment by Laminektomy and posterior Interbody Fusion. Clin. orthop. 154, 1981, 74–82.
2 Dick, W.: Innere Fixation von Brust- und Lendenwirbelfrakturen. Aktuelle Probleme in Chirurgie und Orthopädie 28, 1984.
3 Caden, B.; Faensen, M; Brock, M.: Transpeduncular Stabilisation with the Fixateur Interne in Cases ofSpinal Instability. Adv. Neurosurg. 16, 1988, 286–290.
4 Translaminare Verschraubung der Intervertebralgelenke. In: Weber, B. G.; Magerl, F. (Hrsg.), Fixateur externe. Springer 1985, S. 304–305.
5 Markwalder, Th.-M.; Reulen, H.-J.: Diagnosis in the Failed Back Surgery Syndrome. Acta Neurochir. (Wien) 99, 1989, 51–57.
6 Markwalder, Th.-M.; Reulen, H.-J.: Translaminar Screw Fixation in Lumbar Spine Pathology. Acta Neurochir. (Wien) 99, 1989, 58–60.

Die operative Behandlung des Postdiskotomiesyndroms

M. Hövel, R. Donk, R. Venbrocks

Die Behandlung des Postdiskotomiesyndroms bzw. des „Failed Back Surgery Syndroms" ist eines der größten Probleme in der Orthopädie und Neurochirurgie, so in der 87er Ausgabe von Campbell's Operative Orthopaedics.

1934 legten Mixter und Barr ihr Konzept des Diskusprolaps vor und gaben damit den Startschuß für die Diskuschirurgie. Mit etwa 15 Jahren Verzögerung, also in der zweiten Hälfte der vierziger Jahre, mehrten sich die Arbeiten für Mißerfolge und Rezidivbeschwerden nach der lumbalen Diskuschirurgie, die zur Beschreibung des Postdiskotomiesyndroms führten.

Das Postdiskotomiesyndrom umfaßt per definitonem alle nach der Behandlung einer lumbalen Diskushernie rezidivierenden, persistierenden oder verstärkten Schmerzsyndrome.

Es tritt in 10 bis 30 Prozent nach lumbalen Bandscheibenoperationen auf.

Zahlreiche Faktoren wurden in der Literatur für dieses hohe operative Therapieversagen verantwortlich gemacht.

Übersicht

Ätiologische Faktoren

1. Falsche OP-Indikation bei Erstoperation (falsche Nukleotomiehöhe)
2. Inadäquate OP-Technik (Nervenverletzung bei der OP)
3. Bandscheibenprolaps neu – Nachbaretage
   Rezidivhernie
   (Risiko 1%)
4. Spondylodiszitis (DD aseptische plasmazelluläre Diskusentzündung)
5. Adhäsive Arachnoiditis
6. Epidurale Fibrose
7. Facettensyndrom
8. Stenose des Rezessus lateralis
9. Spinalkanalstenose
10. Segmentinstabilität

Orthopädische Universitätsklinik Essen

Mit Ausnahme von OP-Fehlern, Rezidivhernie und Infektion läßt sich die zunächst verwirrende Vielzahl der übrigen Ätiologien auf zwei Hauptursachen zurückführen, auf

Vernarbung und segmentale Instabilität.

Narben machen nur dann Beschwerden, wenn Bewegungen über sie Zugphänomene an Schmerzrezeptor-versorgten Strukturen auslösen.

Der Begriff der Instabilität steht bei degenerativen Wirbelsäulenleiden für ein Schmerzsyndrom, das vergesellschaftet ist mit einem pathologischen Bewegungsmuster des Wirbelsäulensegments.

Ein degenerativer Bandscheibenkollaps oder die Bandscheibenentfernung führen zu einer Verschmälerung eines lumbalen Zwischenwirbelraumes. Die kleinen Wirbelgelenke werden teleskopartig ineinander geschoben – *Facettensyndrom*. Es resultiert meist eine Retroposition des kranialen Wirbels um 3 bis 5 mm – *Spinalkanalenge*. Der obere Gelenkfortsatz des kaudalen Wirbels wird nach ventral geschoben und engt das Foramen intervertebrale ein – *Rezessusstenose*.

Das klinische Bild wird bestimmt durch eine bilaterale gemischte pseudoradikuläre/radikuläre Symptomatik. Die von uns präoperativ durchgeführte Diagnostik umfaßt:

Röntgen der LWS

Funktionsaufnahmen seitlich/a. p.

Myelogramm

CT

Kernspintomogramm obligat

Szintigramm

Diskogramm

LA-Infiltrationen
(Wurzel-/Facetteninfiltration)

psychologischer Test

Gipskorsett-Test fakultativ.

Von 1985 bis 1988 wurden an der Orthopädischen Universitätsklinik Essen 32 Patienten mit einem Postdiskotomiesyndrom operiert. Bis Ende 1989 bereits 52 Patienten. Die Mindestnachuntersuchungsdauer der von 1985–1988 Operierten betrug 1 Jahr.

Die übergroße Mehrheit der Patienten waren zweifach oder multipel voroperierte Rückenpatienten.

Zweimal fand sich eine vorgeschaltete Chemonukleolyse, der größte Teil der Patienten wurde zweimal oder sogar dreifach nukleotomiert. Nur drei Patienten wurden einmal vorher nukleotomiert.

Nukleotomie

einmal	3
zweimal	24
> zweimal	3
Chemonukleolyse	2

Die Nukleotomie wurde dabei fast ausschließlich in der Höhe LWK 4/5 und LWK 5/S1 durchgeführt.

Es wurden zwei dorsoventrale Kombinationseingriffe durchgeführt. Fünfmal wurde allein von ventral, viermal allein von dorsal fusioniert.

Fusionsoperationen

dorsoventral	23
ventral	5
dorsal	4

Ventral zählten wir in 23 Fällen eine interkorporelle Spondylodese mit autologem oder homologem Spongiosablock. In zwei Fällen wurde eine Metallspongiosa implantiert, zweimal eine Bandscheibenprothese, einmal ein Memorymetall.

Ventrale Operationen

Interkorporelle Fusion	23
Metallspongiosa	2
Charité-Prothese	2
Memorymetall	1

Dorsal wurden folgende Stabilisierungsinstrumente benutzt:

Fixateur interne nach Kluger, nach Dick, Zielke-Brücke, Wilson-Platte, mit steigender Tendenz vor allem im letzten Jahr, die Steffee-Platte. Ein H-Span wurde viermal eingesetzt.

Dorsale Instrumentation

Kluger	6
Zielke	9
Dick Fixateur	2
Wilson-Platte	2
Steffee-Platte	4
H-Span	4

Die nur einseitig Operierten mit einem Postdiskotomiesyndrom wiesen in der Vergangenheit auch postoperativ noch erhebliche Beschwerden auf, so daß wir unser operatives Therapiekonzept – ausgehend von den Hauptursachen Narbe und Instabilität – überdachten.

Das Ziel unseres operativen Vorgehens ist es, eine Vernarbung in heilsamer Steife des betroffenen Bewegungssegmentes zu erzielen, das heißt, abnorme Beweglichkeit und Narbenzugphänomene auszuschließen. Dies ist unseres Erachtens nur durch eine kombinierte dorsoventrale Fusionierung möglich. Bei nur einseitiger Stabilisierung sind weiterhin schmerzhafte Wackelbewegungen möglich. Deshalb kommt es zum Schraubenbruch.

Zur Verringerung der Operationsbelastung gehen wir zweizeitig vor.

In einer ersten Sitzung von dorsal wird mittels transpedikulärer Schrauben und Fixationsinstrumente korrigierend distrahiert. Die Nervenwurzeln werden durch Laminektomie dekomprimiert, Verwachsungen sorgfältig gelöst. Natürlich bilden sich postoperativ wieder neue Narben, diese sollten jedoch in einem fixierten Bewegungssegment keine Zugphänomene mehr bewirken. Die Laminektomie verhindert außerdem Druckphänomene der Narben unter dem knöchernen Dach. Die durch die Laminektomie bedingte vermehrte Instabilität wird durch eine laterale Spondylodese kompensiert. Hierzu legen wir von der hinteren Beckenschaufel entnommene Spongiosabrücken seitlich auf die dekortizierten Facetten und Querfortsätze.

In der zweiten Sitzung, gewöhnlich nach zehn Tagen, wird eine interkorporelle Spondylodese von retroperitoneal oder transperitoneal angeschlossen. Die Dauer der stationären Behandlung wird durch das zweizeitige Vorgehen nicht nennenswert verlängert.

Ein Jahr nach der dorsoventralen Spondylodese und Adhäsiolyse fanden sich bei 60 Prozent der Patienten nur minimale Beschwerden, 80 Prozent werteten die Operation insgesamt als Gewinn, so daß sie sich ihr nochmals unterziehen würden. Eine Verschlechterung des Befindens war in 8 Prozent, ein Gleichbleiben der Schmerzsymptomatik in 12 Prozent der Fälle gegeben. In keinem Fall kam es ventral zu einer Pseudarthrosenbildung nach der dorsoventralen Fusion, gleichgültig, ob hier autologes oder homologes Spongiosamaterial verwandt wurde.

Literatur

1 Benini, Arnaldo (Hrsg.): Komplikationen und Mißerfolge der lumbalen Diskus-Chirurgie. Huber, Bern/Stuttgart/Toronto 1989.
2 Campbell's Operative Orthopaedics (Seventh edition, vol. 4, edited by A. H. Cranshaw). Mosby, St. Louis/Washington/Toronto 1987.
3 Burton, C. V.; Kirkaldy-Willis, W. H.; Yong-Hing, K.; Heithoff, K. B.: Causes of Failure of Surgery on the Lumbar Spine. Clin. Orthopaedics 157, 1981, 191–199.
4 Benoist, M.; Ficat, C.; Barafp; Canchsix, J.: Postoperative Lumbar Epiduro-Arachnoiditis. Spine 5, 1979, 432–436.
5 Finnegan, W. J.; Fenlin, J. M.; Marvel, J. P.; Nardini, R. J.; Rothman, R. H.: Results of Surgical Intervention in the symptomatic multiply-Operated Back Patient. JBJS 61-A, 1979, 1077–1082.
6 Krämer, J.: Das Postdiskotomiesyndrom. Z. Orthopädie, 125, 1987, 622–625.
7 Mixter, W. J.; Barr, J. S.: Rupture of the Intervertebral Disc with Involvement of the Spinal Canal. New England J. Med., 211, 1934, 210–215.
8 Morscher, E.: Strategische Überlegungen in der Diagnostik und Therapie rückenoperierter Problempatienten. Z. Orthopädie, 125, 1987, 615–621.
9 Oppel, U.; Beyer, H. K.; Fett, H.; Hedtmann, A.: Kernspintomographische Untersuchungen mit Kontrastmitteln beim Postdiskotomie-Syndrom. Orthopäde 18, 1989, 41–52.
10 Morgan, F. P.; King, P.: Primary Instability of lumbar vertebrae as a common cause of low back pain. JBJS 39 B, 1957, 6–22.
11 Seelig, W.; Nidecker, A.: Schmerzen nach Operationen an der Lendenwirbelsäule. Das „Failed Back Surgery Syndrome" (FBSS)). Z. Orthopädie 127, 1989, 346–353.

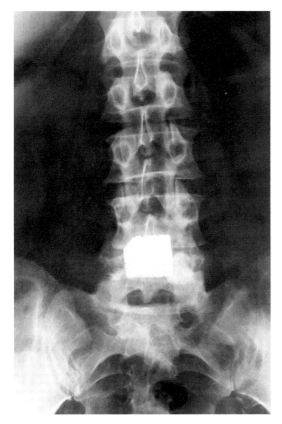
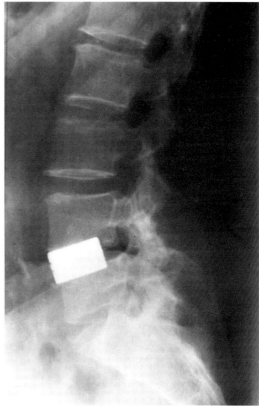

Abbildung 1a und b: 61jährige Patientin mit PcP. 4/87 Nukleotomie LWK 4/5. Postnukleotomiesyndrom mit Instabilität LWK 4/5. 12/87 Implantation von Metallspongiosablock, weitgehend beschwerdefrei.

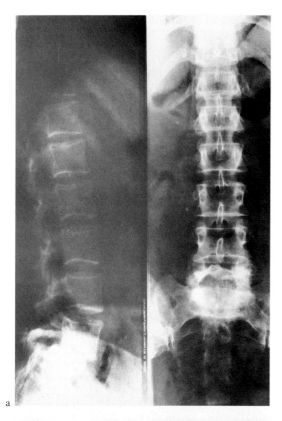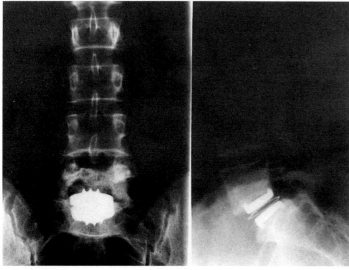

Abbildung 2a und b: 45jährige Patientin mit degenerativer Spondylolisthesis LWK 5/S 1. Implantation einer Bandscheibenprothese.

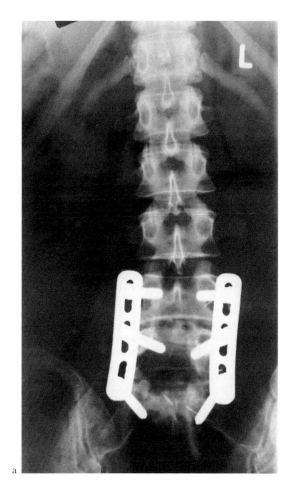 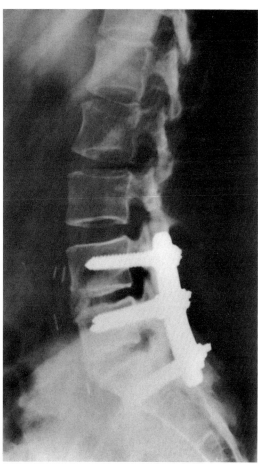

Abbildung 3a und b: 38jährige Patientin. 1986 dreimal Bandscheibenoperation LWK 4/5. Postnukleotomiesyndrom LWK 4/5. Osteochondrose LWK 5/S 1. Dorsoventrale Spondylodese unter Verwendung von Steffee-Platten.

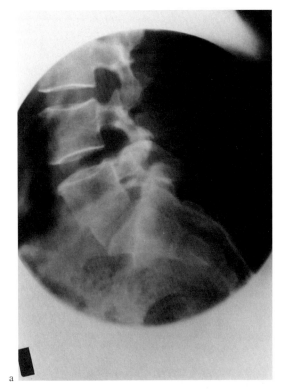
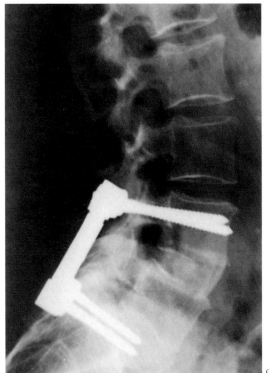
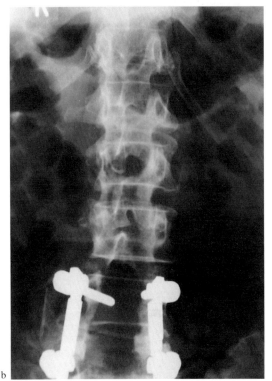

Abbildung 4a, b und c: 43jährige Patientin. 1977, 1979 Nukleotomie LWK 4/5. 1981 ventrale Spondylodese (a). Wegen Segmentinsstabilität LWK 4/5 mit radikulärer S1-Symptomatik rechtsbetont, dorsale Dekompression, Stabilisierung 8/89 mit Kluger-Fixateur LWK 4–S 1, ventrale Spondylodese LWK 4/5.

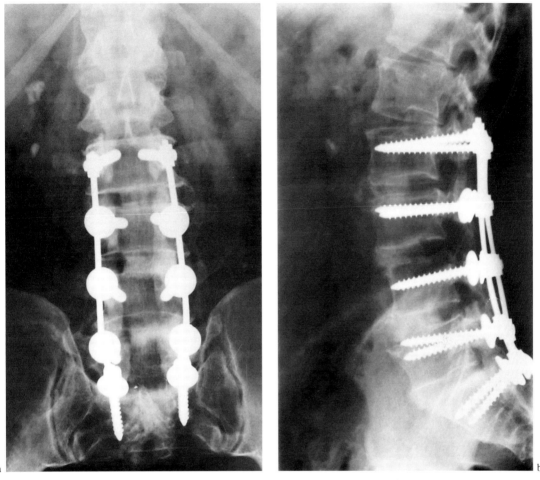

Abbildung 5a und b: 49jährige Patientin. 6gliedrige LWS. 3. 3. 1988 Bandscheiben-OP LWK 4/5, 11. 3. 1988 OP LWK 3/4, 7/88 Operation eines Rezidivprolaps LWK 3/4. 7/89 dorsoventrale Spondylodese LWK 2–S 1 mit Zielke-Instrumentarium.

Operative Therapie der Olisthese an der Lendenwirbelsäule

R. Donk, R. Venbrocks. M. Hövel, J. Colemont

Einleitung

Mit der Veröffentlichung von Capener 1932 wurden erstmalig aufgrund anatomischer Gegebenheiten bei der Spondylolyse bzw. der Spondylolisthesis Therapieansätze diskutiert, die zu einer Heilung ad integrum führen sollten. Beschreibungen des Krankheitsbildes erfolgten bereis 1853 durch Kilian und 1887 von Herbinaux. Der Holländer Meyerding (1932) beschrieb eine Gradeinteilung des Gleitvorganges in Abhängigkeit des Ausmaßes des Gleitens in Relation zur Deckplatte des darunterliegenden Wirbels, die bis heute Gültigkeit hat.

Die Häufigkeit der Spondylolyse bei Röntgenuntersuchungen wird von verschiedenen Autoren zwischen 4,3 und 7,2 Prozent angegeben [5, 8, 9]. Kettelkamp und Wrigth (1971) fanden bei 153 untersuchten Eskimos in Alaska 28,1 Prozent Spondylolysen. Die Spondylolisthesis läßt sich unterteilen in mehrere Typen (Tab. 1):

Tabelle 1: Typeneinteilung der Olisthese

- dysplastisch
- isthmisch
- traumatisch
- degenerativ
- pathologisch

Die Behandlungsstrategie besteht in einer primär konservativen Behandlung und erst sekundär bei auftretenden therapieresistenten Schmerzen bzw. neurologischen Ausfällen in einer operativen Intervention. Der konservative Therapieansatz besteht in der Ruhigstellung des Segmentes durch Korsett oder Gips. Bei vielen der Patienten kann jedoch kein dauerhaft befriedigendes Ergebnis erzielt werden. Aus diesem Grund stand die Verbesserung der operativen Maßnahmen im Vordergrund der Überlegungen. In den letzten fünf Jahren hat die operative Therapie der Olisthesen aufgrund verbesserter Möglichkeiten der Fixierung gelockerter Segmente und verbesserter Operationstechniken an Bedeutung zugenommen.

Die Beobachtung, daß es mit fortschreitendem Gleitvorgang zu neurologischen Störungen kommt, die mitunter bis zur Blasenfunktionsstörung oder einem gestörten Gangbild reichen können, führte Gill (1955) zu der Überlegung, durch eine dorsale Dekompression die Beeinträchtigung der Nervenwurzel auf Dauer zu beseitigen. Diese Operationsmethode eignet sich jedoch auf Dauer nur für ältere Patienten mit neurologischen Störungen. Buck propagierte 1970 dann erstmals die direkte Verschraubung der Lyse. Harrington versuchte 1971 mittels eines von ihm entwickelten Instrumentariums den Gleitvorgang durch eine dauerhafte Fixation aufzuhalten und gleichzeitig das intraoperative Repositionsergebnis zu sichern. Wegen unbefriedigender Ergebnisse bei Kindern und Jugendlichen hat er seine Operationsmethode jedoch wieder verlassen.

Nach Einführung der transpedikulären Verschraubung (Roy-Camille, Rodegerdts) kam es unter der Führung von Zielke zu einer weitgehenden Verbreitung der Methode. Zielke (1985) propagierte eine distrahierende transpedikuläre Stabilisierung des Segmentes. Aus biomechanischen Gründen mußte diese Methode jedoch verlassen werden. Es kommt bei der für die Reposition notwendigen Distraktion zu einer Entlordosierung der Lendenwirbelsäule, welche sich auf Dauer ungünstig auswirkt. Nach der Reposition muß daher die Distraktion wieder aufgehoben werden, um eine physiologische Lordose der LWS wiederherzustellen. das aus der operativen Skoliosetherapie bekannte VDS-Instrumentarium nach Zielke wurde zum Univeral Spinal Instrumentation Sytem (USIS) weiterentwickelt. Dieses System kann sowohl bei der dorsalen als auch ventralen Instrumentierung verwendet werden.

Nachfolgend soll ein Vergleich der an der Orthopädischen Universitätsklinik Essen angewendeten Operationsverfahren durchgeführt werden.

Orthopädische Klinik Essen (Direktor: Prof. Dr. med. K. F. Schlegel)

Material und Methode

In den Jahren von 1970 bis 1989 wurden an der Orthopädischen Universitätsklinik Essen 123 Patienten wegen einer Olisthese operiert, 59mal war der LWK 5, 46mal LWK 4 und 18mal LWK 3 betroffen. In der Mehrzahl der Fälle handelte es sich um eine Olisthese Grad 2 nach Meyerding. Das durchschnittliche Alter zum Zeitpunkt der Operation betrug 33,2 Jahre, der jüngste Patient war 1,5, der älteste 58 Jahre. Die Geschlechtsverteilung betrug 76 Männer zu 47 Frauen.

Als Operationsverfahren wurden in 43 Fällen die alleinige interkorporelle ventrale Fusion, in 24 Fällen die alleinige dorsale Fixierung mit lateraler Spondylodese und in 56 Fällen die kombinierte dorsoventrale Fusion mit kompletter Laminektomie des Gleitwirbels durchgeführt.

Bei allen Patienten fand sich ein chronischer therapieresistenter Kreuzschmerz, bei 75 Prozent der Patienten fanden sich segmental bezogene neurologische Störungen in Form von Sensibilitätsstörungen und/oder motorischer Schwäche.

Bei den postoperativen Ergebnissen wurden folgende Faktoren evaluiert

1. Schmerzreduktion bzw. Besserung der neurologischen Symptome
2. Reduktion des Gleitvorgangs bzw. Grad der Reposition
3. Röntgenologische Anzeigen der knöchernen Fusion
4. Szintigraphische Zeichen der Fusion
5. Allgemeine und spezifische Komplikationen
6. Zeitraum der Immobilisation und Dauer der notwendigen orthetischen Versorgung.

Bei den 56 Patienten mit einer dorsoventralen Fusion konnte in 37 Fällen eine komplette Reposition, in 19 Fällen Grad I nach Meyerding erreicht werden. Bei dem alleinigen dorsalen Vorgehen konnte das intraoperative Repositionsergebnis nur bei zwei Patienten gehalten werden, alle übrigen verschlechterten sich in den ersten sechs postoperativen Monaten wieder zum präoperativen Zustand der Olisthese. Bei den ventral operierten Patienten erfolgte keine Reposition.

Radiologisch fanden sich bei den ventralen Fusionen bei vier Patienten eine Pseudarthrose, bei der alleinigen dorsalen Instrumentierung bei zwei und beim dorsoventralen Vorgehen bei keinem Patienten eine Pseudarthrose. Diese Befunde stimmten mit den szintigraphischen Ergebnissen ein Jahr postoperativ überein.

Als Komplikationen traten beim alleinigen ventralen Vorgehen in einem Fall eine Spondylitis, die konservativ unter Ruhigstellung ausheilte, in zwei Fällen eine Verletzung der Vena cava, die mit einer Gefäßprothese versorgt werden mußte, auf. Eine Peritonitis oder neurologische Komplikationen wurden nicht gesehen. Beim dorsalen Vorgehen fanden sich in zwei Fällen temporäre neurologische Ausfälle, in einem Fall kam es zur Liquorfistel, die einen Zweiteingriff notwendig machte, und in zwei Fällen zu einer Infektion, die konservativ durch Ruhigstellung ausheilte. Beim dorsoventralen Vorgehen kam es in einem Falle zu einer Gefäßverletzung mit notwendigem endoprothetischem Ersatz, in zwei Fällen zu temporären neurologischen Ausfällen und in zwei Fällen zu einer oberflächlichen Infektion.

Subjektiv wurde die Schmerzreduktion in 80 Prozent der Fälle als gut oder sehr gut bezeichnet (Tab. 2). Die neurologischen Störungen zeigten in allen Fällen eine Besserung des präoperativen Befundes, wobei die Sensibilitätsstörungen die geringste Besserung zeigten.

Die durchschnittliche Liegezeit betrug beim alleinigen ventralen Vorgehen sechs Wochen bei einer stationären Verweildauer von zwei Monaten, beim dorsalen drei Wochen bei einer stationären Verweildauer von sechs Wochen und beim dorsoventralen Vorgehen eine Woche bei 4,5 Wochen stationärem Aufenthalt. Die orthetische Versorgung war beim ventralen Vorgehen für sechs Monate notwendig, beim dorsalen für 4,5 Monate und beim dorsoventralen für 1,5 Monate.

Tabelle 2: Schmerzreduktion

– sehr gut	35%
– gut	47%
– mäßig	13%
– unbefriedigend	5%

Diskussion

Die Ergebnisse zeigen, daß bezüglich der Reposition des abgeglittenen Wirbels das dorsoventrale Vorgehen den übrigen Verfahren überlegen ist. Dies kann auch im Hinblick auf die Pseudarthroserate, die reine Liegezeit, die stationäre Verweildauer und die Dauer einer notwendigen Korsettversorgung gesagt werden. Der weitere Vorteil dieser Operationsstrategie besteht in der kurzen monosegmentalen Fusionsstrecke, der Herstellung der physiologischen Lordose und dem daraus resultierenden statischen Gleichgewicht. Gleichzeitig ermöglicht das dorsoventrale Vorgehen durch den Einsatz der kompletten Laminektomie die Beseitigung neurologischer Kompressionssyndrome unter Erhaltung der notwendigen Stabilität. Das zweizeitige Vorgehen hält gleichzeitig die operationsspezifische Belastung für den Patienten so gering wie möglich, ohne den stationären Aufenthalt zu verlängern.

Eine bloße ventrale intrakorporelle Fusion oder die dorsale Stabilisierung führt zu keiner nennenswerten Reposition und Verbesserung der Statik. Beide Verfahren sind durch eine relativ lange Immobilisationszeit des Patienten und durch lange Tragezeiten des Korsetts belastet. Sie sollten vor allem bei den Patienten angewandt werden, die nur über therapieresistente Schmerzen ohne nennenswerte neurologische Störungen klagen, da eine Neurolyse nur begrenzt durchführbar ist, will man keinen größeren Stabilitätsverlust in Kauf nehmen.

Literatur

1 Buck, J. E.: Direct repair of the defect in spondylolisthesis. JBJS 52-B, 1970, 432–437.
2 Capener, N.: Spondylolisthesis. British Journal of Surgery 19, 1932, 374–386.
3 Gill et al.: Surgical treatment of spondylolisthesis without spine fusion. Excision of the loose lamina with decompression of the nerve root. JBJS 37-A, 1955, 493–520.
4 Harrington et al.: Spinal instrumentation in the treatment of severe progressive spondylolisthesis. Clin. Orthop. 117, 1976, 158–163.
5 Jackson et al.: Sondylolysis in the female gymnast. Clin. Orthop. 117, 1976, 68–73.
6 Kilian, H. F.: De spondylolisthesis gravissimae pelvangustiae causa nuper detecta commentatio anatomica obstretrica. Georgii, Bonn 1853.
7 Meyerding, H.: Spondylolisthesis. Surg. Gynec. Obstet. 54, 1932, 371.
8 Pfeil, E.: Spondylolyse und Spondylolisthese bei Kindern. Z. Orthop. 109, 1969, 17–33.
9 Turner et al.: Spondylolisis and spondylolisthesis in children and teenagers. JBJS 53-A, 1971, 1298–1306.
10 Zielke et al.: Posterior lateral distraction spondylodesis using the twofold sacral bar. Clin. Orthop. 203, 1986, 151–158.

Intraoperative Zwischenfälle lumbaler Bandscheibenoperationen

J. Pospiech, W. Kocks, R. Kalff

Einleitung

Die Ursachen für eventuell auftretende Komplikationen nach lumbalen Bandscheibenoperationen sind mannigfaltig [1, 3, 4]. Eine Rolle spielen hier sicherlich auch Vorerkrankungen bzw. bestimmte individuelle Konstitutionsmerkmale des Patienten. Es seien an dieser Stelle z. B. kardiovaskuläre und Lungenerkrankungen oder eine übermäßige Adipositas erwähnt. Sogenannte allgemeine Komplikationen, wie Herzinfarkte oder zerebrale Ischämien, haben hier ihre Ursachen.

Von größerer Bedeutung erschienen uns auf der anderen Seite aber Komplikationen, die direkt auf intraoperative Zwischenfälle zurückgeführt werden können.

Als Komplikationen sahen wir Umstände an, die z. B. zu einer dauernden neurologischen Verschlechterung von funktioneller Bedeutung oder zu sonstigen irreversiblen Einschränkungen führten. Sensibilitätsausfälle oder erloschene Muskeldehnungsreflexe wurden entsprechend nicht berücksichtigt.

Zu den intraoperativen Zwischenfällen im weiteren Sinne zählten wir auch in der ersten postoperativen Phase auftretende Nachblutungen sowie lagerungsbedingte Schäden.

Ziel der Untersuchung sollte es sein, mehr Informationen darüber zu gewinnen, wie bedeutsam letztlich intraoperative Zwischenfälle für den Patienten auf Dauer sind.

Methodik

Wir erfaßten die intraoperativen Zwischenfälle von insgesamt 3004 Patienten, die wir im Zeitraum von 1. Januar 1980 bis 31. August 1989 an einem lumbalen Bandscheibenvorfall operiert hatten.

Bis auf wenige Ausnahmen waren alle Patienten in Knie-Ellbogenlage nach Kuhlendahl [3] operiert

---

Neurochirurgische Universitätsklinik der GHS Essen

worden. Wir wendeten ausschließlich die makroskopische Operationstechnik an.

Von den insgesamt 3004 Operationen stellten 2736 Ersteingriffe dar, dies entspricht 91 Prozent. In 268 Fällen erfolgten unter der Verdachtsdiagnose eines Rezidivvorfalles Zweiteingriffe.

Ergebnisse

Zu einer Duraverletzung (Tab. 1) kam es bei 199 Operationen (6,6%); in 70 Prozent handelte es sich um Ersteingriffe, in 30 Prozent um Zweiteingriffe. Am häufigsten wurde der Durasack verletzt; in 30 Prozent riß die Dura im Bereich der Wurzelscheide ein. In den meisten Fällen, bei denen der Duraschlauch verletzt wurde, geschah dies bei Eröffnung des gelben Bandes mit dem Skalpell. Die Wurzelscheide wurde häufig bei Erweiterung des Flavektomiedefektes nach lateral hin mit der Stanze oder bei der Entfernung freier Sequester mit der Faßzange verletzt.

Tabelle 1: Häufigkeit intraoperativer Zwischenfälle mit Verlet-

	Häufigkeit		Häufigkeit bleibender neurologischer Defizite	
	n	%	n	%
intraoperative Blutung	10	0,33	-	-
Nachblutung	27	0,89	-	-

Nur zwei dieser Patienten (0,06%) zeigten postoperativ eine funktionell relevante Verschlechterung des neurologischen Befundes. Bei einem Patienten mit einer Duraverletzung entwickelte sich etwa eine Woche postoperativ eine Meningitis, die aber nach antibiotischer Behandlung folgenlos ausheilte.

Die Nervenwurzel selbst (Tab. 1) wurde bei acht Patienten verletzt, dies entspricht 0,26 Prozent. In allen Fällen handelte es sich um Ersteingriffe. Bei fünf Patienten wurden nur einzelne Wurzelfaszikel verletzt, in drei Fällen kam es zu einer kompletten Wurzeldurchtrennung. Die S1-Wurzel war in fünf Fällen, die L5-Wurzel dreimal betroffen. In allen Fällen war es bei Fortnahme lateraler Bandanteile mit der Stanze zu dieser Verletzung gekommen. Sechsmal war die intraoperative Übersicht durch Blutungen aus gestauten epiduralen Venen erschwert.

In den Fällen der kompletten Wurzeldurchtrennung resultierte postoperativ ausnahmslos eine Plegie des betroffenen Kennmuskels. Die Sensibilität war nur in einem Fall im zugeordneten Dermatom aufgehoben. Bei fünf dieser acht Patienten ergaben sich postoperativ neurologische Verschlechterungen von funktioneller Bedeutung (0,16%).

Zu einer infrarenalen Aortenläsion (Tab. 1) kam es in einem einzigen Fall, dies entspricht 0,03 Prozent. Hier waren ein sequestrierter Bandscheibenvorfall in Höhe LWK 3/4 sowie ein gedeckt perforierter Bandscheibenvorfall in Höhe LWK 4/5 li nach Hemilaminektomie LKW 4 li ausgeräumt worden. Während der Operation kam es lediglich zu einem kurzen Blutdruckabfall, der von anästhesiologischer Seite bei bekannter KHK und abgelaufenem Herzinfarkt kardial gedeutet wurde. Ein größerer Blutverlust intraoperativ war nicht aufgetreten. Postoperativ klagte die Patientin dann verzögert über zunehmende Bauchschmerzen, gleichzeitig nahm der Bauchumfang stetig zu. Die Patientin wurde dann laparotomiert, hierbei konnte eine infrarenale Aortenläsion übernäht werden. Sie überlebte zwar, wegen einer Sekundärkomplikation im Rahmen des gefäßchirurgischen Eingriffes mußte jedoch der rechte Unterschenkel im Knie exartikuliert werden.

Größere intraoperative Blutungen (Tab. 2) aus gestauten epiduralen Venen traten bei zehn Patienten, entsprechend 0,33 Prozent auf; der Blutverlust lag hierbei, soweit dies noch nachvollziehbar war, zwischen 1,5 und 2 Litern. In allen Fällen handelte es sich um Ersteingriffe.

Drei Patienten mußten postoperativ aufgrund der hämodynamischen Situation vorübergehend auf der Intensivstation überwacht werden. Kein Patient zeigte eine bleibende neurologische Verschlechterung.

Zu Nachblutungen (Tab. 2) kam es in 27 Fällen (0,89%). Alle Patienten wurden noch am gleichen Tage revidiert. Elfmal klagten sie über eine zunehmende Ischialgie verbunden mit Paresen, in 16 Fällen kam es zu einer lokalen Wundschwellung. Teilweise entleerte sich auch Blut aus der Wunde. Bei einem Patienten konnte in diesem Rahmen ein vorher nicht bekannter latenter Faktor-VIII-Mangel nachgewiesen werden.

Tabelle 2: Blutungshäufigkeit

	Häufigkeit		Häufigkeit bleibender neurologischer Defizite	
	n	%	n	%
Duraverletzung	199	6,6	2	0,06
Wurzelverletzung	8	0,26	5	0,16
retroperitoneale Gefäßverletzung	1	0,03	1	0,03

Tabelle 3: Häufigkeit lagerungsbedingter Komplikationen

	Häufigkeit		Häufigkeit bleibender neurologischer Defizite*	
	n	%	n	%
Lagerungsschäden	6	0,19	-	-
thromboembolische Komplikationen	20	0,66	-	-

* einschließlich sonstiger Einschränkungen von funktioneller Bedeutung

Auch hier resultierten in keinem Fall bleibende neurologische Ausfälle.

Das vordere Längsband wurde bei Ausräumung der Bandscheibe in drei Fällen perforiert. Zweimal brach ein knöchernes Stück aus der Wirbeldeckplatte aus; ein Patient mußte bei gleichbleibender klinischer Beschwerdesymptomatik revidiert werden, da das Knochenfragment zu einer Wurzelkompression geführt hatte. Bei Einsetzen der selbsthaltenden Wundsperrer brach einmal ein Wirbelhalbbogen.

Alle diese Zwischenfälle blieben ohne Konsequenz für den Patienten.

Unmittelbar postoperativ war der neurologische Befund gegenüber präoperativ bei drei Patienten deutlich schlechter geworden, in allen Fällen zeigte die sofort durchgeführte Revision jedoch kein entsprechendes Korrelat.

Für einen jungen Mann blieben neurologische Ausfälle von funktioneller Bedeutung zurück (0,03%).

Die Redondrainage war in fünf Fällen im Bereich der Rückenfaszie angenäht worden, in allen Fällen mußte der Patient zur Entfernung der Drainage revidiert werden.

Eine leichtgradige Verbrennung am Oberschenkel wurde ei einem Patienten durch die Neutral-Klebe-Elektrode der Diathermie verursacht.

Lagerungsschäden (Tab. 3) traten bei insgesamt sechs Patienten auf. Hierbei waren dreimal der Plexus brachialis, jeweils einmal der N. ulnaris und der N. peroneus sowie einmal sensible Nervenäste im Bereiche der Kopfschwarte betroffen.

Auch hier resultierten keine bleibenden Ausfälle.

Thromboembolische Komplikationen (Tab. 3), die durch die Knie-Ellbogenlage bekannterweise begünstigt werden, sahen wir in 20 Fällen. Zwölf Patienten entwickelten eine tiefe Beinvenenthrombose, acht Patienten erlitten eine Lungenembolie.

In allen Fällen verlängerte sich zwar die stationäre Aufenthaltsdauer, doch kam es immer zu einer restitutio ad integrum.

Diskussion

Zusammenfassend sahen wir bei insgesamt 3004 lumbalen Bandscheibenoperationen 286 intraoperative Zwischenfälle bzw. direkt mit dem Operationsablauf zusammenhängende Komplikationen. Zwar war bei 37 Patienten eine operative Revision aufgrund eines solchen Zwischenfalles notwendig, doch resultierten letztlich für nur neun Patienten, entsprechend 0,3 Prozent, bleibende neurologische Ausfälle oder sonstige Einschränkungen von funktioneller Bedeutung.

Vergleicht man unsere Ergebnisse mit denen in der Literatur [1, 2, 4], so finden sich übereinstimmende Angaben.

Es konnte somit gezeigt werden, daß intraoperative Zwischenfälle in den allermeisten Fällen nicht zu eigentlichen Komplikationen führen.

Literatur

1 Ford, L. T.: Symposium: Complications of lumbar disc surgery, prevention and treatment. J. Bone Joint Surg. 50 A, 1968, 382–403.
2 Grumme, T.; Bingas, B.: Retroperitoneale Komplikationen bei Operationen an den lumbalen Bandscheiben. Acta Neurochir. 25, 1971, 79–97.
3 Kuhlendahl, H.: Die operative Behandlung der Wurzelkompressionssyndrome. Langenbecks Arch. Klin. Chir. 267, 1951, 438–462.
4 Loew, F.; Jochheim, K. A.; Kivelitz, R.: Klinik und Behandlung der lumbalen Bandscheibenschäden. In: Olivecrona, H.; Tönnis, W. (Hrsg.), Handbuch der Neurochirurgie, VII, 1. Springer, Berlin 1969, S. 169–237.
5 De Saussure, R. L.: Vascular injury coincident to disc surgery. J. Neurosurg. 16, 1959, 222–229.
6 Schepelmann, F.; Greiner, L.; Pia H. W.: Complications following operation of herniated lumbar discs. Adv. Neurosurg. 4, 1977, 52–54.

Chemonukleolyse und perkutane Diskotomie – Stellenwert in der Behandlung des lumbalen Bandscheibenvorfalls

A. Hedtmann, H. Fett, R. Steffen, J. Krämer

Einführung

Der Gedanke einer intradiskalen Injektionsbehandlung geht auf Hirsch (1959) zurück mit der Vorstellung, durch Injektion bestimmter Substanzen in die Bandscheibe entweder degenerative Veränderungen zu heilen oder aber die physiologische Bandscheibenalterung zu beschleunigen, um das vulnerable Stadium der Bandscheibenlockerung im mittleren Lebensabschnitt [53] beschleunigt zu durchlaufen.

Smith setzte 1963 experimentelle Erkenntnisse über die chondrolytische Wirkung von Chymopapain von Thomas (1956) durch die erste intradiskale Injektion dieses Enzyms um und bezeichnete den Vorgang als Chemonukleolyse [73]. Der Wirkungsmechansmus besteht in einer enzymatischen Spaltung der Mukopolysaccharide (Proteglykane) der Bandscheibe. Der Nukleus besteht zu etwa 65 Prozent aus den stark hydratisierten Proteoglykanen, der Anulus nur zu etwa 20 Prozent [1, 36]. Die bei der Chemonukleolyse entstehenden kleinen Proteoglykanfragmente können die semipermeable Bandscheibenmembran passieren und damit die Bandscheibe verlassen. Mit der Verminderung wasser- bindender Moleküle in der Bandscheibe sinkt der intradiskale Druck. Der Proteoglykangehalt nimmt mit dem Alter ab, besonders im Nukleus.

Nach wechselvollem Verlauf mit vorübergehender Rücknahme der Zulassung in den USA wurde das Chymopapain 1983 erneut für den klinischen Gebrauch freigegeben und wird auch in Deutschland seit 1983 routinemäßig eingesetzt.

Als Alternative wurde von Sussman (1968) der Einsatz von Kollagenase vorgeschlagen, und erstmals wurden klinische Ergebnisse publiziert [87].

Krämer arbeitete seit 1973 an der intradiskalen Injektion von Aprotinin und veröffentlichte später klinische Ergebnisse [40].

Mit der Spaltung der sauren Mukopolysaccharide durch Chymopapain stehen weniger hydrophile Gruppen zur Wasserbindung zur Verfügung, und der intradiskale Druck sinkt. Der Nukleus enthält etwa 15 bis 20 Prozent Kollagen im Trockengewicht, der Anulus etwa 50 bis 60 Prozent [1, 25]. Beide zeigen altersabhängig keine nennenswerte Veränderung. Da allerdings der Wassergehalt der Bandscheiben mit dem Alter deutlich abnimmt [50, 36, 3, 52], kommt es zu einer Erhöhung des Faseranteils in der hydratisierten, nativen Bandscheibe.

Kollagenase spaltet die Moleküle des Kollagengrundgerüstes, wobei der Einsatz an der Bandscheibe durch eine relative Spezifität für das im Nukleus vorwiegend vertretene Kollagen Typ II, XXXXXX während dieses im Anulus zu etwa 60 Prozent vertreten ist, zusammen mit etwa 40 Prozent Kollagen Typ I [27]. Analysen der räumlichen Verteilung der einzelnen Kollagentypen im Anulus der Bandscheibe zeigten fast nur Typ I Kollagen in den äußeren Anuluslagen, fast nur Typ II Kollagen in der Übergangszone und in der Intermediärzone zum Nukleus eine zunehmende Konzentration von Typ II Kollagen zum Nukleus hin. Da somit zumindest partiell eine Wirkung auch auf Anuluskollagen der Übergangs- und der Intermediärzone möglich ist, wurde auch der Terminus Diskolyse für die intradiskale Therapie mit Kollagenase vorgeschlagen [85].

Beim Aprotinin spielen die enzymatischen Wirkungen der Substanz keine Rolle; es handelt sich ausschließlich um eine physikalisch-chemische Wirkung des stark basischen Moleküls, das Wasser aus der Bindung an den hydrophilen Gruppen der Mukopolysaccharide verdrängt. Diese Wirkung ist voll reversibel, so daß die relativ niedrige Erfolgsrate von etwa 59 Prozent [40] erklärbar ist.

Im Unterschied hierzu ist die Kollagenasewirkung auf die Zwischenwirbelraumhöhe irreversibel [39]. Nach Chymopapaininjektion wurde sowohl tierexperimentell wie auch nach Injektion beim Menschen nach vorübergehender Erniedrigung des Zwischenwirbelraumes eine partielle Wiederherstellung der ursprünglichen Zwischenwirbelraumhöhe beschrieben [32, 93, 34, 7, 39].

Orthopädische Universitätsklinik Bochum im St.-Josef-Hospital

Die perkutane Diskotomie oder Nukleotomie wurde von Kambin seit 1974 praktiziert [46] und fast gleichzeitig von Hijikata (1975) eingeführt. Sie beruht auf dem Prinzip, unter Röntgenkontrolle kleinkalibrige Instrumente in die Bandscheibe einzuführen und diese mechanisch auszuräumen. Hierzu wurden ursprünglich vor allem Faßzangen verwendet. Heute geht man dazu über, sowohl motorisierte Saug-Shaversysteme anzuwenden [59], wie sie aus der operativen Arthroskopie bekannt sind, wie auch Laser zu benutzen [60]. Im europäischen Raum wurde die perkutane Diskuschirurgie vor allem von Suezawa und Schreiber seit 1979 weiterentwickelt und perfektioniert. Sie unternahmen auch den Schritt von der monoportalen perkutanen Diskotomie zur biportalen unter endoskopischer Kontrolle [82, 84]. Damit einher geht das heutige Konzept der gezieltfokalen, also dorsalen Dekompression [70] im Gegensatz zur ungezielten, intradiskalen Dekompression, die den anschließenden Massenausgleich voraussetzt. Als Beispiel für dieses Konzept kann die von Onik et al. (1985, 1987) eingeführte automatisierte perkutane Nukleotomie gelten, die vor allem im nordamerikanischen Raum gebräuchlich ist.

Indikation

Nach den Empfehlungen des Arbeitskreises „Degenerative Wirbelsäulenerkrankungen" der Deutschen Gesellschaft für Orthopädie und Traumatologie gelten als Indikationen für die Chemonukleolyse nur eindeutige radikuläre Lumbalsyndrome, deren diskogener Ursprung mit bildgebenden Verfahren gesichert ist [53]. Die Indikation zur perkutanen Diskotomie ist entsprechend zu sehen. Insofern besteht also kein Unterschied zum Einsatz der konventionellen oder auch mikrochirurgischen Diskotomie. Die Differentialindikation ergibt sich vor allem aus den bildgebenden Verfahren: Vor der Entscheidung zur Chemonukleolyse oder perkutanen Diskotomie sollte unbedingt geklärt werden, ob die Bandscheibe noch geschlossen ist. Als geeignetstes nichtinvasives Mittel erscheint uns hier die Kernspintomographie. Subligamentäre Sequester sind durch die Chemonukleolyse noch erreichbar, führen bei der ungezielten intradiskalen Dekompression wie der automatisierten perkutanen Diskotomie jedoch regelmäßig zum Mißerfolg. Schreiber und Mitarbeiter (1989) sehen die Indikation der von ihnen favorisierten, biportalen und gezielt posterioren Dekompression eher breiter als für die Chemonukleolyse. Die Tabellen 1 und 2 zeigen Indikationen und Kontraindikationen für Chemonukleolyse und perkutane Diskotomie.

Tabelle 1: Indikationen zu Chemonukleolyse und perkutaner Diskotomie

Sechswöchige erfolgose konservative Behandlung
Beinschmerz stärker als Kreuzschmerz
Lasègue < Grad
Eindeutige Zeichen des Radikulären Syndroms
Positives MR oder CT in korrespondierendem Segment
Leidensdruck

Tabelle 2: Kontraindikationen für Chemonukleolyse und perkutane Diskotomie

Chemonukleol.	Perkut. Diskot. Selekt. Post.	Perkut. Diskot. Intradiskal
Kreuzschmerz stärker als Beinschmerz		
Fortschreitende neurologische Ausfälle		
Kaudasyndrom		
Ossäre Wurzelkompression/Spinalkanalstenose		
Extradiskaler Sequester (CT/MRI/Myelogramm)		
Gravidität (u. a. Strahlenbelastung!)		
Voroperation im gleichen Seg		
		Sublig. Sequester

Technik

Chemonukleolyse

Die Chemonukleolyse kann sowohl in Vollnarkose wie in Lokalanästhesie durchgeführt werden. Nach einer amerikanischen Sammelstatistik [2] sind Komplikationen in Vollnarkose häufiger, in einer europäischen Sammelstatistik konnte dies nicht bestätigt werden [6].

Über den lateralen, extraspinalen Zugang wird in Linksseitenlage des Patienten zunächst eine Diskographie durchgeführt. Nach Sicherung der intradiskalen Nadellage wird das Kontrastmittel injiziert und das Diskogramm klassifiziert [39]. Einzelne Autoren schlagen statt dessen Messungen des intradiskalen Druckverhaltens bei der Injektion vor [9], um die zentrale Nadellage zu gewährleisten. Nach unseren Erfahrungen ist dies nicht zuverlässig, und es sollte auf die Diskographie nicht verzichtet werden. Die Diskomanometrie scheint allerdings zuverlässig den Grad der Bandscheibendegeneration anzugeben [19, 57]. Findet man einen freien Kontrastmittelabfluß als Hinweis auf einen freien Sequester, so sollte nicht injiziert werden, da die Erfolgsaussichten gering sind. Bei geschlossener Bandscheibe wird anschließend injiziert, wobei heute die Tendenz dahin geht, die ursprünglich gewählte Dosis von 4000 IE Einheiten Chymopapain auf 3000 oder sogar 2000 IE zu verringern. Man verspricht sich davon eine Reduktion der häufigen postinjektionellen Kreuzschmerzreaktionen.

Perkutane Diskotomie/Nukleotomie

Die Methode kann in Bauchlage wie in Seitenlage durchgeführt werden, wobei die biportale perkutane Diskotomie mit Diskoskopie die Bauchlage voraussetzt. Nach initialer Diskographie, gegebenenfalls in Kombination mit Diskomanometrie [57], wird dann über ein spezielles Sondensystem der Bandscheibenring erreicht. Kambin (1989) bevorzugt die Trepanation des Anulus fibrosus mit einer Kronenfräse, während Schreiber et al. die fraktionierte Bougierung verwenden. Anschließend werden Faßzangen unterschiedlicher Form und Größe, zum Teil mit Abwinkelvorrichtungen, eingeführt und zunächst zentral das Bandscheibengewebe entfernt. Anschließend wird versucht, so viel wie möglich dorsales Gewebe im Bereich des Protrusions- bzw. Prolapszentrums zu erreichen. Hierbei ist die Diskoskopie hilfreich. Zusätzlich werden motorisierte Shaver in Verbindung mit Hochvakuumpumpen (sog. Lipektomie-Sauger) eingesetzt. Unabdingbare Voraussetzung für die Laser-Ablation von Bandscheibengewebe ist die Diskoskopie, um den Laser gezielt einsetzen zu können. Das Verfahren ist zur Zeit noch im klinischen Experiment an verschiedenen Zentren.

Bei der automatisierten perkutanen Nukleotomie nach Onik (1985) wird der motorisierte Saug-Schneid-Kopf in die Bandscheibe eingeführt und dann für etwa 20 bis 40 Minuten betrieben, ohne daß eine weitere Kontrolle über das entfernte Material möglich wäre.

Das bei mechanischer oder automatisierter, perkutaner Nukleotomie gewonnene Nukleusgewebe wiegt in der Regel zwischen 1 und 5 g. Eine Abhängigkeit des Erfolges von der Menge des entfernten Materials ist bis heute von keinem Autor nachgewiesen worden, auch nicht in einer Untersuchung speziell zu dieser Fragestellung [15].

Material und Methode

Patienten

Hier sollen 2 Gruppen vorgestellt werden:

1. 100 Patienten einer seit 1985/86 laufenden prospektiv-randomisierten Studie zur Chemonukleolyse mit Chymopapain (4000 IE) und Kollagenase (400 ABC-Einheiten), von denen voll- ständige Dreijahresergebnisse vorliegen. Die demographischen Daten sind in der Tabelle 3 enthalten. Nachuntersuchungen erfolgten nach 2 Wochen, 6 Wochen, 3 Monaten, 12 Monaten, 24 Monaten und 36 Monaten. Die Fünfjahresergebnisse werden derzeit erhoben.
2. 35 Patienten, bei denen im Jahr 1988 eine perkutane Diskotomie sowohl mit mechanischer wie automatisierter Technik durchgeführt wurde und von denen vollständige Einjahresergebnisse vorliegen. Die demographischen Daten sind in der Tabelle 3 enthalten.

Die Indikationen entsprechen den Forderungen in der Tabelle 1 und wurden für beide Gruppen einheitlich gestellt.

Es wurde grundsätzlich nur monosegmental zwischen L3/L4 und L5/S1 injiziert bzw. perkutan nukleotomiert. Mit perkutaner Diskotomie wurden auch voroperierte Patienten behandelt, die in dieser Auswertung nicht vertreten sind. Diese wurden in dieser Aufstellung nicht berücksichtigt.

Tabelle 3: Demografische Daten a) der mit Chemonukleolyse und b) der mit perkutaner Diskotomie behandelten Patienten

Chemonukleolyse-Patienten	Chymopapain (n=50)	Kollagenase (n=50)
Männer	32	33
Frauen	18	17
Alter x̄ (Jahre)	35,5	38
<20 Jahre	3	6
>21–40 Jahre	30	21
>41–60 Jahre	17	23
Dauer der Beschwerden x̄	25,9 Wochen	21,9 Wochen

Perkutane Diskotomie-Patienten (n=35)	
Männer	20
Frauen	15+
Alter x̄ (Jahre)	43,5
<20 Jahre	0
>21–40 Jahre	14
>41–60 Jahre	21
Dauer der Beschwerden x̄	21,5 Wochen

Tabelle 4: Bewertungsschema des Behandlungsergebnisses

Erfolgsbewertung	Erfolgsbewertung
Sehr gut – Kein Beinschmerz – Kreuzschmerz <10% des Max.-Wertes – keine neurologischen Ausfälle – Aktivitätsgrad >90% – arbeitsfähig ohne Berufswechsel – negativer Laségue-Test	*Zufriedenstellend* – Bein- u./o. Kreuzschmerz <50% – Aktivitätsgrad >50–80% – arbeitsfähig (u. U. leichtere Tätigkeit/Berufswechsel)
Gut – Beinschmerz <10% des Max.-Wertes – Kreuzschmerz <20% des Max.-Wertes – Aktivitätsgrad >80–90% – arbeitsfähig ohne Berufswechsel – negativer Laségue-Test	*Schlecht* – Bein- u./o. Kreuzschmerz >50% – Aktivitätsgrad <50% – Indikation zur Diskotomie – arbeitsunfähig/berufsunfähig

Technisches Vorgehen

Die Chemonukleolysen wuden in Vollnarkose (Neuroleptanalgesie) durchgeführt, die perkutanen Diskotomien in Lokalanästhesie. Es wurden grundsätzlich Diskographien durchgeführt. Bei freiem epiduralen Kontrastmittelabfluß wurde weder injiziert noch perkutan diskotomiert.

Patienten mit Chemonukleolyse erhielten am präoperativen Tag je nach Körpergewicht eine Histamin-Rezeptor-Aufsättigungs-Prophylaxe mit 4x 25–50 mg Diphenhydramin und 1 x 400 mg Cimetidin sowie 40 Minuten vor der Injektion 200 mg Cimetidin und 500 mg Prednisolon intravenös.

Ergebnisse

Ergebnisse nach Chemonukleolyse und perkutaner Diskotomie

Bewertung: Nach einem Score wurden die Patienten in vier Gruppen eingeteilt: Sehr gut, gut, befriedigend und schlecht. Die Bewertungskriterien sind in der Tabelle 4 dargestellt. Die subjektive Bewertung war das bestimmende Kriterium für die Einstufung, d. h. ein Patient konnte nur mit „sehr gut" bewertet werden, wenn sein Aktivitätsgrad wie seine Schmerzreduktion >90 Prozent betrugen. Jeder Patient mit Schmerzreduktion von weniger als 50 Prozent wurde als schlecht gewertet, ebenso alle nachoperierten Patienten.

Dieses Bewertungsschema wurde einheitlich auf Patienten mit perkutaner Nuzkleotomie wie Chemonukleolyse angewandt.

Die Tabelle 5 stellt die Ergebnisse nach einem Jahr dar. Für die perkutane Nukleotomie liegen noch keine Ergebnisse von mehr als einem Jahr in nennenswerter Zahl vor. Deshalb und unter Berücksichtigung der kleinen Zahl perkutan diskotomierter Patienten erfolgt die differenzierte Auswertung des postoperativen Verlaufs nur für die Patienten der Chemonukleolysegruppe.

In der Tabelle 6 sind für Chymopapain und Kollagenase die Ergebnisse nach 6 Wochen, 3 Monaten, 1 Jahr und 3 Jahren verzeichnet. Dabei zeigt sich einerseits, daß die Chymopapainpatienten das Endresultat schneller erreichen, und andererseits, daß in beiden Gruppen die guten und sehr guten Ergebnisse bis zum Ende des ersten Jahres noch zunehmen und anschließend – mit tendenziell positivem Verlauf – stabil bleiben.

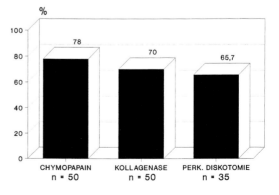

Tabelle 5: Sehr gute, gute und zufriedenstellende Ergebnisse nach einem Jahr

Tabelle 6: Drei-Jahres-Ergebnisse nach Chemonukleolyse

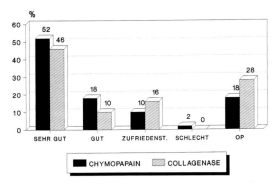

Tabelle 7: Sehr gute und gute Ergebnisse der Chemonukleolyse im ersten Jahr (zufriedenstellende Ergebnisse nicht berücksichtigt)

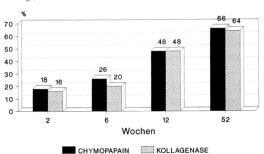

Noch deutlicher wird dies, wenn man unter Ausklammerung der zufriedenstellenden Ergebnisse nur die guten und sehr guten Resultate im ersten Jahr betrachtet (Tab. 7): Hier zeigt sich eine fast lineare Verbesserung der Ergebnisse bis zum Ende des ersten Injektionsfolgejahres.

Unter Einbeziehung der erfolgreich nachoperierten Patienten ist in beiden Chemonukleolysegruppen eine Erfolgsrate von 90 Prozent zu verzeichnen.

Operation nach Chemonukleolyse/perkutaner Diskotomie

Insgesamt mußten bis zum Ende des Dreijahres-Intervalls nach Chemonukleolyse 23 Patienten operiert werden (2 davon in fremden Abteilungen), 14 nach Kollagenase (28%) und 9 nach Chymopapain (18%). Die Operationen fanden bis auf eine nach 66 Wochen alle innerhalb des ersten Jahres statt, durchschnittlich 14,9 Wochen nach Chymopapain und 8,9 Wochen nach Kollagenase.

Die Erfolgsrate dieser Operationen war mit 66,7 Prozent nach Chymopapain und 71,4 Prozent nach Kollagenase schlechter als die unserer mikrochirurgischen Serie aus vergleichbarer Zeit mit 98,0 Prozent.

Von den 12 Patienten mit schlechten Ergebnissen nach perkutaner Diskotomie wurden 8 operiert (22,9%), davon 6 erfolgreich (75%).

Nach der perkutanen Diskotomie wurde einschließlich der erfolgreich nachoperierten Patienten eine Rate von 88,6 Prozent sehr guter bis zufriedenstellender Ergebnisse erreicht.

Komplikationen

Infektiöse Komplikationen

Weder in der Chymopapaingruppe noch in der Kollagenasegruppe trat eine Diszitis bzw. Spondylodiszitis auf, ebensowenig wurde dies in unserer Klinik jemals seit 1981 nach intradiskaler Injektionstherapie an mehr als 1000 Patienten beobachtet. Hingegen fanden sich in der Gruppe der perkutan diskotomierten Patienten 2 (Spondylo-)Diszitiden (5,7%), wovon eine auch bakteriologisch gesichert werden konnte. Beide heilten ohne knöcherne Ankylose des Segmentes unter Antibiotikatherapie und temporärer Ruhigstellung aus.

Allergische Komplikationen

Erwähnenswert ist, daß unter der oben genannten Prophylaxe nach Chymopapain nur in einem Fall (0,5%) eine anaphylaktischen Reaktion mit leichtem Laryngospasmus und hypertensiver Krise auftrat, der problemlos beherrscht werden konnte. Die übrigen fünf Fälle (10%) der Chymopapaingruppe bestanden aus leichten Flushphänomenen, Pruritus und transitorischen urtikariellen Exanthemen, die entweder ohne Therapie oder unter oralen Antihistaminika abklangen.

Neurologische Komplikationen

Eine summarische Auflistung aller gefundenen Komplikationen ist in der Tabelle 8 enthalten.

Chemonukleolyse

Als schwerstwiegende Komplikation traten in der Kollagenasegruppe bei 3 Patienten Kaudasyndrome am 6., 12., beziehungsweise 13. Tag nach Injektion auf. In 2 Fällen wurde bei der sofortigen Operation ein großer, extradiskaler Massensequester gefunden,

Tabelle 8a: Komplikationen der Chemonukleolyse

	Chymopapain	Kollagenase
	%	%
Allergisch		
mild	12	0
schwer	0	0
Diszitis	0	0
Neurologisch		
trasitorisch	6	10
permanent	4	8
OP-Rate	18	28

Tab. 8b: Komplikationen der perkutanen Diskotomie

Allergisch	
mild	0
schwer	0
Diszitis	5,7
Neurologisch	
transitorisch	8,6
permanent	0
OP-Rate	22,9

im 3. Fall eine extrem nach dorsal ausladende mediane Protrusion mit zusätzlichem kleinem nach kaudal disloziertem Sequester. In allen Fällen hatten Diskogramme ohne Kontrastmittelabfluß vorgelegen. Zwei Fälle hatten ein gutes bzw. sehr gutes Endresultat, in einem weiteren Fall entwickelte sich nach der Operation ein Postdiskotomiesyndrom II. Grades.

Nach Kollagenaseinjektion traten neben den 3 Kaudasyndromen noch weitere 6 neurologische Komplikationen mit neuen Paresen auf. Zwei dieser Patienten wurden operiert, einer erfolgreich, bei einem weiteren persistierte eine Fußheber- und Fußsenkerschwäche.

In vier Fällen wurden passagere motorische Störungen leichten Grades konservativ behandelt; jene zeigten alle komplette Remissionen.

Nach Chymopapain traten in fünf Fällen neue Paresen auf, die in zwei Fällen operativ behandelt wurden. In einem Fall trat eine komplette Rückbildung ein, im anderen Fall verblieb 1 Jahr nach Injektion eine leichte, funktionell unerhebliche Fußheberschwäche.

Drei konservativ behandelte Paresen nach Chymopapain bildeten sich bis auf eine diskrete residuale Großzehenheberschwäche vollständig zurück.

Perkutane Diskotomie

In drei Fällen (8,6%) traten sensible Wurzelirritationen bei deren Injektion auf, die nach wenigen Tagen abklangen. Paresen wurden nicht beobachtet.

Diskussion

Die Gesamterfolgsrate zeigt sowohl in den beiden Chemonukleolysekollektiven wie auch in der Gruppe mit perkutaner Diskotomie Übereinstimmung mit den Ergebnissen der Literatur (s. Tab. 9 und 10).

Nach Chemonukleolyse wird in beiden Gruppen nach einem Jahr unter Einbeziehung der erfolgreich operierten Fälle eine Quote sehr guter bis zufriedenstellender Ergebnisse von 90 Prozent erreicht, die

Tabelle 9: Ergebnisse der Chemonukleolyse aus der Literatur

Autor (et al.)	n/	Sutbst./	Jahr	Quote
Smith	75	CH	1967	90,6%
Day	135	CH	1969	94,8%
Ford	126	CH	1969	81,0%
Smith	150	CH	1969	90,6%
Stewart	40	CH	1969	90,0%
Smith	2557	CH	1972	83,0%
Day	879	CH	1974	88,0%
Wiltse	455	CH	1975	75,4%
Brown	30	CH	1976	70,0%
Javid	55	CH	1983	72,7%
Bromley	15	KO	1984	80,0%
Fraser	30	CH	1984	73,0%
Benoist	1270	CH	1985	70,0%
Deburge	350	CH	1985	77,0%
McDermott	1498	CH	1985	87,4%
Sutton, J. C.	189	CH	1985	79,0%
Zierski	100	CH	1985	66,0%
Brown	54	KO	1986	75,3%
Kolditz	93	CH	1986	71,8%
Kolditz	71	KO	1986	75,3%
Laturnus	102	CH	1986	84,3%
Lenz	115	KO	1986	87,8%
Lenz	26	KO	1986	84,5%
Bromley	268	KO	1987	69,0%

Tabelle 10: Ergebnisse der perkutanen Diskotomie aus der Literatur

Autor (et al.)	n	Jahr	Quote
Kambin	9	1983	100,0%
Cartolari	27*	1989	83,3%
Cooney	50	1989	82,0%
Gastambide	29*	1989	93,0%
Kambin	100	1989	87,0%
Kaps	67*	1989	82,0%
Rezaian	27	1989	94,0%
Schreiber	109	1989	72,2%
Stern	21*	1989	81,0%
Shepperd (N)	31	1989	68,0%
Shepperd (P. D.)	37	1989	82,0%
Eig. Ergebnisse	35	1989	65,7%

* = Behandlung von Lumbalgien und Ischialgien
N = zentrale Nukleotomie
PD = zentr. + post. Diskotomie

sich auch mit guten mikrochirurgischen Serien messen kann [18, 35, 91, 92, 72, 94, 62].

McCulloch und Macnab (1983) betonen, daß die Operation nach fehlgeschlagener Chemonukleolyse oft einfacher sei, da man sich gegebenenfalls auf die Entfernung eines Sequesters beschränken könne, ohne die Bandscheibe ausräumen zu müssen. Wir können dies prinzipiell bestätigen. Dennoch ist die Erfolgsrate der Operationen nach fehlgeschlagener Chemonukleolyse mit 66,7 Prozent (Chymopapain) bzw. 71,4 Prozent (Kollagenase) den Resultaten der genannten mikrochirurgischen Serien unterlegen. Unsere Resultate entsprechen in etwa denjenigen von Cauchoix und Deburge (1983) mit 67 Prozent erfolgreichen Operationen nach fehlgeschlagener Chymopapainbehandlung wie auch den Ergebnissen von Carruthers und Kousaie (1982) mit 75 Prozent nach Chymopapain-Chemonukleolyse.

Die schlechteren Ergebnisse beruhen zu einem erheblichen Anteil auf persistierenden Kreuzschmerzen und weniger auf unzureichender Rückbildung des radikulären Syndroms.

Die Erfolgsrate nach perkutaner Diskotomie ist mit 65,7 Prozent niedriger und beträgt einschließlich der nachoperierten Patienten 82,9 Prozent.

Damit erreichen sowohl die Chemonukleolyse wie auch die perkutane Diskotomie ohne die nachoperierten Fälle nicht die Erfolge mikrochirurgischer Diskotomien. Hierbei ist zu berücksichtigen, daß das Indikationsspektrum der semiinvasiven Techniken nicht mit der offenen Operation identisch ist [53]. Verantwortlich ist sicher auch die oft schwierige Indikationsstellung, insbesondere hinsichtlich der Ausgrenzung extradiskaler, freier Sequester. So wurden bei je 9 nachoperierten Patienten (39,1%, zus. 78,2%) extradiskale, freie bzw. subligamentäre Sequester gefunden. Dies ist in Übereinstimmung mit McCulloch und Macnab (1983), während Deburge et al. (1985) überwiegend ossäre Wurzelkompressionen fanden. Es stellt sich hier die Frage, inwieweit die primären Indikationen zu weit gestellt wurden, wenn man vorwiegend ossäre Wurzelkompressionen als Ursache der Fehlschläge findet. Mit besonderen Techniken der Kontrast-CT wie der Diskomanometrie können zusätzliche Selektionskriterien eingeführt werden, so daß die Erfolgsraten nach Chemonukleolyse auf über 90 Prozent gesteigert werden konnten [20, 26].

Nach Castagnera et al. (1989) ist die Diskomanometrie prognostisch wegweisend für die Ergebnisse der perkutanen Diskotomie: Bandscheiben mit nach Injektion anhaltend hohem Druck über 60 s geben bessere Ergebnisse als solche mit schnellem Druckabfall. Ähnliche Ergebnisse berichteten Leu et al. (1990).

Die Kollagenase ist nach wie vor noch im klinischen Experiment (Phase III), und die hier vorgestellten Ergebnisse zeigen eine immer noch zu hohe Komplikationsrate, insbesondere in Form von sekundären Sequestrierungen, wie dies auch schon aus unserer ersten prospektiven Studie bekannt war [51, 40]. Von den insgesamt nach Chemonukleolyse gefundenen 18 freien bzw. subligamentären Sequestern fanden sich 11 bei der Kollagenase. Davon dominierten bei der Kollagenase mit 7/14 Fällen die freien Sequester gegenüber den 3/14 Fällen subligamentärer Sequester; beim Chymopapain wurden in 4/9 Fällen subligamentäre Sequester gegenüber 2/9 freien Sequestern gefunden. Von je einem Patienten aus jeder Gruppe lagen keine Operationsbefunde vor, da sie in anderen Kliniken operiert wurden.

Die Dosisreduktion von 600 ABC-Einheiten auf 400 ABC-E hat bei der Kollagenase zwar keine Beeinträchtigung der Effektivität gegenüber früheren Untersuchungen gezeigt [51, 40], jedoch die Komplikationsrate nicht wirksam gesenkt. Es sind deshalb Untersuchungen mit deutlich reduzierter Kollagenasedosis in Arbeit. Positiv ist das Fehlen allergischer Reaktionen zu erwähnen.

In der Chymopapaingruppe fällt eine relativ hohe Rate an allergischen bzw. pseudoallergischen Reaktionen auf (12%), auch wenn sie mehrheitlich harmlos waren. Die Inzidenz ist eindeutig erhöht gegenüber den Angaben der Literatur ([5]: 2%; [6]: 1,9%), während die Rate der echten anaphylaktischen Reaktionen mit 2 Prozent (1 Fall) unter Berücksichtigung der Untersuchungszahl sich im Rahmen mitgeteilter Beobachtungen bewegt ([93]: 2%; [37] 1983: USA/Kanada: 0,35%; [2]: USA: 0,67%; [64]: USA: 0,9%; [5]: Europa: 0,2%; [88]: Kanada: 0,5%).

Hier spielt sicher die Natur unserer prospektiven Studie eine Rolle, die auch kaum relevante, diskrete Störungen erfaßte. Eigene retrospektive Studien zeigten demgegenüber Komplikationshäufigkeiten, die sich regelmäßig im Rahmen der Literatur bewegten.

Die Rate neurologischer Probleme nach Kollagenase kann zunächst als substanzspezifisch angesehen werden und muß derzeitig auch als stärkstes Hindernis für eine Markteinführung angesehen werden. Aber auch nach Chymopapain traten in 10 Prozent neurologische Komplikationen im Sinne neu aufgetretener Paresen auf, davon 4 Prozent permanent.

Dies steht im deutlichen Kontrast zu den jüngsten Ergebnissen der europäischen Sammelstudie an 43662 Patienten [6] mit 1,58 Prozent. Von den fünf Fällen mit Paresen nach Chymopapain waren sich 3 Patienten der Paresen selbst nicht bewußt; diese wurden nur bei den routinemäßigen Nachuntersuchungen entdeckt. Auch hier spielt wahrscheinlich die penible Dokumentation der u. a. zur Vorlage für die amerikanische FDA bestimmten Studie eine Rolle.

Im übrigen zeigt die von Bouillet (1990) vorgestellte Vergleichsgruppe einer Sammelstudie über Diskotomien in Belgien an 2051 Patienten auch eine Rate von 2,7 Prozent postoperativ neu aufgetretener neurologischer Defizite.

Summarisch geht aus der Vergleichsstudie von Bouillet (1990) hervor, daß die Gesamtkomplikationsrate bei Chemonukleolyse mit 3,7 Prozent deutlich niedriger liegt als die der Diskotomie mit 24,8 Prozent (jeweils einschließlich narkosebedingter Komplikationen).

Für die perkutane Diskotomie liegen bislang keine verläßlichen Daten über die Komplikationsrate verschiedener Untersucher vor. Nur die (spondylo-) diszitischen Reaktionen treten offensichtlich relativ häufig auf ([69]: 7,3%; [59]: 1,6%), wobei allerdings eine bakteriologische Sicherung regelmäßig nur in wenigen Fällen gelingt. Möglicherweise sind mechanische Alterationen der Grund- und Deckplatten hierfür verantwortlich.

Zusammenfassung

Chemonukleolyse und perkutane Diskotomie sind beide geeignete Methoden, radikuläre Syndrome durch Bandscheibenprotrusionen und subligamentäre Sequester erfolgreich zu behandeln. Vorgestellt werden eine randomisierte Vergleichsstudie mit Kollagenase und Chymopapain sowie die ersten Ein-Jahres-Erfahrungen mit der perkutanen Diskotomie. Die Effektivität beider Methoden ist allerdings niedriger als diejenige der Diskotomie, vor allem in mikrochirurgischer Technik. Ursachen sind Fehlindikationen durch nicht erkannte extradiskale Sequester und knöcherne Nervenwurzelbedrängungen. Die Chemonukleolyse mit Chymopapain hat ihren festen Stellenwert, die Kollagenase zeigt noch eine zu hohe Komplikationsrate. Die derzeit noch recht begrenzte Effektivität der perkutanen Diskotomie ist voraussichtlich durch Techniken zu steigern, die auch eine selektiv-posteriore Dekompression ermöglichen. Chemonukleolyse und perkutane Diskotomie stellen eine wesentliche Bereicherung des therapeutischen Spektrums in der Grauzone zwischen konservativen Maßnahmen und der offenen Diskotomie dar.

Literatur

1 Adams, P.; Eyre, D. R.; Muir, H.: Biochemical aspects of development and ageing of human lumbar intervertebral discs. Rheum. Rehab. 16, 1977, 22.
2 Agre, K.; Wilson, R. R.; Brim, M.; McDermott, D. J.: Chymodiactin Postmarketing Surveillance. Spine 9, 1984, 479
3 Beard, H.; Stevens, R.: Biomechanical changes in the intervertebral disc. In: Jayson, M. I. V. (Ed.): The lumbar spine and back pain. 2nd edn. Pitman Medical, Turnbridge Wells 1980, p. 407.
4 Bouillet, R.: Complications of discal hernia therapy. Comparative study regarding surgical therapy and nucleolysis by chymopapain. Acta Orth. Belg. 49 Ä Suppl. 1 Ü 48, 1983.
5 Bouillet, R.: Complications de la nucleolyse discale par la Chymopapaine. Acta Orth. Belg. 53, 1987, 250.
6 Bouillet, R.: Treatment of sciatica: A comparative survey of complications of surgical treatment and nucleolysis with chymopapain. Clin. Orth. 252, 1990, 144.
7 Bradford, D. S.; Cooper, K. M.; Oegema, T. R.: Chymopain, chemonucleolysis and nucleus pulposus regeneration. JBJS 65-A, 1983, 1220.
8 Bradford, D. S.; Oegema, T. R.; Cooper, K. M.; Wagano, K.; Chao, E. Y.: Chymopain, chemonucleolysis and nucleus pulposus regeneration. Spine 9, 1984, 135.
9 Brock, M.; Görge, H. H.; Curio G.: Intradiscal pressure/volume relationship: methodilogical contribution to chemonucleolysis. J. Neurosurg. 60, 1984, 1029.
10 Bromley, J. W.; Hirst, J. W.; Osman, M.; Steilauf, P.; Gennance, R.; Stern, H.: Collagenase: an experimental study of intervertebral disc dissolution. Spine 5, 1980, 126.
11 Bromley, J. W.; Gomez, J. G.: Lumbar intervertebral discolysis with collagenase. Spine 8, 1983, 322.
12 Bromley, J. W.; Varma, A. O.; Santoro, A. J.; Cohen, P.; Jakobs, R.; Berger, L.: Double-blind evaluation of collagenase injections for herniated lumbar discs. Spine 9, 1984, 486.
13 Brown, M. D.: Chemonucleolysis with Discase. Spine 1, 1976, 115.
14 Brown, M. D.: Chemonucleolysis (Disolysis) with Collagenase. Spine 11, 1986, 123.
15 Capanna, A. H.; Capanna, D. M.: Correlations of the amount of disc removed by percutaneous lumbar discectomy and clinical results. In: Mayer, H. M.; Brock, M. (Eds.), Percutaneous lumbar discectomy. Springer, Berlin/Heidelberg/ New York/London/Paris/Tokyo/Hong Kong 1989, p. 138.
16 Carruthers, C. C.; Kousaie, K. N.: Surgical treatment after chemonucleolysis failure. Clin. Orth. 165, 1982, 172.
17 Cartolari, R.; Davidovits, P.; Gagliardelli, M.: Automated Percutaneous lumbar discectomy (APLD). In: Mayer, H. M.; Brock, M. (Eds.): Percutaneous lumbar discectomy. Springer, Berlin/Heidelberg/NewYork/London/Paris/Tokyo/Hong Kong 1989, p. 157.
18 Caspar, W.: A new surgical procedure for lumbar disc herniation. Advanc. Neurosurg. 4, 1977, 74.
19 Castagnera, L.; LaVignolle, B.; Vital, J. M.; Grenier, F.; Baulny, D.; Senegas, J.: Etude fonctionelle du disque pathologique par la discomanométrie. Intérêt diagnostique et prognostique avant nucléolyse. Rev. Rhumat. 55, 1987, 381.

20 Castagnera, L.; Grenier, N.; Lavignolle, B.; Caille, J. M.; Senegas, J.: Prospective evaluation of correlations between discomanometry and MR imaging data: Role in the management of disc disease – Preliminary results. In: Mayer, H. M.;Brock, M. (Eds.): Percutaneous lumbar discectomy. Springer, Berlin/Heidelberg/New York/London/Paris/Tokyo/Hong Kong 1989, p. 65.

21 Cauchoix, J.; Deburge, A.: Operative observations and results of surgery after failure of chemonucleolysis. Acta Orth. Belg. 49, 1983, 78.

22 Cooney, F. D.: Comparison of chemonucleolysis with chymopapain to percutaneous automated discectomy: A surgeon's first 50 cases of each. In: Mayer, H. M.; Brock, M. (Eds.): Percutaneous lumbar discectomy. Springer, Berlin/Heidelberg/New York/London/Paris/Tokyo/Hong Kong 1989, p. 163.

23 Day, P. L.: Early, interim and long term observations on chemonucleolysis in 876 patients with special comments on the lateral approach. Clin. Orth. 99, 1974, 64.

24 Deburge, A.; Rocolle, J.; Benoist, M.: Surgical findings and results of surgery after failure of chemonucleolysis. Spine 10, 1985, 812.

25 Dickson, I. R.; Happey, F.; Pearson, C. H.; Naylor, A.; Turner, R. L.: Variations in the protein components of human intervertebral disc age. Nature (London) 215, 1967, 52.

26 Edwards, W.; Orme, T.; Orr-Edwards, B.: CT discography: Prognostic value in the selection of patients for chemonucleolysis. Spine 12, 1987, 792.

27 Eyre, D. R.; Muir, H.: Quantitative analysis of types I and II in human intervertebral discs at various ages. Biochim. Biophys. Acta 492, 1977, 29.

28 Ford, L. T.: Clinical use of chymopapain in lumbar and dorsal disk lesions. Clin. Orth. 67, 1969, 81.

29 Fraser, R. D.: Chymopapain for the treatment of intervertebral disc herniation: a preliminary report of a double-blind study. Spine 7, 1982, 608.

30 Fraser, R. D.: Chymopapain for the treatment of intervertebral disc herniation: the final report of a double-blind study. Spine 8, 1984, 815.

31 Garvin, P. J.: Toxicity of collagenase: The relation to enzyme therapy of disc herniation. Clin. Orth. 101, 1974, 286.

32 Garvin, P. J.; Jennings, R. B.: Long-term effects of chymopapain on intervertebral discs of dogs. Clin. Orth. 92, 1973, 281.

33 Garvin, P. J.; Jennings, R. B.; Smith, L.; Gesler, R. M.: Chymopapain: a pharmacologic and toxicologic evaluation in experimental animals. Clin. Orth. 41, 1965, 204.

34 Garvin, P. J.; Jennings, R. B.; Stern, I. J.: Enzymatic digestion of the nucleus pulposus: A Review of experimental studies with chymopapain. Orth. Clin. North Am. 8, 1977, 27.

35 Goald, H. J.: Microlumbar discectomy, follow-up of 147 patients. Spine 3, 1978, 183.

36 Gower, W. E.; Pedrini, V.: Age-related variations in protein-polysaccharide from human nucleus pulposus, annulus fibrosus and costal cartilage. JBJS 51-A, 1969, 1154.

37 Hall, B. B.; McCulloch, J. A.: Anaphylactic reactions following the intradiscal injection of chymopapain under local anesthesia. JBJS 65-A, 1983, 1215.

38 Hedtmann, A.; Steffen, R.; Krämer, J.: Chemonukleolyse und Diskolyse – intradiskale Injektionsbehandlung. In: Delank, H. W.; Schmitt, E. (Hrsg.), Vertebragene Radikulopathien und Pseudoradikulpathien. Hippokrates, Stuttgart 1988, S. 107.

39 Hedtmann, A.; Fischer, H. J.; Krämer, J.: Differential indication for chemonucleolysis and percutaneous discotomy according to the behaviour of the nucleus after treatment. In: Mayer, H. M.; Brock, M. (Eds.): Percutaneous lumbar discectomy. Springer, Berlin/Heidelberg/New York/London/Paris/Tokyo/Hong Kong 1989, p. 128.

40 Hedtmann, A.; Steffen, R.; Krämer, J.: Prospective comparative study of intradiscal high-dose and low-dose collagenase versus chymopapain. Spine 12, 1987, 388.

41 Hijikata, S. A.: A method of percutaneous nuclear extraction. J. Toden Hospital 5, 1975, 39.

42 Hirsch, C.: Studies on the pathology of low back pain. JBJS 41-B, 1959, 237.

43 Javid, M. J.: Treatment of herniated lumbar disk syndromes with chymopapain. JAMA 243, 1980, 2043.

44 Javid, M. J.; Nordby, E. J.; Ford, L. T.; Hejna, W. J.; Whisler, W. W.; Burton, C.; Millett, D. K.; Wiltse, L. L.; Widell, E. H.; Boyd, R. J.; Newton, St. E.; Thisted, R.: Safety and efficacy of chymopapain (chymodiactin) in herniated nucleus pulposus with sciatica. JAMA 249, 1983, 2489.

45 Kambin, P.: Percutaneous Lumbar Discectomy – Indication, Technique and Results. In: Mayer, H. M.; Brock, M. (Eds.), Percutaneous lumbar discectomy. Springer, Berlin/Heidelberg/New York/London/Paris/Tokyo/Hong Kong 1989, p. 87.

46 Kambin, P.; Gellman, H.: Percutaneous lateral discectomy of the lumbar spine: A preliminary report. Clin. Orth. 174, 1983, 127.

47 Kambin, P.; Sampson, S.: Posterolateral percutaneous suction-excision of herniated lumbar intervertebral discs: Report of interim results. Clin. Orth. 207, 1986, 37.

48 Kambin, P.; Brager, M. D.: Percutaneous posterolateral discectomy. Clin. Orth. 223, 1987, 145.

49 Kaps, H. P.; Cotta, H.: Early results of automated percutaneous lumbar discectomy. In: Mayer, H. M.; Brock, M. (Eds.), Percutaneous lumbar discectomy. Springer, Berlin/Heidelberg/New York/London/Paris/Tokyo/Hong Kong 1989, p. 153.

50 Keyes, D.; Compere, E.: The normal and pathological physiology of the nucleus pulposus of the intervertebral disc. JBJS 14, 1932, 897.

51 Kolditz, D.; Krämer, J.; Steffen, R.; Ernzerhoff, G.; De la Garza, S.: Vergleichende Untersuchungen über die klinische Wirksamkeit von Chymopapain (Chymodiactin) und Kollagenase (Nucleolysin). In: Schleberger, R.; Krämer, J. (Hrsg.): Chemonuklolyse. Stuttgart, Enke 1986, S. 89.

52 Krämer, J.; Kolditz, D.; Gowin, R.: Water and electrolyte content of human intervertebral discs under variable load. Spine 10, 1985, 69.

53 Krämer, J.: Bandscheibenbedingte Erkrankungen. 2. Aufl., Thieme, Stuttgart, 1986.

54 Krämer, J.; Laturnus, H.: Lumbar intradiscal instillation with aprotinin. Spine 7, 1982, 7.

55 Laturnus, H.; Hackenbroch, M. H.: Ergebnisse und Erfahrungen mit der intradiskalen Injektion von Chymopapain. In: Schleberger, R.; Krämer, J. (Hrsg.), Chemonukleolyse. Stuttgart, Enke 1986, S. 75.

56 Lenz, G.; Schulitz, K. P.; Roggenland, G.: Die Chemonukleolyse lumbaler Bandscheibenvorfälle mit Kollagenase

57. Leu, H. J.; Caranzano, F.; Schreiber, A.: Das lumbal diskogene Schmerzsyndrom: therapieorientierter Abklärungsgang heute. Vortrag, 38. Jahrestagung der Vereinigung Süddeutscher Orthopäden. Baden-Baden, 3.–6. Mai 1990 (6. 5. 1990).
58. Lorenz, M.; McCulloch, J. A.: Chemonucleolysis for herniated nucleus pulposus in adolescents. JBJS 67-A, 1985, 1042.
59. Mayer, H. M.; Brock, M.: Percutaneous lumbar discectomy. In: Mayer, H. M.; Brock, M. (Eds.), Percutaneous lumbar discectomy. Springer, Berlin/Heidelberg/New York/London/Paris/Tokyo/Hong Kong 1989, p. 107.
60. Mayer, H. M.; Brock, M.; Stein, E.; Müller, G.: Percutaneous endoscopic laser discectomy – experimental results. In: Mayer, H. M.; Brock, M. (Eds.), Percutaneous lumbar discectomy. Springer, Berlin/Heidelberg/New York/London/Paris/Tokyo/Hong Kong 1989, p. 87.
61. McCulloch, J. A.: Chemonucleolysis: experience with 2000 cases. Clin. Orth. 146, 1980, 128.
62. McCulloch, J. A.: Principles of microsurgery for lumbar disc disease. Raven Press, New York 1989.
63. McMulloch, J. A.; Macnab, I.: Sciatica and Chymopapain. Williams and Wilkins, Baltimore/London 1983.
64. McDermott, D.; Agre, K.; Brim, M.; Demma, F. J.; Nelson, J.; Wilson, R. R.; Thisted, R. A.: Chymodiactin in patients with herniated lumbar intervertebral disc(s). An open-label, multicenter study. Spine 10, 1985, 242.
65. Nordby, E. J.: Current concepts review: chymopapain in intra-discal therapy. JBJS 65-A, 1983, 1350.
66. Nordby, E. J.: A comparison of discectomy and chemonucleolysis. Clin. Orth. 200, 1985, 279.
67. Onik, G.; Helms, C. A.; Ginsberg, L.; Hoaglund, F. T.; Morris, J.: Percutaneous lumbar discectomy using a new aspiration probe. AJNR 6, 1985, 290.
68. Onik, G.; Maroon, J.; Helms, C.: Automated percutaneous discectomy. Initial patient experience. Radiology 162, 1987, 129.
69. Schreiber, A.; Suezawa, Y.; Leu, H.: Indication and technique of percutaneous nucleotomy with discoscopy – eight years experience (1979–1987). In: Mayer, H. M.; Brock, M. (Eds.), Percutaneous lumbar discectomy. Springer, Berlin/Heidelberg/New York/London/Paris/Tokyo/Hong Kong 1989, p. 94.
70. Shepperd, J. A. N.: The possibilities of percutaneous lumbar disc surgery. In: Mayer, H. M.; Brock, M. (Eds.), Percutaneous lumbar discectomy. Springer, Berlin/Heidelberg/New York/London/Paris/Tokyo/Hong Kong 1989, p. 181.
71. Sieberth, W. E.; Wirth, C. J.: Nucleus puposus vaporization – experimental investigations on use of lasers in the intervertebral disc. In: Mayer, H. M.; Brock, M. (Eds.), Percutaneous lumbar discectomy. Springer, Berlin/Heidelberg/New York/London/Paris/Tokyo/Hong Kong 1989, p. 205.
72. Silvers, R.: Microsurgical versus standard lumbar discectomy. Neurosurgery 22, 1988, 837.
73. Smith, L.: Enzyme dissolution of the nucleus pulposus in humans. JAMA 187, 1964, 137.
74. Smith, L.: Chemonucleolysis. Clin. Orth. 67, 1969, 72.
75. Smith, L.: Chemonucleolysis. JBJS 54-A, 1972, 1795.
76. Smith, L.; Garvin, P. J.; Gesler, R. M.; Jennings, R. B.: Enzyme dissolution of the nucleus pulposus. Nature 198, 1963, 1311.
77. Smith, L.; Brown, J. E.: Treatment of lumbar intervertebral disc lesions by direct injection of chymopapain. JBJS 49-B, 1967, 502.
78. Smith, S.; Leibrock, L. G.; Gelber, B. R.; Pierson, E. W.: Acute herniated nucleus pulposus with cauda equina compression syndrome following chemonucleolysis. J. Neurosurg. 66, 1987, 614.
79. Spangfort, E. V.: The lumbar disc herniation: a computer-aided analysis of 2504 operations. Acta Orth. Scan. Suppl. 142, 1972.
80. Stern, M. B.: Early Experience with percutaneous lumbar discectomy. In: Mayer, H. M.; Brock, M. (Eds.): Percutaneous lumbar discectomy. Springer, Berlin/Heidelberg/New York/London/Paris/Tokyo/Hong Kong 1989, p. 144.
81. Stewart, W. J.: Lateral diskograms and chemonucleolysis in the treatment of ruptured or deteriorated lumbar disks. Clin. Orth. 67, 1969, 88.
82. Suezawa, Y.; Jacob, H. A. C.; Brandenberg, J. E.; Blasbalg, D. T.: Diskoskopie – ein weiterer Schritt zur Diagnostik und Behandlung der lumbalen Diskusläsion. In: Hackenbroch, M. H.; Refior, H. J.; Jäger, M. (Hrsg.), Biomechanik der Wirbelsäule. Thieme, Stuttgart/New York 1983, S. 130.
83. Suezawa, Y.; Rüttimann, B.: Indikation, Methodik und Ergebnisse der perkutanen Nukleotomie bei lumbaler Diskushernie. Z. Orthop. 121, 1983, 25.
84. Suezawa, Y.; Schreiber, A.: Perkutane Nukleotomie mit Diskoskopie: 7jährige Erfahrung und Ergebnisse. Z. Orthop. 126, 1988, 1.
85. Sussman, B. J.: Intervertebral discolysis with collagenase. J. Nat. Med. Ass. 60, 1968, 184.
86. Sussman, B. J.: Experimental intervertebral discolysis. Clin. Orth. 80, 1971, 181.
87. Sussman, B. J.; Bromley, J. W.; Gomez, J. G.: Injection of collagenase in the treatment of herniated lumbar disc. JAMA 245, 1981, 730.
88. Sutton, J. C.: Canadian experience with chemonucleolysis. In: Sutton, J. C. (Ed.), Current Concepts in Chemonucleolysis. Int. Congress and Symposion Series of the Royal Society of Medicine 72, 1985, 225.
89. Thomas, L.: Reversible collapse of rabbit ears after intravenous papain and prevention of recovery by cortisone. J. Exp. Med. 104, 1956, 245.
90. Yonezawa, T.; Tanaka, S.; Watanabe, H.; Onomura, T.; Atsumi, K.: Percutaneous intradiscal laser discectomy. In: Mayer, H. M.; Brock, M. (Eds.): Percutaneous lumbar discectomy. Springer, Berlin/Heidelberg/New York/London/Paris/Tokyo/Hong Kong 1989, p. 197.
91. Williams, R.: Microlumbar discectomy. Spine 3, 1978, 175.
92. Wilson, D.: Microsurgical lumbar discectomy. Neurosurgery 4, 1979, 137.
93. Wiltse, L. L.; Widell, E. H.; Yuan, H. A.: Chymopapain chemonucleolysis in lumbar disk disease. JAMA 231, 1975, 474.
94. Zahrawi, F.: Microlumbar discectomy. Spine 13, 1988, 358.
95. Zierski, J.; Henss, M.; Tonn, J. C.: Chymodiactin for lumbar chemonucleolysis in Germany. In: Sutton, J. C. (Ed.), Current Concepts in Chemonucleolysis. Int. Congress and Symposium Series of the Royal Society of Medicine 72, 1985, 137.

Zur Prognose neurologischer Ausfallserscheinungen beim lumbalen Bandscheibenvorfall

J. Pospiech, W. Kocks, K. Schneider

Vorbemerkungen

Lumbale Bandscheibenvorfälle führen in typischer Weise zu einer Wurzelirritation. Das klassische Bild eines lumbalen Wurzelkompressionssyndroms ist gekennzeichnet durch das Auftreten eines radikulären Schmerzes, der Ischialgie, in Verbindung mit segmentalen motorischen und/oder sensiblen neurologischen Ausfällen.

Es ist in der Regel nur schwer vorherzusagen, inwieweit sich die Beschwerden bzw. die Ausfälle postoperativ bessern werden. Erfahrungsgemäß führt die Entlastung der Nervenwurzel in den meisten Fällen relativ rasch zu einer vollständigen oder zumindest teilweisen Rückbildung der Ischialgie. Sensible Störungen dagegen persistieren oft sehr lange, ohne daß überhaupt eine Befundänderung festgestellt werden kann. Diese Ausfallserscheinungen sind auf der anderen Seite aber für den Patienten nicht von funktioneller Bedeutung. Viel entscheidender ist vielmehr, inwieweit es zu einer Rückbildung von Lähmungen postoperativ kommt. Im Schrifttum fällt auf, daß Angaben über Paresehäufigkeit, Paresegrad und Entwicklung der Parese unter der Behandlung häufig sehr ungenau sind oder fehlen [1, 3, 6, 7, 8, 9]. Blaauw, G. und Mitarbeiter [2] bemerkten hierzu treffend: „.....very few studies report on the incidence of motor deficits in populations with lumbar disc herniation and even fewer reports are available concerning the effect of surgery on such deficits."

Das Ziel dieser Arbeit bestand darin, Häufigkeit, Ausprägung und Verlauf von Paresen im Rahmen lumbaler Wurzelkompressionssyndrome näher zu untersuchen. Insbesondere war von Interesse, welchen Einfluß der präoperative Kraftgrad, die Paresedauer sowie der Operationszeitpunkt auf die weitere Pareseentwicklung hatten.

Neurochirurgische Universitätsklinik der GHS Essen

Patientengut und Ergebnisse

In den Jahren 1986–87 konnten wir präoperativ bei 170 von 400 Patienten (42,5%), die an einem lumbalen Bandscheibenvorfall operiert worden waren, Paresen nachweisen. Diese Patientengruppe wurde über einen Zeitraum von durchschnittlich 8 Wochen (2–22 Wochen) nachverfolgt.

Entsprechend des Schweregrades teilten wir die Paresen in 5 Kraftgrade ein (Abb. 1). Männer waren mit 58 Prozent gegenüber den Frauen mit 42 Prozent etwas häufiger vertreten. Das Durchschnittsalter betrug 48 Jahre (19–81 Jahre) (Abb. 2). Im Mittel reichte die aktuelle Ischialgieanamnese 42 Tage

Einteilung der Kraftgrade

- **I** - Plegie
- **II** - Bewegungen unter Ausschaltung der Schwerkraft
- **III** - Bewegungen gegen die Schwerkraft
- **IV** - Bewegungen gegen Widerstand
- **V** - normale Kraft

Abbildung 1: Kraftgradeinteilung – in Anlehnung an den Vorschlag des British Medical Research Council.

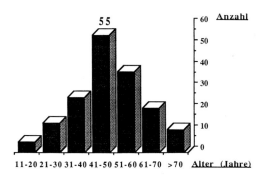

Abbildung 2: Altersverteilung der Patienten (n=170).

zurück (1 Tag bis 15 Monate). Die klinische Diagnose eines lumbalen Bandscheibenvorfalles wurde zusätzlich myelographisch und/oder computer- bzw. magnetresonanztomographisch bestätigt.

Alle Patienten wurden in Knie-Ellbogenlage makroskopisch operiert. Es handelte sich ausschließlich um Ersteingriffe. Neben der Bandscheibenexstirpation in einer Höhe wurde zu 26 Prozent hemilaminektomiert und zu 2 Prozent eine Laminektomie durchgeführt. Die Mortalität betrug 0 Prozent, in 5 Fällen (2,9%) traten Komplikationen auf (Diszitis einmal, Liquorfistel einmal, epidurale Nachblutung zweimal, Beinvenenthrombose einmal).

1. Präoperativer neurologischer Befund

Bei zwei Dritteln der Patienten war ausschließlich eine Läsion der Wurzel L5 (68,8%) nachweisbar. Monoradikuläre Schädigungen von S1 und L4 folgten in deutlichem Abstand mit 13,5 Prozent bzw. 10 Prozent. Zu 7,7 Prozent war klinisch mehr als eine Wurzel beteiligt. Entsprechend der Kraftgradeinteilung (Abb. 1) konnte bei über der Hälfte der Patienten (54,7%) lediglich eine Parese von KG IV nachgewiesen werden. Eine Plegie (KG I) fand sich in 5,9 Prozent der Fälle. Paresen der KG II und III traten bei 11,8 Prozent bzw. 27,6 Prozent der Patienten auf (Abb. 3). Im Durchschnitt (1 Tag bis 60 Tage) waren die motorischen Ausfallserscheinungen bereits 10 Tage vor Aufnahme bei uns aufgetreten.

Neben den motorischen Defiziten zeigten fast alle Patienten Sensibilitätsstörungen im Sinne einer Hypalgesie des betreffenden Dermatoms. Eine akute Konus/Kauda-Symptomatik lag in 1,7 Prozent der Fälle vor.

2. Operation

Im Mittel wurden die Patienten am zweiten Tag nach Aufnahme operiert. 25 Prozent wurden noch am Aufnahmetag operiert, 3 Prozent später als am siebten Tage – längstens nach 13 Tagen (Abb. 4). Intraoperativ fand sich bei 63 Prozent der Patienten ein sequestrierter, bei 23,5 Prozent bei intaktem hinterem Längsband ein gedeckt perforierter Bandscheibenvorfall. Lediglich eine ausgeprägte Bandscheibenprotrusion konnte in 13 Prozent der Fälle nachgewiesen werden. In Abhängigkeit vom Schweregrad der Parese sank der Anteil sequestrierter Bandscheibenvorfälle von 90 Prozent in der Gruppe mit KG I auf 56 Prozent in der Gruppe mit KG IV. Patienten mit Paresen der KG II und III wiesen zu 65 bzw. 70 Prozent sequestrierte Vorfälle auf.

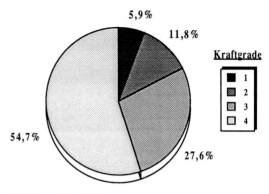

Abbildung 3: Häufigkeiten der präoperativen Kraftgrade, in Prozent.

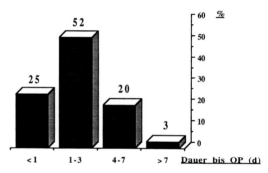

Abbildung 4: Zeitraum von Aufnahme bis zur Operation (n=170), in Prozent.

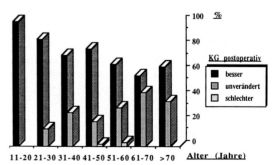

Abbildung 5: Einfluß des Lebensalters auf die Kraftgradentwicklung, in Prozent.

3. Outcome – insgesamt

Am Ende der Nachbeobachtungszeit war bei 42,3 Prozent der Patienten keine Parese mehr nachweisbar. 45,3 Prozent zeigten lediglich noch ein leichtes motorisches Defizit (KG IV). Der Anteil von Paresen KG III war von 27,6 Prozent präoperativ auf 7,6 Prozent, bei Paresen KG II von 11,8 Prozent vor der Operation auf 2,4 Prozent gesunken. 2,4 Prozent der Patienten zeigten darüber hinaus eine unveränderte Plegie. Insgesamt hatte sich die Ausprägung der Parese zu 72,4 Prozent postoperativ gebessert, zu 26,4 Prozent war sie unverändert geblieben. Nur zwei Patienten (1,2%) wiesen eine höhergradige Parese als präoperativ auf.

63 Prozent der Patienten gaben postoperativ keinerlei Ischialgie mehr an, bei 31,7 Prozent war die Schmerzintensität deutlich gemindert. 5,3 Prozent beklagten unverändert einen ins Bein radikulär ausstrahlenden Schmerz.

4. Pareseverlauf in Abhängigkeit verschiedener Faktoren

Eine geschlechtsspezifische Abhängigkeit der Kraftgradentwicklung war nicht festzustellen. So besserte sich die Parese um mindestens einen Kraftgrad bei den Männern in 74 Prozent, bei den Frauen in 69 Prozent der Fälle.

In Abhängigkeit vom Alter (Abb. 5) konnte innerhalb der zweiten Lebensdekade in allen Fällen eine Kraftgradverbesserung nachgewiesen werden. Mit fortschreitendem Alter wurde dieser Anteil immer geringer. Ab dem 51. Lebensjahr betrug er etwa 60 Prozent. Schließlich zeigten sich auch deutliche Einflüsse des Schweregrades einer Parese, der Dauer ihres Bestehens sowie der Zeitspanne zwischen stationärer Aufnahme und Operationszeitpunkt auf die weitere Kraftgradentwicklung (Abb. 6–8). Paresen der KG II und III weisen mit jeweils 90 Prozent die beste Rückbildungstendenz auf. Patienten mit einer kompletten (KG I) oder einer leichten Parese (KG IV) zeigten dagegen nur in 70 Prozent bzw. in 60 Prozent im weiteren Verlauf einen höheren Kraftgrad (Abb. 6).

Je kürzer eine Parese unabhängig vom präoperativen Kraftgrad bereits bestand, um so größer war die Wahrscheinlichkeit einer kompletten oder teilweisen Rückbildung postoperativ (Abb. 7). So beobachteten wir bei frischen Paresen, die nicht länger als 24 Stunden bestanden, in 84 Prozent eine Kraftgradverbesserung. Paresen mit einer Dauer von mehr als 1 Monat ließen nur in 43 Prozent Prozent eine Rück-

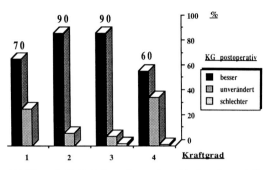

Abbildung 6: Einfluß des präoperativen Kraftgrades auf die postoperative Kraftgradentwicklung, in Prozent.

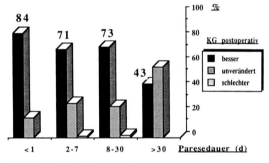

Abbildung 7: Einfluß der Paresedauer auf die weitere Kraftgradentwicklung nach der Operation, in Prozent.

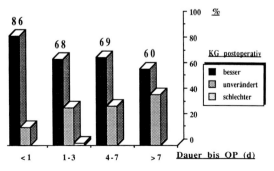

Abbildung 8: Einfluß des Operationszeitpunktes auf die Kraftgradentwicklung, in Prozent.

bildung erkennen. Bestanden die motorischen Ausfallserscheinungen schon seit 2 bis 30 Tagen, so war in etwa 70 Prozent mit einer Pareseverbesserung zu rechnen.

Wurden die Patienten nach Feststellung einer Parese unabhängig vom Kraftgrad oder der Paresedauer unmittelbar noch am Aufnahmetage operiert, konnten sie in knapp 86 Prozent von einer Rückbildung ihrer Lähmung ausgehen (Abb. 8). Erfolgte die Operation später, so war von untergeordneter Bedeutung, ob die entlastende Bandscheibenexstirpation innerhalb der ersten Tage, der ersten Wochen oder noch später durchgeführt wurde. In der ersten Woche besserten sich die Paresen in 68 Prozent, danach in 60 Prozent.

Diskussion

Loew, F. und Mitarbeiter [5] stellten bereits 1969 fest, daß in der Literatur häufig nur beiläufig Angaben zu motorischen Ausfallserscheinungen bei Patienten mit lumbalen Bandscheibenvorfällen gemacht werden. Auch im neueren Schrifttum sind Arbeiten zu diesem Thema eher die Ausnahme [2, 4, 7, 8, 10, 11]. Der von uns festgestellte Anteil von Patienten mit einer Parese an einem neurochirurgischen Krankengut lag mit 42,5 Prozent in einem Bereich (35-61%), der auch von anderen Autoren angegeben wird [2, 5, 10, 11]. Vergleiche unserer Ergebnisse bezüglich der Häufigkeit einzelner Pareseschweregrade und Paresedauer mit Werten aus der Literatur sind nur eingeschränkt möglich, da, wie schon angedeutet, die entsprechenden Angaben sehr oft fehlen. So berichtet lediglich Weber, H. [10] einen Anteil von 3,2 Prozent an hochgradigen Paresen bei einer Paresehäufigkeit von 47,5 Prozent. Insofern waren in unserem Krankengut hochgradige Lähmungen (KG I und II) mit 17,7 Prozent sicherlich überrepräsentiert.

Interessant, aber zu erwarten war der Befund, daß sequestrierte Bandscheibenvorfälle häufiger mit ausgeprägten Paresen kombiniert waren als einfache Protrusionen. Ist erst einmal Bandscheibengewebe aus dem Verbund ausgetreten, ist es also zur Bildung eines freien intraspinalen Sequesters gekommen, so ist in der Regel die resultierende raumfordernde Wirkung sehr viel größer als bei einer reinen Vorwölbung. Saal, J. A. und Mitarbeiter [7] fanden eine Paresehäufigkeit von 64 Prozent. In 26 Prozent lagen sequestrierte Bandscheibenvorfälle vor; die Paresehäufigkeit in dieser Gruppe lag mit 73 Prozent also fast 10 Prozent höher als im Gesamtkollektiv. Leider fehlt in dieser Arbeit die Aufschlüsselung nach dem Schweregrad der jeweiligen Lähmung. Wir konnten in 63 Prozent sequestrierte Vorfälle nachweisen. Paresen vom KG I waren in 90 Prozent, Paresen vom KG IV nur in 56 Prozent mit freien Sequestern kombiniert.

In der Literatur werden meist Langzeitergebnisse mit einem follow-up zwischen 1 und 5 Jahren mitgeteilt [2, 6, 7, 9, 10, 11]. Wir haben hierzu im Gegensatz absichtlich mit durchschnittlich 8 Wochen einen relativ kurzen postoperativen Nachbeobachtungszeitraum gewählt, da erfahrungsgemäß nach etwa einem halben Jahr die Wahrscheinlichkeit z. B. narbenbedingter Beschwerden meist in Form ischialgieformer Schmerzen zunimmt. So waren wir eher in der Lage, den unmittelbaren Effekt der Operation auf die weitere Pareseentwicklung zu untersuchen. Es zeigte sich, daß insgesamt 72,4 Prozent der Paresen gebessert oder komplett rückläufig waren. Blaauw, G. und Mitarbeiter [2] berichteten einen Anteil von 85,4 Prozent an Paresen, die sich 1 Jahr postoperativ vollständig oder zumindest teilweise zurückgebildet hatten. Im Rahmen einer weiteren Untersuchung sank der Prozentsatz motorischer Ausfallserscheinungen von 61 Prozent präoperativ auf 8,3 Prozent nach 5 Jahren [4]. Im Laufe der Zeit kann also von einer weiteren Kraftgradverbesserung ausgegangen werden. Ob hierfür eine Regeneration und Erholung vormals geschädigter motorischer Wurzelanteile oder aber die Tatsache, daß alle Muskeln plurisegmental innerviert sind, verantwortlich ist, läßt sich letztlich nicht entscheiden.

In unserem Krankengut waren Männer mit 58 Prozent gegenüber 42 Prozent Frauen etwas häufiger vertreten. Eine geschlechtsspezifische Abhängigkeit der Pareserückbildung war nicht nachzuweisen.

Sehr viel interessanter war der Befund, daß die Erholungskapazität mit zunehmendem Lebensalter abnahm (Abb. 5). Insbesondere zeigte sich ab der sechsten Lebensdekade in dieser Hinsicht ein deutlicher Einschnitt. Dies ist unseres Erachtens ein Indiz für die abnehmende Kompensationsfähigkeit des Nervensystems mit zunehmendem Alter. Besteht anfangs noch die Möglichkeit, daß Funktionen geschädigter nervaler Strukturen von benachbarten Zentren übernommen werden, so geht diese Fähigkeit im Laufe der Jahre immer mehr verloren.

Als weitere Faktoren mit Einfluß auf die postoperative Pareseentwicklung stellten sich der präoperative Kraftgrad, die Paresedauer sowie die Zeitspanne zwischen Aufnahme- und Operationszeitpunkt heraus (Abb. 6–8). Im Rahmen unserer Studie untersuchten wir die Auswirkungen aller drei Faktoren auf den Kraftgradverlauf unabhängig voneinander. Den größten Einfluß scheint die Zeitdauer von der Aufnahme bis zur Operation zu haben. Wurden die Patienten innerhalb von 24 Stunden operiert, war in 86 Prozent mit einer Rückbildung der Parese zu rechnen. Jeder spätere Operationstermin führte zu einem deutlich schlechteren Ergebnis (Abb. 8). Analog bildete sich eine Parese um so besser zurück, je kürzer sie bereits vor der Operation bestand (Abb. 7). Betrachtet man die Abhängigkeit der Pareseentwicklung vom präoperativen Kraftgrad, so ist zunächst von Bedeutung, daß sich auch Lähmungen vom KG I bessern können. Die geringste Rückbildungstendenz mit nur 60 Prozent zeigten Paresen vom KG IV, also leichte Paresen (Abb. 6). Unseres Erachtens besteht die Ursache darin, daß bei einer höhergradigen Lähmung eine postoperative Kraftverbesserung sowohl dem Patienten als auch dem Untersucher eher auffällt als bei nur geringgradig ausgeprägten motorischen Defiziten.

Zusammenfassend konnten wir multifaktorielle Einflüsse auf den Pareseverlauf nach einer Operation bei Patienten mit lumbalen Bandscheibenvorfällen nachweisen. Entscheidende Bedeutung scheint sowohl dem Alter des Patienten als auch der Zeitspanne bis zur operativen Entlastung zuzukommen. Aufgrund der vorliegenden Ergebnisse meinen wir aussagen zu können, daß Patienten mit akut aufgetretenen radikulären Paresen bei nachgewiesenem lumbalen Bandscheibenvorfall schnellstmöglich zu operieren sind.

Literatur

1 Alaranta, H.; Hurme, M.; Einola, S.; Falck, B.; Kallio, V.; Knuts, L. R.; Lahtela, K.; Törmä, T.: A prospective study of patients with sciatica: a comparison between conservatively treated patients and patients who have undergone operation. Part II: results after one year. Spine 15, 1990, 1345–1349.
2 Blaauw, G.; Braakman, R.;Gelpke, G. J.; Singh, R.: Changes in radicular function following low-back surgery. J. Neurosurg. 69, 1988, 649–652.
3 Hurme, M.; Alaranta, H.; Einola, S.; Falck, B.; Kallio, V.; Knuts, L. R.; Lahtela, K.; Törmä, T.: A prospective study of patients with sciatica: a comparison between conservatively treated patients and patients who have undergone operation. Part I: patient's characteristics. Spine 15, 1990, 1340–1344.
4 Ladurner, G.; Jeindl, E.; Auer, L.; Justich, E.; Lechner, H.: Schmerz und depressive Verstimmung in der Langzeitprognose des lumbalen Diskusprolaps. Nervenarzt 53, 1982, 442–444.
5 Loew, F.; Jochheim, K. A.; Kivelitz, R.: Klinik und Behandlung der lumbalen Bandscheibenschäden. In: Olivecrona, H.; Tönnis, W. (Hrsg.), Handbuch der Neurochirurgie, Bd. VII/1. Springer, Berlin/Heidelberg/New York 1969, S. 164–237.
6 Raaf, J.: Some observations regarding 905 patients operated upon for protruded lumbar intervertebral disc. Am. J. Surg. 97, 1959, 388–399.
7 Saal, J. A.; Saal, J. S.: Nonoperative treatment of herniated lumbar intervertebral disc with radiculopathy. An outcome study. Spine 14, 1989, 431–437.
8 Saal, J. A.; Saal, J. S.; Herzog, R. J.: The natural history of lumbar intervertebral disc extrusions treated nonoperatively. Spine 15, 1990, 683–686.
9 Thomalske, G.; Galow, W.; Ploke, G.: Critical comments on a comparison of two series (1000 patients each) of lumbar disc surgery. Adv. Neurosurg. 4, 1977, 22–27.
10 Weber, H.: The effect of delayed disc surgery on muscular paresis. Acta orthop. scand. 46, 1975, 631–642.
11 Weir, B. K. A.: Prospective study of 100 lumbosacral discectomies. J. Neurosurg. 50, 1979, 283–289.

Sachregister

Anaphylaxie 160
Angiographie 94
Ankylose 120
Arachnoiditis 143
Arthritis, enteropathische 101
 – psoriatica 101

Bagatelltrauma 120
Bandscheibenlockerung 156
 -prolaps 125, 134, 137, 143, 156, 167 f.
 -protrusion 168
 -riß 63
 -sequester 85
 -trauma 48, 72
Beckenkammspan 56, 140
Bewegungssegment 20, 22
Biomechanik 15
Blockwirbel 64
Brown-Sequard-Syndrom 126
Brucellose 101

Cauda-equina-Syndrom 102
Cheilotomie 137
Chemonukleolyse 156
Chemotherapie 96
Chymopapain 156
Claudicatio spinalis 139
Computertomographie 91, 94, 112, 137
Crutchfield-Extension 45, 55, 65

Dens axis 51, 64
 -Fraktur 38, 44f., 65
 -Resektion, transorale 90, 117
 -Verschraubung n. Magerl 40, 46
Disektomie 79, 123, 143f., 156
 –, perkutane 156
Diskographie 79, 129, 157f.
Diskolyse 156
Diskomanometrie 157f.
Dislokation, atlantoaxiale 105
Distanz, atlantodentale 63, 105, 112
Distraktion 84
Dübeldislokation 90
Duraverletzung 153
Dysphagie 134, 137

Embolie 123, 126, 155

Facettenresektion 118, 140
 -rhizotomie 139
 -syndrom 139, 143
Failed Black Surgery 143
Fehlbildung, lumbosakrale 85
Fehlstellung, posttraumatische 85
Fibrose, epidurale 143
Flèche-Zeichen 102
Flexionsmechanismus 63
Flexionsstabilität 15
Foraminotomie, dorsale 123
Fraktur 27f., 34, 48, 70, 85, 118, 129
 –, Chance-fracture 29
 -hämatom 85
 –, Slice-fracture 34
Frankel-Schema 70
Fusion 15, 129, 140
 – n. Cloward 46, 130
 – n. Grote 46, 56
 – n. Robinson und Smith 129

Gefäßverletzung 154
Gefügelockerung, diskoligamentäre 46, 61, 63, 82
Grund-Deckplatten-Winkel 71

H-Span 144
Halo-Fixateur-Externe 39, 115
Halsmarkkompression 103
 -nekrosen 61
Halswirbelsäule 15, 21, 23, 27, 112, 129
Hemilaminektomie 140
HLA-Antigen B27 118
HLA B27 101
HLA DR 4 101
Hypermobilität 55, 63, 132
Hiosakralgelenk 102

Immobilisierungstest 140
Impingement-Syndrom 136
Infektion, pyogene 101
Instabilität 20ff., 38, 46, 52, 89, 109, 112, 118, 129, 139, 143
 –, atlantodentale 112, 117

Kaudasyndrom 139, 160
Kernspintomographie 61, 79, 91, 94, 103, 112, 137, 157
Klassifikation n. Odom 131

Knie-Ellenbogenlage 153, 168
Knochenspan 90, 96, 129
 -szintigraphie 94
 -tumoren 85, 137
Kollagenase 156
Kompressionssyndrom 152
Konus-Kauda-Syndrom 168
Korrekturverlust 82
Kraftgrad 167
Kyphosierung 96

Läsion, radikuläre 59, 70
Laminektomie 16, 21, 51, 71, 79, 84, 90f., 95, 97, 118, 140, 144, 168
Larynxödem 90
Lig. flavum 21
Lig. long. post. 21
Liquorfistel 90
Lumboischialgie 139, 167

Materialermüdung 82
Menell'sches Zeichen 102
Meningitis 153
Metallentfernung 81
Metallspongiosa 90, 96, 144
Metastasen 89, 94
Methyl Methacrylat 22, 64, 90, 96
Morbus Bechterew 48, 101f., 118, 137
Morbus Boeck 101
Myelographie 94, 103, 112, 126, 129, 137, 139

Nachblutung 154

Ösophagitis 137
Ösophagus-Kontrast-Darstellung 137
Orthese 34, 59, 67, 79, 96, 103, 118, 126, 140, 150f.
Os odontoideum 45, 65
Osteophyt 125, 134
Osteoporose 85

Pannusgewebe 107, 112
Parese 161, 167, 171
Polyarthritis, chronische 101, 105, 112
Postdiskektomiesyndrom 139, 143, 161
Potentiale, evozierte 61
Pseudarthrose 45, 115, 151

Querschnittsyndrom 34, 59, 89f.

Rehabilitation 51
Rekyphosierung 82

Reposition 39, 67, 120, 140, 150
Rezessusstenose 143
Röntgenfunktionsaufnahme 12, 81, 112, 131, 139
 -schichtaufnahme 94
Rotationszentrum 20f.

Schädel-Hirn-Trauma 49, 59
Schanz-Schrauben 82, 84
Schmerz, pseudoradikulärer 131
Seitenlage 158
Seitenstabilität 84
Sequester 125, 157, 161
Spinalkanalstenose 85, 139, 143
Spondarthritiden 101
Spondylektomie 51, 89, 96
Spondylitis ankylopoetica 102, 118, 137
Spondylodese 16, 18, 20, 22, 45, 52, 56, 65, 89, 94f., 97, 107, 118, 131, 136, 140, 142
 –, atlanto-axiale 16, 109
 –, Drahtcerclage 16, 18, 20, 22, 44, 46, 49, 56, 116
 –, Fixateur interne 67, 82, 140, 144
 –, H-Platte 16, 18, 20ff.
 –, Hakenplättchen n. Magerl 16, 18, 20, 22, 48, 117
 –, Kompressionsklammer n. Roosen 16, 18, 20, 22, 40, 48, 56, 65, 90, 105, 116
 –, Platte 40, 46, 56, 59, 67, 77, 90
 –, Platte n. Caspar 22
 –, Platte n. Roy-Camille 48, 115
 –, Schraube n. Böhler 44
 –, Steffe-Platte 144
 –, System USIS 150
 –, VDS n. Zielke 95f., 144, 150
 –, Wilson-Platte 144
Spondylodiszitis 143, 160
Spondylolisthesis 85, 134, 139, 150
Spondylolyse 134, 150
Spongiosaplastik 67, 79, 84, 150
Stabilität 15f., 20, 22, 82
Stabilitätsverlust 82, 152
Strahlentherapie 96

Testblockade 139
Torsionsbelastung 21
Torsionswinkel 20
Tuberkulose 101
Tumorresektion 84, 94

Vakuummatratze 34
Verkehrsunfälle 45
Verletzungstypen 28
 –, Flexions-Distraktions-Verletzung 34, 85
 –, Hyperextensionstrauma 51

–, Hyperflexionstrauma 51
–, Luxation 21, 34, 59, 103, 112, 120, 129
–, Luxationsfraktur 34, 45, 48, 57
–, Pseudosubluxation 57, 63
–, Rotationsverletzung 84
–, Torsions-Verletzung 70
–, Translationsverletzung 34
–, Distraktions-Verletzung 70

Wurzelkompressionssyndrom 123, 139, 162

Zervikobrachialgie 131, 137
Zwischenfälle, intraoperativ 153